兩手輕輕動·就能治百病　腰部扭一扭·疾病繞道走
呼吸寧氣神·保肝又護心　常做健身操·不被疾病擾

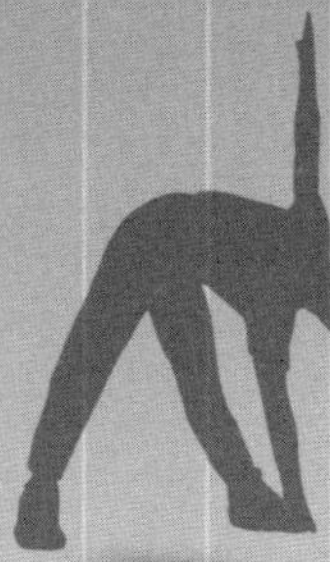

動一動就治病

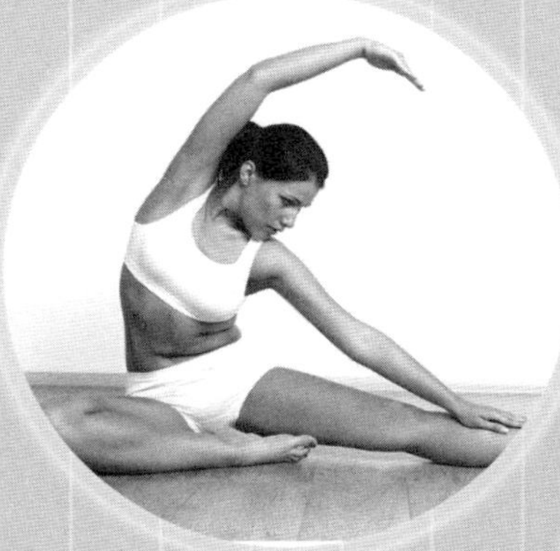

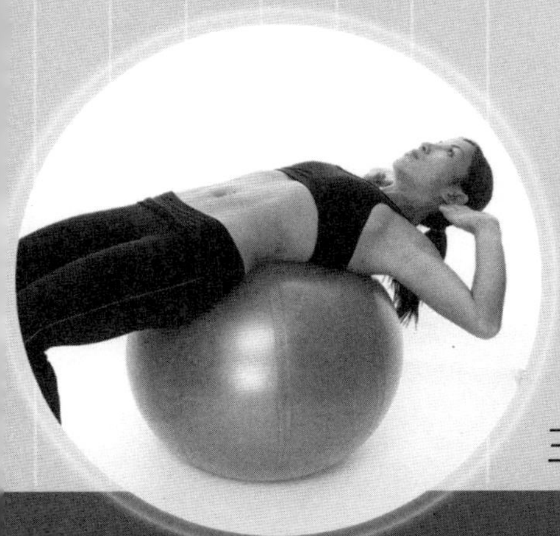

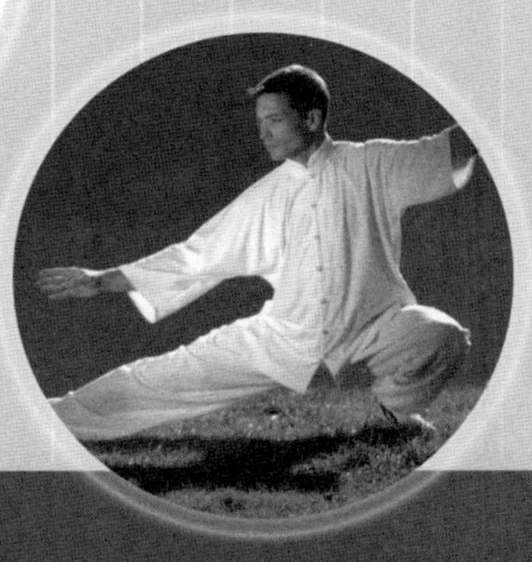

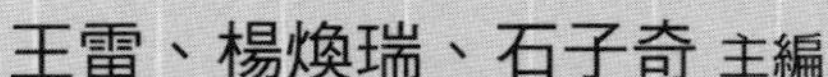

王雷、楊煥瑞、石子奇 主編

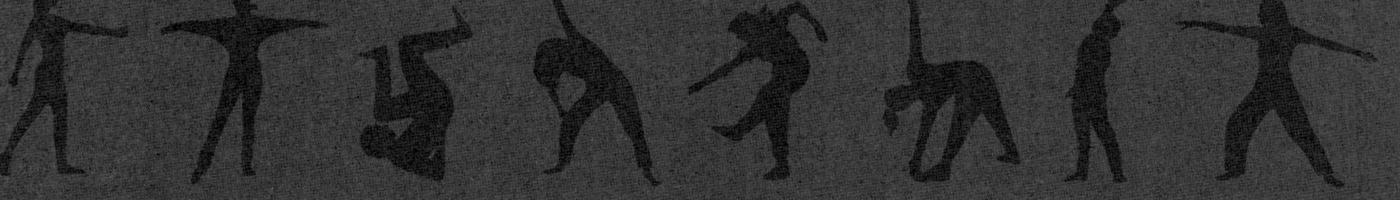

序言

目前，「健康」已成為當今社會最關注的話題，大家都知道健康是1，後面的都是0，假如您擁有上千萬的資產，一旦失去前面的1（代表健康的體魄）後面再多的0（代表財產和地位）對您來說也沒有任何意義。中老年朋友茶餘飯後談論最多的也就是長壽，如何保護和擁有健康的身體，怎樣才能達到這樣的目的呢？尋找這方面的知識，也許正是解決這個問題的最佳途徑。為了能對中老年朋友的健康有所幫助，我們和《中華養生保健》雜誌社特別聯合推出《中華養生秘訣系列叢書》，將向您介紹百歲老人養生秘訣，動一動就能治病的科學方法，生活中你所不知道的神奇秘方，食物中也有奇效良方等。

書中介紹的方法多是使用者本人的心得，編者採集而來。如果書中的某些內容對您的健康有所幫助，首先要感謝《中華養生保健》雜誌社的幾位同仁，是他們提供了本選題的創意，還要特別感謝我們收編的所有文章的原創者，是他們提供了智慧的源泉。我們衷心地感謝所有參與編撰出版本叢書的朋友，祝你們安康、長壽、幸福、快樂！

編者

2008年11月

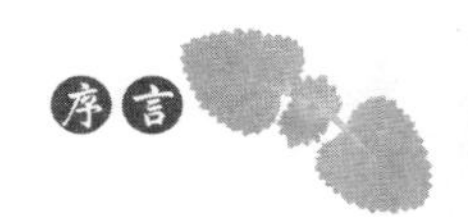

內容提要

本書對日常運動防治常見病做了詳細的分類介紹，重點介紹如何運用按摩、推拿、太極拳、健身操、腰部運動、腿部運動、全身運動等方法來健身防病，並對糖尿病、高血壓、高血脂、關節炎、前列腺炎等疾病的運動療法做了詳細說明。本書通俗易懂，方法簡易，適合關注健康的廣大讀者參考閱讀。

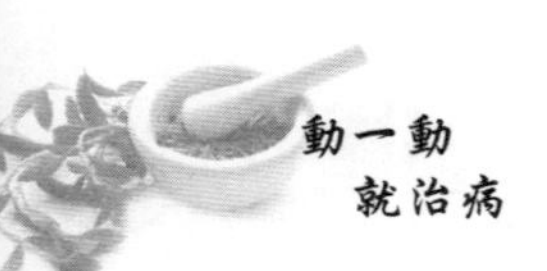

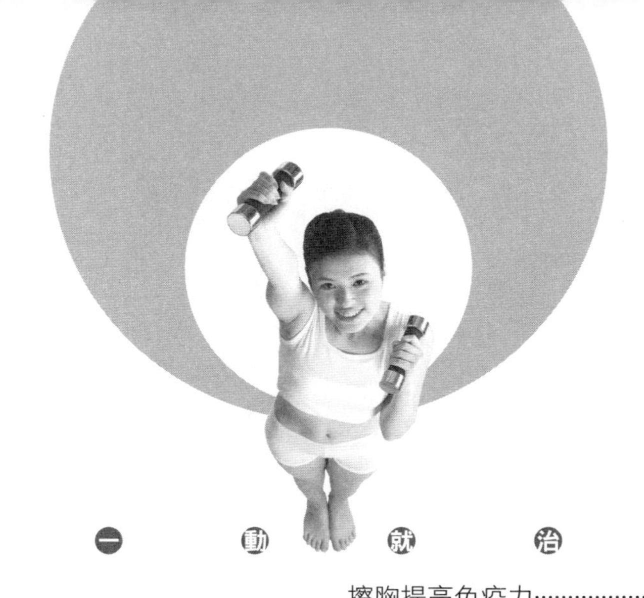

動一動就治病

目錄
CONTENTS

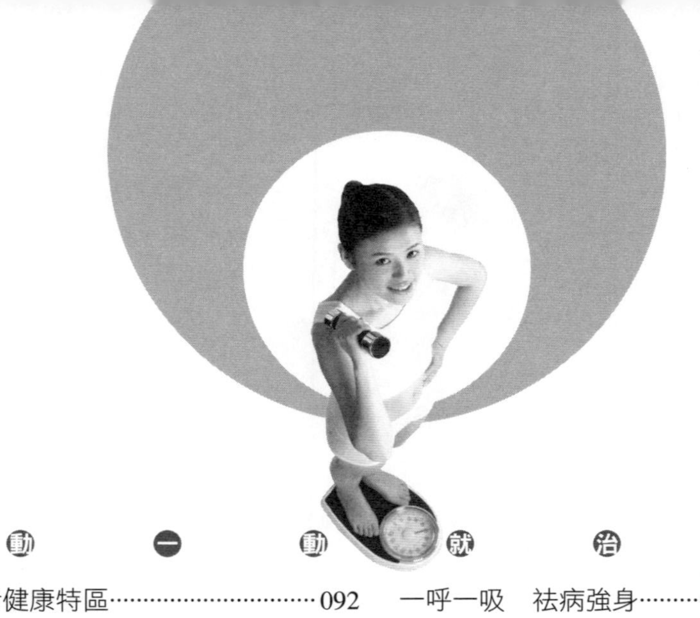

第二章　腰部扭一扭　疾病繞道走

第三章　呼吸寧氣神　保肝又護心

第四章　常做健身操　不被疾病擾

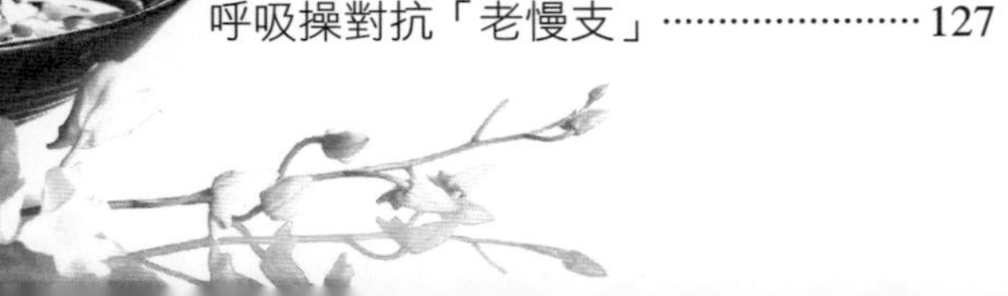

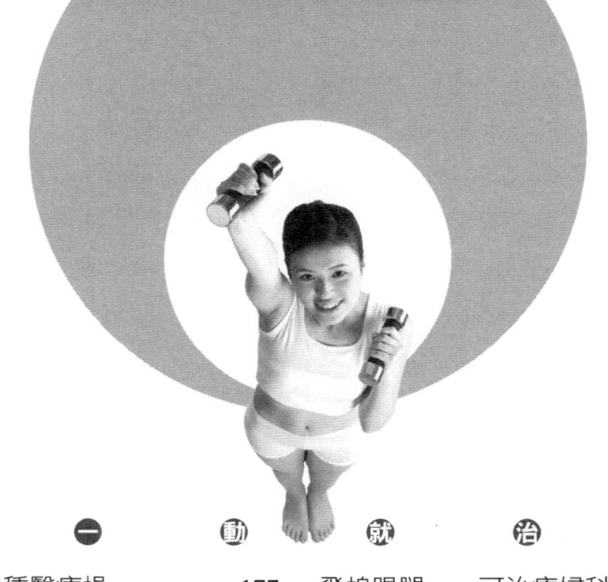

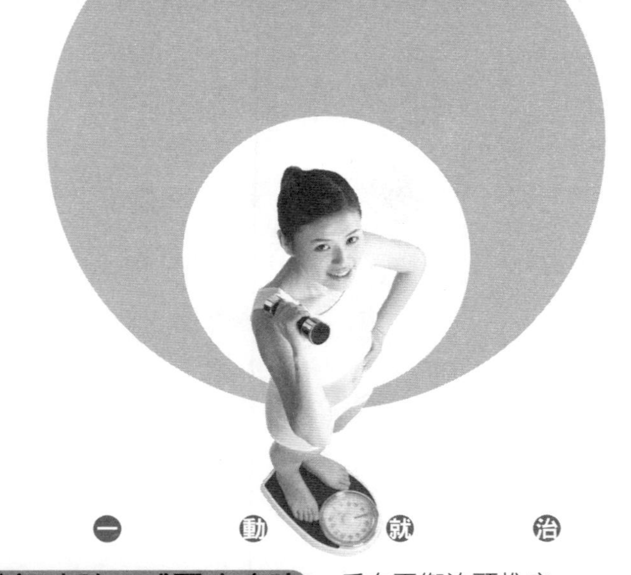

動一動就治病

第一章

兩手輕輕動　就能治百病

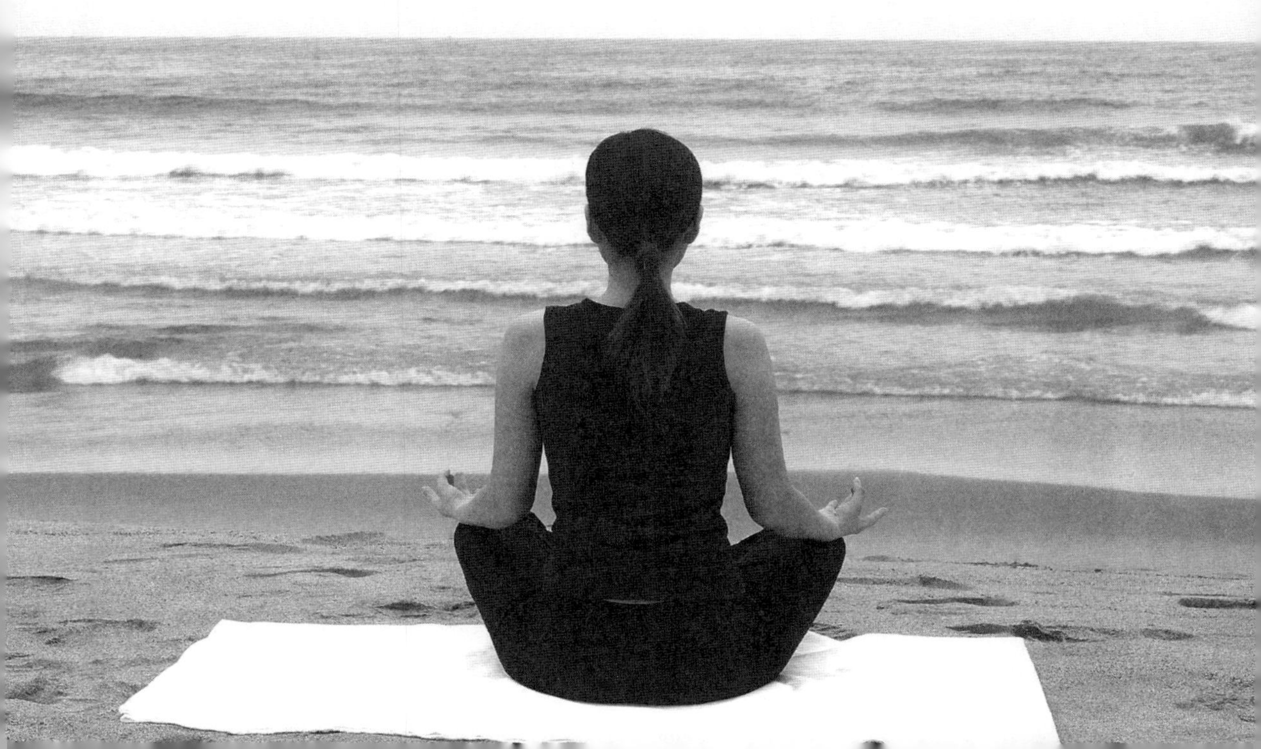

按摩治療糖尿病

我的朋友張某，1994年患糖尿病，經中西醫多方醫治，均無法徹底根治。於是，不得不提前辦了退休。1998年的春天，他開始練習穴位按摩法，並配合藥物治療。每天堅持3~5小時，僅6個月，症狀就全部消除，至今再也沒有復發，又重新回到工作崗位。現將其所練方法整理如下，供讀者參考。

穴位按摩　鬆靜自然

病情不重的患者採用鬆靜站立式，病情重的患者，可取坐或臥式（腎俞穴按摩時可採用側臥式）。

起勢：平行站立，兩腳分開與肩同寬，鬆靜自然，舌抵上齶，兩眼平視，輕輕閉合，安靜三分鐘。做丹田開合，即雙掌從身體兩側向中央合攏按於丹田（臍下1寸3分處——同身寸，以下同）做三個長呼吸，要深長、細柔、均勻；然後雙手背相對向外分開70釐米許，再反轉掌心相對，合回至丹田處，連續做三個開合。

承漿穴按摩：接起勢丹田開合後，兩手以示指相結合，中指指尖輕置於承漿穴上（下唇溝凹陷處中間），先左轉，後右轉，各按摩18~36次；然後三按三呼吸，即呼氣時輕輕按下，吸氣時略微抬起，如此緩慢地以手指在穴位上呼按吸鬆三次，最後兩手自然鬆開放下。本法主治消渴。

中脘穴按摩：兩手相疊（內外勞宮相合，男左手在裏，右手在外；女性則相反）置於中脘穴上（胸骨下端與肚臍連線的中點處），先左旋後右旋，各按摩18~36次，然後三按三呼吸。本法可健脾和胃。

關元穴按摩：按摩關元穴（肚臍與恥骨連線中點），方法同上。本法可補虛益損，對尿頻、尿淋濁等症效果較佳。

期門穴按摩：兩手分開，置於脅下，以手心撫於期門穴（乳頭直下兩肋處），先正（兩手同時由外向內轉）後反（兩手同時由內向外轉），各按摩18~36次，然後三按三呼吸。本法有平抑血糖的作用。

腎俞穴按摩：兩手內勞宮穴置於腰背後腎俞穴（第二腰椎棘突下，旁開

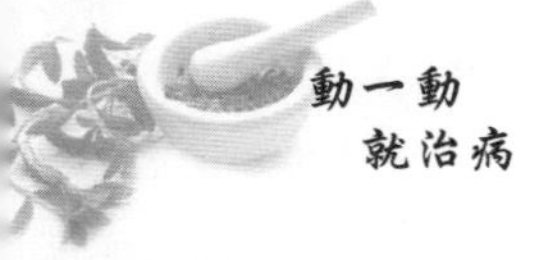

1.5寸）上，先反（由內向外轉）後正（由外向內轉），各按摩18~36次，然後三按三呼吸。本法主治水腫、消渴。

收式：丹田三開合，三呼吸。

以上為一遍，可以連續做三遍，最後可加浴面（乾洗臉）動作。該方法強調鬆靜，自然呼吸即可，但以腹式呼吸最佳。按摩時速度不應太快，圓周不要畫得太大，以手指或掌心不脫離該處穴位為準。每天早晚各一次，每次一小時左右。

輔助活動不可輕視

嚥津法：叩齒36次，再用舌在口腔內攪動，待津液滿口時，將口中津液分三次嚥下，輕輕送入丹田。本法能使腎水充裕，津液得以上潮，口渴自然解除。

按摩足三里穴：用左右手拇指按摩同側足三里穴36次，此法能調整脾胃機能、下降心火，使腎水上升，從而改善症狀。

搓湧泉穴：雙手合掌搓熱，再搓腳心湧泉穴36次。動作要緩慢，用力均勻，注意力集中。本法可使心火不上炎，腎水得補益，對本病康復很有好處。

注意事項

（1）結合一定的藥物治療，可收到事半功倍的效果。

（2）用以上療法輔助藥物治療使糖尿病指徵消失後，仍要堅持鍛鍊，可將次數和時間適當減少。這樣不但可以鞏固療效、防止復發，還可以強壯身體、益壽延年。

（3）合理安排生活對於穩定病情、恢復健康極為重要。要按時作息、就餐；並且飲食要適度，忌食甜食及油膩、刺激性食物，盡量多吃些新鮮蔬菜、豆類及豆製品。

（4）保持樂觀情緒，避免精神刺激，並節制房事。　（趙萬華）

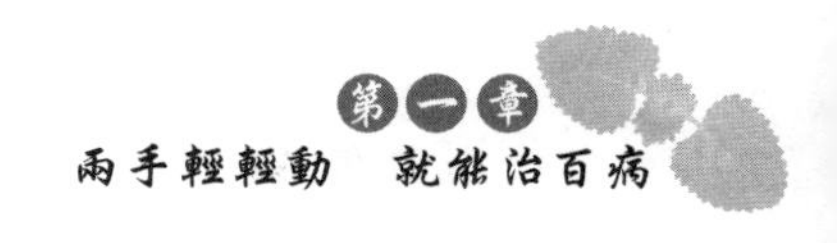

按摩治療高血壓

患了高血壓除堅持服用降壓藥、保持情緒的穩定外，還可用以下方法進行自我治療。

坐在椅子上，百會穴好像有一根線輕輕地往上提，下頦回收，雙腳分開與肩同寬，兩手自然放在膝蓋上，手心朝下，面帶笑容，目視前方一米遠的一個虛點十秒左右，然後目光回收，兩眼輕輕閉合，全身從上到下逐漸放鬆。

（1）雙手平放在頭部，左手放在頭的左半部，右手放在頭的右半部。左右手的中指分別壓在頭部正中的百會穴。

（2）雙手從上到下依次按摩面部、前胸、腹部、大腿、小腿和腳部（可輕輕接觸身體，也可與身體似接觸非接觸）。雙手在面部時十個指頭朝上；雙手在胸部時，左右兩手的五個指頭相對；雙手在腹部、大腿、小腿和腳部時，雙手的五個指頭也是相對的。雙手從頭部向胸部、腹部、大腿、小腿、腳部按摩的過程中，要想像兩腳湧泉穴踩著鵝卵石，同時體會那種清涼滑潤的感覺。

雙手從頭頂沿著面部、胸部、腹部、大腿、小腿、腳部依次按摩，按摩的速度要均勻，每處的按摩時間至少要20秒~30秒，速度越慢越好，共按摩九次即可。

（3）雙眼輕輕微閉，手心朝下自然放在膝蓋上，自然放鬆片刻，然後想像天上正在下著毛毛細雨，雨水沿著頭頂、臉部、前胸、後背、腹部、腰部、臀部、大腿、小腿、腳部流淌，最後通過腳心湧泉穴入地三尺。在整個想像的過程中，要細心體會兩個湧泉穴的麻、涼等感覺。想像雨水從頭頂到湧泉穴進入地下三尺的情景；每次大約為十秒左右，共想像九次（湧泉穴在腳心前一點，腳的二趾和三趾之間，向腳心方向移動到腳心前一點凹陷處即是）。慢慢睜開雙眼，右手從右大腿向右向下輕甩下去，同時左腳趾抓撓一次；然後左手從左大腿向左向下輕甩下去，同時右腳趾抓撓一次。

雙手放在膝蓋上，手心朝下，兩腳同時反覆抓撓數十次；然後，兩眼慢慢睜開。至此，即完成了一次自我治療高血壓的過程。（趙萬華）

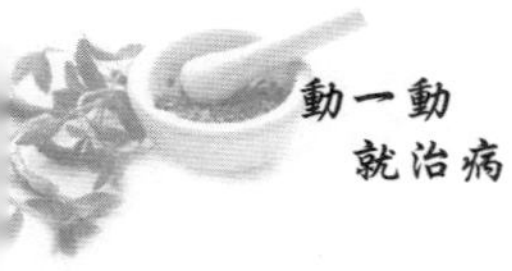

按摩治療前列腺炎

我今年74歲，自50歲以後逐漸夜尿增多，每夜大概7~8次，有時甚至達到十次之多。後發展到白天小便淋淋漓漓、尿尿停停，常常把內衣褲尿濕。有時小肚子脹得要命卻尿不下，尿道管又酸又痛，並不停地打寒顫，痛苦極了。經縣人民醫院診斷為「前列腺炎」。吃藥、打針只能減輕身體的疼痛，其餘症狀卻久治不癒。

為了根治前列腺炎，我從醫書中找到幾種自我按摩的方法，堅持鍛鍊數年已有成效。現在每夜只尿兩三次，白天排尿困難和淋濕褲子的現象也消失了。我連做夢也沒想到，按摩治療竟起到了藥物治療所不能起到的作用。現將我的具體按摩方法介紹如下，供患友們參考。

（1）**按揉陰部**：脫去外衣留內衣，仰臥床上，兩腿屈膝岔開，先用右手掌豎捂陰部，五指著力會陰，中指點按壓會陰穴（在肛門與陰囊之間），再用掌根、腕部著力臍下三至五寸處，按順時針方向揉轉50下；再換左手按逆時針方向揉轉50下。

（2）**推抹擦揉腰腹**：脫去外衣留內衣，仰臥床上，兩手分按兩側腰眼，然後同時往肚臍小腹方向按揉，兩拇指用力沿臍中線下推，兩小指沿兩腿下推，兩拇指到恥骨聯合部位時下揉，兩手再返回至腰眼，來回推、抹、擦、摩50次。

（3）**兩手交換擦摩大小腿內側**：先用右手掌抹擦摩左大小腿內側脾經、肝經和膀胱經，從大腿根往下至內踝上收手，手不離腿往返回摩至腿根為一次；50次後，再換用左手從右大小腿內側抹擦摩至內踝上50次。

（4）**反掌拍打腰椎骶骨**：俯伏床上，反臂用掌背拍打腰椎，右手在上拍打後腰椎，左手在下拍打骶骨，兩手交替，各拍打50次。

每天早起、睡前時各按摩一遍，鍛鍊數月，定能見效，練一年後效果更是顯著。（1）（2）節要重點做，夜裏睡醒或睡不著覺時可多按摩幾遍。

（孫鴻賓）

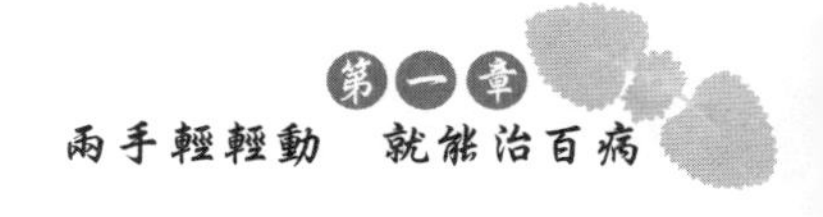

按摩五步三層法

手部按摩法簡單得像「傻瓜」

因為手部按摩法簡單到任何人幾十分鐘就能學會的程度，所以，有點像傻瓜照相機，故有「傻瓜按摩法」之稱。簡言之，就是「五步三層」。「五步」就是第一步按摩手背各骨縫，第二步按摩每個手指，第三步按摩手掌，第四步按摩手腕，第五步按摩前臂；「三層」就是每步都沿骨縫或骨邊緣從輕到重推摩、按壓和扣點。通俗一點說，就是每個部位都要摸到，從輕到重，逐步縮小點壓的範圍，以它作為治療重點。甚至有時說不清為什麼這裏會痛，但按摩以後病確實好了。這是客觀結果，也許真理就在其中。

按摩手部能治病嗎？

手部按摩確實療效甚高，尤其對一些長期依賴藥物治療、效果並不好的慢性病和一些與心理因素有關的疾病，以及因長期緊張或一時強烈精神刺激造成的疲勞綜合徵，常常顯示出比其他療法更好的效果。手部按摩對於突發性急性疼痛病症，如頭痛、牙痛、月經痛、心前區痛、外傷痛、癔症、虛脫等，還有其他不適如瘙癢、打嗝、一時情緒低落等，點壓手部的敏感點，絕大部分均會收到立竿見影的絕妙效果。

我對手部按摩治病第一次發生興趣是在30多年前，因有一天快下班時碰上一群人抬來一位「不出氣（呼吸微弱）、不說話、四肢僵直」的女性患者，說是因為打架生氣引起的。當時我是實習醫生，不假思索地用力按壓她的合穀穴。估計治療半分鐘左右，病人出現痛苦表情，最後從擔架上坐起來。病人的變化給我留下了深刻的印象。從此，我在臨床上大量應用並發展了這一療法。近幾年來，我對大量的疲勞綜合徵患者和三十多種慢性疾病患者採用此術，均有良好效果。

美國威廉·弗洛科研究手部按摩已有20多年了，他用手部按摩配合足部和耳部按摩來治療心腦血管病，取得了顯著效果。

上海的錢正琦對一歲多的咳喘女孩行足部按摩和手部按摩。手部取穴：

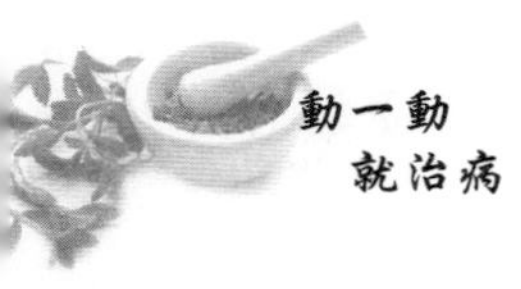

咳喘點、少商、太淵、合穀、三間等，經三天六次選穴按摩後痊癒。

手部按摩的「五步三層法」

手背手指掌腕臂，
五步三層都能會，
由輕漸重找痛點，
又省腦筋還不累。

一種好的按摩方法首先應該是好學、好記、好掌握，不用費太多腦筋就可以做的；其次是省力舒服、無損傷、效果好；最後，還應該更符合生命科學規律。

根據這個思路，結合臨床實踐，近幾年對手部按摩進行了篩選法，先找出手部各敏感點，再進行重點按摩。這種方法可把它歸納為「五步三層」按摩法。按照五步法，可以把從手至前臂的各個部位全部按摩到，再對每個特定局部，分三個層次從輕漸重地探索敏感點進行重點按摩。

五步的按摩順序

五步指的是手部按摩的五個步驟。就是依次按摩手背、手指、手掌、手腕和前臂五個部位。一般先按摩左手，然後再按摩右手。

（1）左手背：按摩各掌骨的兩側。因為常習慣從第二掌骨虎口側開始，這個部位最容易按摩到它的各個角度。隨後按摩虎口另一側，即第一掌骨虎口側。然後術者雙手拇指同時按摩二、三掌骨間和四、五掌骨間，再用術者右手拇指按壓三、四掌骨間。最後以雙手食指指端扣點一、五掌骨的靠手掌面兩邊的部位。

（2）左手指：術者用拇、食指夾、壓、扣、捻和揉各指，注意各甲根角、指端和近中節指骨側面與指腹面交角的骨膜。

（3）左手掌：肉厚，多用拇指推，指端點壓和拇、食指對捏的方法。一般順序以仰掌由遠至近，大魚際和掌部各掌骨間，與手背類似的順序進行。

（4）左手腕：以術者左手協助，右手拇、食指依次對捏腕關節四周。

（5）左前臂：術者一手握患者左手給予配合，另一手按照由遠至近的方向，依次推按、拿、捏、點壓橈、尺兩根骨頭的四周。其中，手掌面的神經血管豐富，敏感區多，要特別注意。

右手的順序與左手相似。手背從虎口開始到小指。手指也從拇指開始到小指。手掌從小魚際開始到大魚際。手腕、前臂大同小異。

三層的按摩模式

手部簡易按摩法「三層」按摩模式指每個局部按摩動作都是由淺入深，分為三個層次；每個層次又分輕、中、重三個力度的「三三制」手法。詳細一點來講，按摩時由淺入深分三層，每一層又從輕到重分三個小層次的動作。這就形成了按摩時逐步深入、由表及裏的特點。由於淺深層次不同，用的力度則不同，故受到刺激的組織和感受也不同。一般是越接近骨膜敏感越高，被按摩者受到刺激越大，所起的作用也越大。在手部按摩中這一特點比較明顯。

三層按摩法的實質是從輕漸重。從手部按摩來說，一是用輕手法起到探索和使病人適應手法的作用；二是用中等力度手法發現敏感點並給予增加刺激量的按摩；三是用深而強的刺激達到治療疾病和解除病痛的目的。

手掌敏感點與內臟相關

人體表面有許多敏感點和敏感區域，它們的異常表現常與內臟相關。與某內臟相關的體表敏感點有時與全息位點一致，但也有不一致的。實際情況比想像的要複雜。有時一個器官有病可在體表出現多個敏感點，但這些同時存在的敏感點的敏感程度可能有很大差異。還有這樣一種情況，幾個器官有病時都集中反映到同一個體表敏感點上。換句話說，同一個敏感點可反映多個器官的病痛。這樣的敏感點就是我們要重視的地方。

一個敏感點可治療多個器官的疾病，幾個敏感點也能治療同一個器官的疾病。關鍵問題是要發現最敏感的地方。

我們在手部按摩時實行由輕到重的三層法，又實行依次全面按摩的五步法，其精髓就是為了尋找、發現手上最敏感的點，只要發現了就對它進行仔細而有效的按摩，這就是手部按摩法成功的關鍵點。

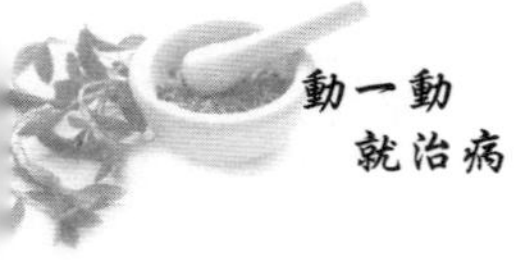

手法介紹

手法用得好，效果才能好。手部按摩時，術者用得最多的部位是拇指和食指。

手部按摩中最常用的手法有以下幾種：

（1）拇指指腹推摩法：一般用在按摩的開始和收尾時。方法是用拇指指腹著力，動作輕柔，需加力時將著力點放在拇指指腹後部。

（2）拇指偏峰按壓法：較拇指指腹壓力更大，接觸面積縮小，起增加壓力作用。

（3）指尖扣點法：多用拇指尖，也可用食指尖，扣點接近掌骨或其他骨膜處。

（4）雙指夾揉法：用二、三指屈曲的中節夾揉。施術時屈曲的食中指分別做反向運動。

（5）拇、食指捻揉法：用拇、食指捏住並捻揉的手法。

（6）插夾牽拉法：術者的五指與患者各手指間插夾並牽拉的手法。

（7）搖抖法：搖動關節，抖動上肢，兩手配合。（封進啟）

按摩淋巴療法

人體中有一個對健康至關重要卻又常常被忽略的系統——淋巴系統。淋巴系統以網眼狀的形式分布在人體周身，淋巴管中流動著淋巴液，這種淋巴液是從血管中濾出的體液，回收及運輸細胞產生的老化廢棄物。淋巴系統的中繼點叫「淋巴結」，在過濾老化廢棄物的同時最終回流至靜脈。這些淋巴的「管」、「液」、「結」構成淋巴系統，它們淨化和運送人體不需要的物質，起到類似排汙設施的作用。

儘管淋巴系統有這些重要的功能，但如果其中的淋巴液流動凝滯便很容易在體內積聚下來，這是由於淋巴液不具有自己流動的機能。

血液的流動是由於心臟具有收縮的功能，而淋巴系統卻沒有心臟的這種

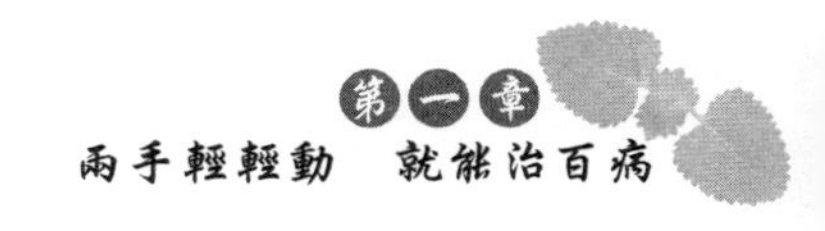

功能，其流動主要依賴肌肉活動及血液流動時產生的壓力。所以運動不足、寒症及緊張狀態所造成的血流不暢的現象均會造成推動淋巴液流動的力量減弱。由此可見「生命在於運動」的道理。

淋巴液如同人體內的水。如果水流動不暢，就會藏汙納垢，形成大分子物質，從而出現凝滯現象，人體不需要的廢物便會滯留在體內，身體便會出現各種病痛。

淋巴按摩解除病症改善心情

淋巴液的凝滯不暢會帶來浮腫、疲勞、肩膀及頭部的酸痛等各種各樣的不適症狀。如果淋巴液的流動順暢了，這些症狀就可以消除。

淋巴按摩就是沿著淋巴液流動的通道進行按摩來消除淋巴液的滯留，使其流動順暢。

由於淋巴液的流動會加大水分子的體積，也會出現凝滯的狀態，這時稍加震動進行分離便會流動順暢了。

淋巴液佔人體體重的16%，在受到按摩後，會在體內順暢地流動，淨化體內的污垢。所以淋巴按摩也被稱為淋巴清道夫，在當代醫療界被廣泛應用。不僅如此，淋巴按摩也能給人帶來好心情，凝滯的淋巴液會使人不快，淋巴液流動順暢了，身體會放鬆，情緒會跟著輕鬆起來。

淋巴按摩需要舒緩地進行，不需很難的技術和很大的力氣。

淋巴按摩使您掌握美麗的技巧

淋巴按摩還具有奇特的美容效果。淋巴按摩後，面部線條與身體線條明顯變得纖細，該豐滿的部位也豐滿起來了。

這是由於按摩使滯留在細胞間的淋巴液流動，原來滯留淋巴液的部位自然會變得苗條了。因淋巴的重量而引起的下垂部分，也由於去除了多餘的重量，因而也就不再下垂了。

人體具有保持體內平衡的恆常性的機能，如果淋巴液流動狀態良好，那麼它的體積與位置就會固定，體形也就會變得美麗漂亮。

另外，它還具有防止出現難看的「橘皮組織」的效果。所謂的橘皮組織是由於淋巴液和體內老化廢棄物積滯在脂肪細胞上而形成的，如果淋巴液流

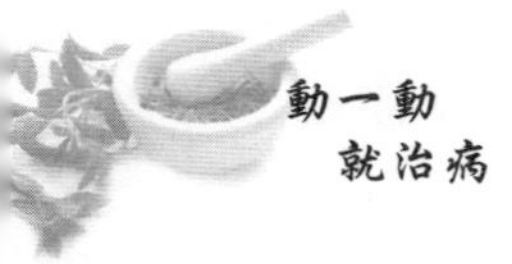

動順暢，就很難產生橘皮現象。進而，如果淋巴液能夠順暢地流動循環，體溫就會上升，因而便會出現兩種對美麗有益的結果：

一個是代謝狀態良好，容易瘦身。體溫上升一度，基礎代謝便會提高13%，如果基礎代謝提高了，就會增加熱量的消耗量，增強減肥效果。第二是激素分泌平衡，使肌膚美麗而富有彈性，消除粗糙的肌膚與細小的皺紋，而且使肌膚看起來有透明感，美膚效果顯著。

掌握淋巴按摩，您就掌握了美麗的技巧。使淋巴液的流動更流暢，使自己變得更漂亮。

朝向淋巴結進行按摩

所謂的淋巴按摩是沿著淋巴液流動的線路進行按摩。

重要的是知道淋巴液向哪個方向流動。這時，您需要尋找的目標便是淋巴結。微細的淋巴管在中途合流後形成較粗的淋巴管，最後達到鎖骨處與靜脈相連，因此會在各個要點處形成淋巴結。

淋巴結好像是進入主幹線的交叉路口。如果按摩使淋巴液向淋巴結流動，就能在淋巴結處使淋巴液流向更粗的淋巴管，「朝向淋巴結進行按摩」是淋巴按摩的根本。

具有過濾這一重要功能的淋巴結，也是細菌和體內老化廢棄物等殘骸極易滯留堆積的地方。如果交叉路口阻塞了，其流動當然會惡化，所以對淋巴結本身的按摩也是必需的。

掌握了淋巴結的位置，便能輕而易舉地進行按摩了。儘管全身共有800多個淋巴結，但在身體中起重要作用的淋巴結僅有五個。

淋巴按摩的四種主要技法

按摩時由於按摩部位和強度的不同，產生的效果也不會相同。按摩需要一定的手法。如果掌握了基本知識，按摩的效果就會明顯提高。在此介紹四種典型技法，一定要掌握哦！

（1）擠壓法：將淋巴結視作泵一樣，對它進行壓迫和放鬆，用手指肚按壓，五指併攏，重複5~7次，基本要領是數三下按一次，數三下回復。手指不要離開皮膚，要具有彈性。

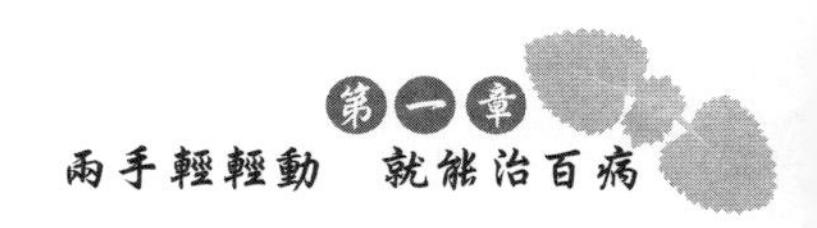

如果強力下按，有時會導致淋巴結出現炎症，因此要輕按，如果感到疼痛，就說明您的手法過重了。按摩時間也不要過長。

（2）摩挲法：使用掌心和手指密切接近肌膚，撫摸摩挲。使淋巴液流向附近的淋巴結，一般要摩挲六次。淋巴液的流動速度是每分鐘24釐米，是非常緩慢的。在放鬆的狀態下，慢慢地輕輕地按摩吧！過快、過強都會造成事倍功半的後果。

（3）揉捏法：主要是針對肌肉，揉捏僵硬的肌肉，使之輕柔放鬆，促進淋巴液的流動。

用手指或手掌揉、捏、擰。基本上在每一個部位進行3~6次動作。如果身體用力的話，肌肉愈發僵硬，因此做動作時要放鬆。

（4）指彈法：以輕彈肌膚的方式，使淋巴液在肌膚表面擴展，是一種只應用於面部的方法。

用手接觸肌膚後，突然移開手。為一次。

在面部塗上美容液或者美容霜後進行。肌膚與手的黏著性強，能夠有效地起到按摩淋巴的作用。（張軍　唐麗娥譯）

按摩治療全身風濕關節炎

50年病史終痊癒

我今年78歲，患風濕性關節炎有50年的病史。因在抗日戰爭期間經常睡潮濕地鋪，炎熱的夏天行路渾身大汗淋漓時又突然遭雷雨襲擊，當夜惡寒發熱，全身疼痛睡倒數日，落下了風濕性的病根。先患膝關節炎走路艱難，冬天靠綁敷熱水袋禦寒；後又逐步蔓延到肩、肘，手不能上舉，穿脫棉衣靠別人幫助；再後又發展成頸椎病、脊柱炎、腰椎骨質增生等，疼得直不起腰、睡覺翻身困難；還不時遊竄到大胯、手、足、指、趾、抽搐頭痛……總之全疼痛。遇有風雨雪寒就痛得更厲害，苦不堪言，生不如死。經縣、市、省、上海多家醫院檢查診斷，均認定為「風濕性關節炎」。住院療養、吃藥、打

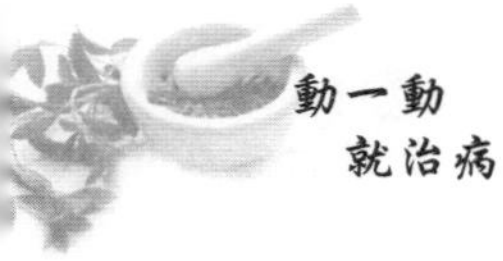

針、貼膏藥、電療等，只能暫時減痛，久治不癒。不知花了國家多少醫藥費，直接影響正常工作，被迫於53歲提前退休。

離休後，為求生存，活著不受罪，萬般無奈之下，我帶著病情，認真自學《針灸學》、《推拿法》、《經絡學》等醫書和有關資料。一來二去從醫書上找到了自我按摩的方法，終見效果。現在我全身不痛了，睡覺好、吃飯香、精神足、體質強，心情舒暢。能參加老年5000米健走比賽，還得了第六名。能吊環、能挑重擔、能騎自行車帶人，幾十年的痼疾不藥而癒。現將我具體按摩的方法介紹一下。

點穴按摩

（1）扣揉拍打雙膝眼（在膝蓋骨下兩側旁陷中）：先用雙手掌心分捂兩膝蓋骨，兩手食、中指分按兩腿雙膝眼，兩手掌根著力兩鶴頂穴（在膝蓋骨上緣中央），兩手四指同時用力扣、上下揉100下。再用雙掌拍打右膝兩側200下；換拍打左膝蓋兩側200下。主治：膝關節炎、膝冷痛、老寒腿、鶴膝風、下肢不遂癱瘓等。

（2）扣揉「陽陵泉」、「委中」穴：用兩拇指分按兩腿陽陵泉（在膝下腓骨小頭前下方陷中），兩中指分按兩腿委中（在窩橫紋中央），兩手拇、中兩指同時用力扣揉各50下。主治：膝關節炎、老寒腿、下肢不遂等。

（3）扣揉捻轉「合穀」、「後溪」穴：先用右手（抓左手背狀）拇指按壓左手合穀（拇食指指骨間），右手中指按壓左手後溪（在小指外側本節後、掌心橫紋處），右手食指按壓左手腕骨穴（在後溪向上二骨間陷中），右手拇、食、中三指同時用力扣揉捻轉25下，換用左手拇、食、中三指扣揉捻轉右手合穀、後溪、腕骨25下。主治：頭痛、指攣、肘臂痛、頸項強直、上肢不遂、中風癱瘓、上肢抽搐等。

（4）扣揉「曲池」、「少海」穴：先用右手拇指按壓左肘曲池（前臂彎兩肘橫紋外凹陷中、屈肘成直角取穴），右中指按壓左肘少海（在肘窩底、曲池直下）。右手拇、中兩指同時用力扣揉捻轉25下；換左手用拇中兩指同時用力扣揉捻轉右肘曲池、少海各25下。主治：頭痛、肘關節炎、臂痛、上肢不遂或抽搐等。

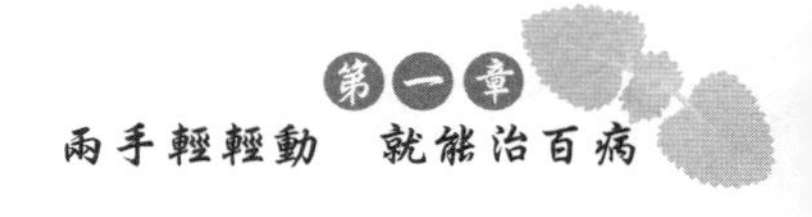

（5）捏拿「肩井」穴（在肩部高處肩上陷中）：先用右手拇食指岔開捏拿左肩井五下，再換左手拇食指岔開捏拿右肩井五下。如此左右手轉換捏拿雙側肩井各25下。主治：肩周炎、頸項強直，手臂上舉不便，中風等。

（6）雙拳捶拍打：「環跳」穴（在臀部大轉子後緣陷中）：先用兩手握拳同時用力捶打臀部兩外側環跳，由輕到重各50下。主治：腰胯腿痛、半身不遂等。

（7）捏拿「崑崙」「太溪」穴：正坐床上，兩腿屈膝岔開，用兩手中指分別按壓兩足崑崙（在外踝後五分），兩手食指分按兩足申脈穴（在外踝下五分），兩手拇指按兩足太溪（在內踝後跟骨上陷中），兩手拇、食、中三指同時用力捏拿25下。主治：腰、脊、腿痛、肩背拘急、踝關節炎、頭痛等。

（8）捏拿「殷門」穴（在臀下橫紋下一寸）：正坐床上或椅上，用雙手拇食指岔開，分按兩大腿底下殷門，兩手同時用力捏拿各25下。主治：腰、腿痛、坐骨神經痛、下肢癱瘓等。

連片連線按摩

（1）十指梳頭掌心順摩頸：十指環屈成耙狀，從前額髮際往後梳（神庭、百會等）經頭頂向下十指併攏梳擦至頸椎分手，繞頸脖兩側到前下巴喉結處，每次做50下。主治：頭痛、頸椎病等。

（2）雙手交替拍打肩背：先用右手掌拍打左肩背一下，再用左手掌拍打右肩背一下，兩手交替，一替一下，盡量往後甩，拍打脊背（秉風、肩外俞、肩中俞等）各50下，主治：肩背疼痛、肩胛酸痛，肩周炎不能舉臂、上肢酸麻、冷痛、頸項強直等。

（3）雙手交替拍打脊背：坐或站，先用右手掌從右肩頸盡量往後甩拍打脊背（在大杼、風門等）一下，再用左手掌從左肩頸往後甩拍打頸部（大椎、風府、頸椎等）一下，兩手交替拍打各50下。主治：腰脊強痛、脊柱炎及增生性頸椎病等。

（4）雙手交替拍胸捶背：先用右手掌拍打左胸脯一下，同時用左手握拳捶打左後背一下；再用左手掌拍打右胸脯一下，同時用右手握拳捶打左後背一下。兩手交替，一替一下，拍胸捶背各25下。主治：脊柱炎及增生、胸膜炎，胸椎骨質增生（骨刺）、胸痛等。

（5）雙拳交替捶打腰椎和骶骨：站或走、或俯伏床上，反臂反拳，兩拳交替，右拳在上捶打腰椎（命門、陽關等），左拳在下捶打骶骨（八髎穴等），以一手計數50下。主治：腰腿痛、腰椎間盤突出、腰肌勞損、坐骨神經痛、腰椎骨質增生（骨刺）等。

（6）雙手抹摩大小腿：坐在床上，兩腿屈膝、足跟著鋪，足趾蹺起，先用手抱右大腿內外側，兩手同時從大腿根往下抹擦經足後跟、兩手拇指著力大腿面（髀關、伏兔等）足背，兩手餘四指併攏沿大小腿肚、足底直至足趾端，再返回撫摩至大腿根為一下，補瀉相兼，反覆抹擦25下，包括腿外側三條（胃、膽、膀胱）足陽經，腿內側三條（肝、腎、脾）足陰經；用按摩右腿的方法再抹擦撫摩左大腿足25下。主治：腰、胯、腿痛、膝冷痛、膝關節炎、中風癱瘓、下肢不遂、抽搐、轉筋、老寒腿等。

（7）四肢交替按摩：仰臥床上（冬天側臥在被窩裏），提右腿用足心（湧泉）從左膝蓋骨上往下抹擦（足三里、豐隆、解溪等）至足趾端；同時用右手心（勞宮）從左肩往下抹擦（手三里、陽溪等）至手指端。右手右腳上下動作要協調一致同時往下抹擦為一下，再換左手左腳抹擦右膀右腿一下，四肢交替按摩各25下。主治：肩、臂、肘、腕骨關節炎，腿膝足疼痛、膝關節炎、肩周炎、半身不遂、四肢抽搐、麻痹、冷痛等。

（8）雙手交替按摩胸肚腹：穿內衣，仰臥或坐床上（冬天睡被窩裏），先用右手掌從右脅肋經兩乳之間推向左側胸脯往下肚腹、順時針方向抹摩轉大圓圈；再用左手從左脅肋經兩乳之間推向右側胸脯往下沿肚腹逆時針方向抹摩轉大圓圈。右手從左邊下去右邊上來，左手從右邊下去左邊上來，自成圓形，兩手交替，各往不同方向抹摩轉大圓圈各50下。主治：胸膜炎、脅肋痛、盆腔炎、肋間神經痛等。

功夫不負有心人

我所患的風濕性關節炎是由風寒濕引起的，經常按摩能取暖、祛寒、除濕、散風、消炎止痛，活血化瘀，促進血液循環。該病滲透在經絡、筋骨

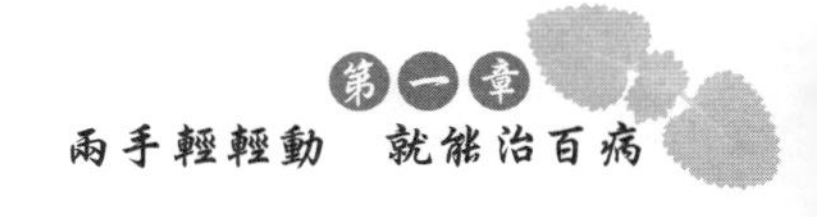

裏，有遊竄性，反反覆覆，難以根治。根據這一特性，按摩能起到藥物不能起到的作用。要知道，雙手就是治療儀。當你全身特別是陰酸冷痛關節、部位感覺發暖了，就是你風濕性病治癒之時。（孫鴻賓）

按摩治療老年耳鳴、耳聾

我50歲時，不知不覺中就出現了耳鳴。耳朵裏不時發生嘰嘰嗡嗡的叫聲，有時聲音特別尖厲刺耳，並有突然耳閉氣的現象，外界的什麼聲音也聽不清。時輕時重，難過極了。後來又發展到右耳內陣發性疼痛，心裏很害怕。經醫院五官科檢查，結果「未見異常」。診斷為「輕度耳聾」和「耳神經痛」，吃藥打針只能暫時減痛，久治不癒。醫生說對這種老年性耳聾沒有什麼特效療法。

後來，我自己學習了《針灸學》、《推拿法》等醫書，從中找到了配方。抱著試試看的想法，進行自我按摩，沒想到效果很好。在這裏將我的按摩方法介紹給大家。

點穴按摩翳風、聽宮、聽會、耳門和耳髎穴：用雙手拇指分按翳風穴（在耳垂後凹陷中），兩食指按聽宮穴（在耳屏前凹陷中），兩食指順按聽會穴（在聽宮穴直下），兩中指按耳門穴（在聽宮穴上方凹陷中），兩無名指按耳髎穴（在耳前鬢角下）。兩手各四指同時用力先向前揉轉50下，再向後揉轉50下。這些是重點主穴，閒下來時可多按摩幾次。

兩手交替摩擦兩肩臂：先用右手摩擦左肩臂，從肩至腋，再從上臂到前臂，再至手指端；再用左手摩擦右肩膀至手指端。兩手交替、互相摩擦，以一手計數50下。

十指梳頭、掌心順摩耳：十指環屈成耙形。從前額往腦後梳，向下十指併攏著力壓、抹、按，至頸椎收。掌心順摩耳50下。

兩腳交替摩擦：先用右腳掌（第四趾下有耳壓覺點）摩擦左腳面，再用左腳掌摩擦右腳。兩腳交替，一替一次，各50次。

雙手震耳：用兩手掌分捂兩耳，兩手四指按壓後腦枕骨不動，吸氣、兩掌心驟然離開、呼氣、兩掌再捂耳。一吸一呼，反覆進行50下。

雙手指塞耳：用兩手食指塞入兩耳道，吸氣，轉幾圈後驟然拔出，呼氣。再塞進轉幾圈，再驟然拔出。反覆進行50下。（孫鴻賓）

按摩黃庭療疾的四部曲

何謂黃庭？黃庭即人體特定部位，腹部為下黃庭，胸部為中黃庭。通常所說的黃庭乃指下黃庭。中醫上說，臍以上是人的上半段，臍以下為下半段，臍內空處即「黃庭」。

中醫穴道理論認為：人體背部分布著十二個與臟腑直接相連的腧穴，胸腹部分布著十二個與臟腑直接相連的腧穴，它們是臟腑經氣轉輸和胸腹部的最重要的穴位，施以按摩，不僅能直接作用於臟腑，而且還能平衡陰陽，培補中氣。

按摩地點——室內室外很方便

室內室外均可以，甚至仰臥在床上也可進行按摩，藉助於樹幹做按摩，會更省力且舒服。

基本姿態——自然站立須放鬆

兩腳分開，間隔25釐米左右，兩肩鬆垂，含胸拔背，腋窩寬鬆，手呈掌式。

準備運動——隨意發揮舒腰身

扭扭腰、甩甩手、踢踢腿，以舒展肢體、潤滑關節。

按摩方略——四部樂章莫輕視

（1）摩腎堂：先寬衣鬆帶，兩手掌魚際置腎俞穴（背部第二腰椎兩旁四指）處，摩擦腎俞穴100~200下，再將手勢換握空心拳，輕輕叩擊腎俞穴100~200下，稱之為摩腎堂。

（2）捶背：兩手握空心拳，一左一右分別叩擊背部俞穴，或藉助於樹幹

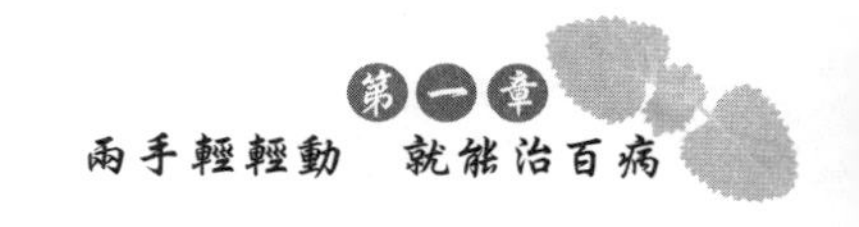

撞背，點擊200~300下。人身之督脈、任脈皆起於少腹之下臍中，是一源而二歧的脈系。兩脈循環來去不休，受納十二經脈，貫穿十二臟腑，司呼吸吐納之氣。

（3）摩心：以手掌魚際按摩膻中（兩乳之中），五指擦抹脅肋，或以手指的指尖輕輕點擊該區域，操作15分鐘左右。

（4）揉腹：將右手掌壓在左手掌上重疊，以臍為中心，向左下順時針方向旋轉摩動一圈為一次，轉摩100次，再用左手掌壓在右手掌上重疊，向右下逆時針方向轉摩100次。反復操作2~3回即可。

摩腎堂、捶背、摩心區、揉腹四部曲操作完畢，可在原地做一做扭腰晃身、擴胸雲手、手掌擦臉、手指尖梳頭等結束動作。

按摩治療椎間盤突出症

腰腿疼痛型疾病是臨床上最常見的疾病之一，據部分醫院統計佔外科門診就診人數的1／5，佔骨科門診的一半。有學者估計平均每一個五口之家，就會有一個腰腿痛病人。產生腰腿痛的原因很多，除了急性外傷外，大多因慢性勞損、蛻變、增生、椎間盤突出而致。骨質疏鬆、脊髓腫瘤等疾病也能引起腰腿痛。下面，就最常見的椎間盤突出症介紹十種中醫按摩療法。

揉背：患者俯臥位，全身舒直，頭向左或右側旋轉，放鬆全身肌肉，醫者立於患者之左側，以左手掌心根部（大小魚際），自脊柱右側沿膀胱經由肩部開始，施以掌揉法。下至腰骶部一直到臀部，同法施於左側，均反覆進行三次。最後自上而下，按壓脊柱各關節棘突。施術時旋轉揉按，力量輕穩平均，剛柔相濟。其作用：緩解背部及腰部的肌肉緊張，以達舒筋止痛。

封腰：患者俯臥位，醫者站於患側，在相當於腰椎4~5間隙處，兩手拇指和中指端徐徐用力按壓痛處。多數患者感覺酸痛舒適，往往在脊柱側彎的凸側腰三角處，可摸到稜形結節，如橄欖核狀，壓之銳痛，須用拇指順結節邊緣，漸漸向核中部輕緩按揉。其作用是緩解肌肉痙攣，減少脊柱側彎與後凸畸形，促使突出的椎間盤部分還納。

放通：患者俯臥位，醫者自腰骶部開始，用掌揉法進行至臀溝（相當於坐骨結節處）。反覆三次，然後自臀溝沿坐骨神經走行方向至足跟後部順揉而下，反覆三次。在臀溝中線以兩拇指交替按壓少頃，移至骨國窩正中部，仍以兩拇指交替按壓少頃，再移至小腿後部相當於承山穴處按壓少頃，然後順序按壓至跟腱外側，在外踝後窩部（相當崑崙穴處）按壓少頃。其作用是使經絡通暢，行氣活血止痛。

扳按：患者俯臥位，術者右手托住患者右膝上部，左手按住腰骶部，斜行扳按，有時可聽到下腰部關節作響，同法施行於左腿。上述手法進行後，讓患者仍俯臥位，術者左手扳住患者右肩前上部，右手按住患者腰骶關節，斜形扳按，有時也可聽到響聲，同法施行於左肩。其作用主要是牽拉前縱韌帶，加寬前部的椎間隙，為整復突出的椎間盤還納而準備條件。

牽抖：患者俯臥位，以雙手攀扣床頭上緣，術者以兩手握住患者兩足踝上部橫搖擺動，使兩膝左右旋轉。待患者周身肌肉鬆弛，持緊足踝部突然抖顫，然後術者用兩手向下牽引，然後以右手鎖住兩足踝後部，用左手掌揉按下腰部。其作用：主要是採用對抗牽引與抖顫兩法結合，以拉緊後縱韌帶，迫使突出的椎間盤還納。

斜扳：患者側臥位，左下肢伸直，右下肢屈曲放在左膝的上部，術者立於患者之背側。右手掌推住患者右髂骨的後外緣，左手掌按拉患者肩前部，兩手相反用力穩脆地按旋，可聽到腰椎關節部位發出響聲。同法施用於對側。其作用：使突出物退縮得以整復，緩解神經根的壓迫。

滾疊：患者仰臥位，自大腿根部向下順揉至小腿踝部反覆三次。然後自上而下地滾揉（如擀麵法）。再沿脛骨內側自陰陵泉穴開始，以兩拇指疊壓至內踝後窩，壓迫少頃時間。同法施於對側下肢。其作用：鬆弛下肢肌肉，緩解小腿疼痛。

宣洩：患者仰臥位，屈曲兩側髖、膝關節。醫者以左手扶住患者右膝，右手扶住患者左膝，先向左側旋轉擺動，繼而向右側旋轉擺動，各七八次。然後，術者用右手推按患者雙膝的左側向右側極度斜倒。左手按住患者左肩前部，用斜形橫扯力，兩手同時用力壓按。同法施於對側。其作用：使腰部肌肉放鬆，並可使腰椎間隙擴張，使椎間盤回縮。

壓牽：患者仰臥位，將雙膝強度屈曲，接近腹壁。術者兩手用力壓按患者雙膝，再以雙手各握住雙側踝上部，用力向下穩而抻拉。其作用：強屈腰骶關節，拉緊後縱韌帶加寬椎間隙，使突出物向回退縮。

起伏：患者坐起，以兩手指交叉鎖住屈曲的雙膝。術者右手扶持患者兩小腿，左手扶持患者頸後部，使患者向後仰而倒下，術者兩手前後扶按起伏如不倒翁狀，最後趁其倒下時，使患者鬆開自己的雙手。術者握住患者兩足踝部，再次向下穩而抻拉。其作用：此法緩解腰肌的緊張，鬆弛腰椎關節。

按摩治療心臟病

我今年85歲了，多年的養生實踐，使我深深體會到按摩對中老年人健康有非常大的好處，特別是在提高心臟功能、疏通心血管、防治心臟疾病方面，有不可低估的作用。

參考有關的報刊資料，我摸索出一套按摩防治心臟病的方法。一開始是在自己身上做試驗，雖經過60多年的勤奮鍛鍊，但是衰老的現象還是在不可避免地發生，心率始終在每分鐘80~90次之間徘徊。通過一段時間的持續按摩，心率開始逐步下降，近期竟達到每分鐘64次左右，心跳穩定而有力，身體抗寒能力也明顯增強，不怕冷，雙手溫熱，精神旺盛。

妻子也已83歲，近年心臟病頻繁發作，而且是幾種心臟病交雜在一起，情況比較嚴重。有一次，住院第二天就發了病危通知，經幾天的搶救，總算轉危為安。住院18天，心臟病緩解了下來。回家後由於藥物反應，嘔吐不斷，不得已停藥後，給她做強壯心臟的按摩。8天後，她就要到戶外活動，精神好轉，心臟功能增強，心率在每分鐘60次左右。按摩在她身上也見到了明顯效果。

這套方法共分三步：

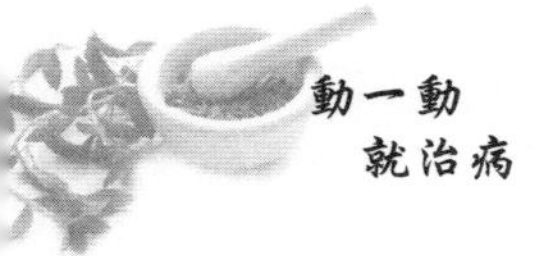

（1）首先在人體背部兩肩胛骨之間的部位，用雙手貼著肌膚輕輕地上下來回按摩：上部不要超出雙肩胛骨的頂端，下部可以延伸至肩胛骨尖端2~3寸，左右兩邊可以貼著雙肩胛骨，也即按摩心俞穴和神堂穴（在第五節胸椎凹陷下旁開1.5寸至3寸的部位）。

按摩背部，須請他人代勞。也可用一塊乾毛巾，手持兩端，自己對背部肩胛骨之間上下摩擦，每回按摩250次為宜。

（2）胸部按摩：左手上舉，露出腋窩，用右手左右來回按摩腋窩的頂點極泉穴100次左右。然後接著用左手按摩右手的腋窩，次數相同。

然後雙手交叉胸前，右手按著左邊腋窩下的胸側，左手按著右邊腋窩下的胸側，如此雙手同時做左右按摩動作為100次。

接著雙手仍交叉在胸前下移一手掌，移至心前區，再做左右方向的按摩100次。

雙手仍下移，移至胸腹交界處，同樣做左右方向按摩100次。

然後雙手鬆開，以右手按住胸前正中處，上接頸部，左手隨著按在右手的下面，雙手在胸前正中做左右方向的按摩100次。接著雙手下移至劍突處和腹部，按摩100次。

（3）右手按摩左上臂和小臂內側：左手按摩右上臂和小臂內側。再分別按摩左、右手的上臂外側和小臂外側，以上每處按摩的次數都是100次。方法都是來回按摩。

接著以右手按摩左肩部，按住左肩做前後摩動，然後用左手按摩右肩部，也是各100次。

接下來，以右手按摩左肘，即右手捏著左肘部做左右小量旋轉，以左手用同樣的方法按摩右肘，每處都是100次。

然後左手手背向上，右手捏著左小臂，右手小指恰捏在左手的手腕處，做左右小量旋動的腕部按摩100次。

接著左手曲肘上舉，右手拇指虎口捏在左手腕部，做左右小量旋轉的腕部按摩100次。

右手腕部的按摩，以上述兩種相同的方法進行。

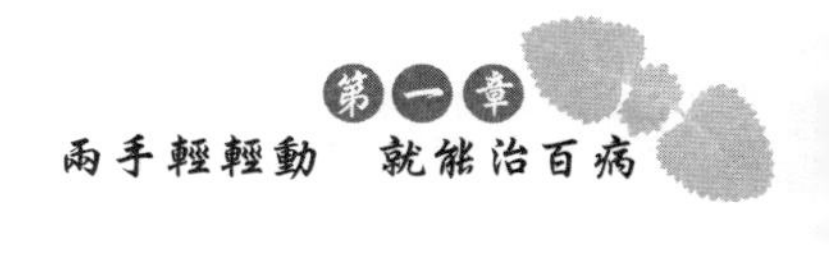

接下來，做手和手指的捏拉動作。

以右手捏住左手掌的拇指側，做捏拉動，作50次。接著捏著左手掌的小指側做捏拉動作50次。再捏拉左手的小指40次，無名指40次，中指40次，食指40次，大拇指40次。

然後再以上述方法，換左手捏拉右手掌的拇指側和小指側，以及五個手指，捏拉時要稍用點力。（童炳南）

天竺國按摩法

天竺國按摩法，又稱娑羅門法，係古印度的一種自我按摩養生方法，唐代時傳入中國。孫思邈《千金要方·養性》中收錄了此法。孫氏指出：「但是老人日別能依此三遍者，一月後百病除，行及奔馬，補益延年，能食，眼明輕健，不復疲乏。」

天竺國按摩法共十八式。

轉腕運指：兩手相互扭捉，輕輕搓摩如洗手狀，反覆數次。

翻腕轉臂：兩手十指稍交叉，翻腕轉臂，掌心向胸，復回轉，掌心向前，反覆數次。

按摩膝腿：兩手相捉，搓摩令熱，趁熱以掌心搓摩兩膝及小腿內外側，左右分別進行數次。

按腿轉體：兩手掌相疊按壓左右腿，隨之左右緩緩轉體數次。

左右挽弓：先以左手前伸如挽弓，右手如拉弓勢，繼之如右手挽弓，左手拉弓勢，交替數次。

衝拳搗空：兩手握拳，交替向前衝打，各數次。

舉臂托石：右手扶於腰部，左手平掌如托石狀上舉數次，同法換另一隻手數次。

頓拳開胸：兩手握拳，分別向左右伸臂，做頓拳動作以開胸，各數次。

斜身動腰：平坐於床或地上，兩手向前平伸，身體盡量向左（右）上方向斜靠倚，復歸正坐位，交替進行，左右同。

抱頭轉腰：兩手抱頭，左右方向轉動腰部以伸兩脅，反覆數次。

據地挺身：兩手扶地，縮身曲脊，繼而挺身三次。

捶背左手：握拳，以虎口部位反捶背部數次，換右手，動作相同。

掣足兩腿：伸直而坐，抬大腿，屈膝，向前蹬出，左右交替數次。

據地虎視：彎腰，兩手扶地或硬板床，交替向左右後扭頭虎視數次。

立地拗身：立正站立片刻，繼以緩緩向前下方彎腰，再挺身直立復原，使身體上升，復緩緩向後下彎腰，再挺身直立復原，使身體上升為一次，共行三次。

踏掌：取正坐位，兩手互相交叉，屈左膝，以左腳踏掌，再換右腳，方法同，左右交替數次。

踏空：直立，兩手叉腰，提左腿前、後虛踏數次。換右腿，同前法，左右交替數次。

勾足：正坐，伸兩腿，身體緩緩前屈，以左手勾右腳，著膝，以手按之。換右手勾左腳，同前法，交替數次。

按摩——女性駐顏保春八法

古人認為，女性若要抗老防衰，最重要的一點在於強腎，因為「腎為先天之本」。腎是主宰人體生長、發育、生理及維持水鹽代謝平衡的重要臟器。其主要功能是藏精、生髓、主骨，是生殖發育之源，主納氣、主水液、開竅於耳及陰，其華在髮。

女子月經初潮至絕經近四十年的時間裏，決定女子身體健康和生理變化的主要功能是腎臟。如何增強腎功能，直接關係到女子氣血調合和身體安康，更決定著女性是否能保持青春容顏的關鍵之所在。

女子駐顏保春術就是增強腎功能，調整氣血，接通任、督二脈，使五臟六腑及百脈通暢，從而達到駐顏保春之目的，具體做法如下：

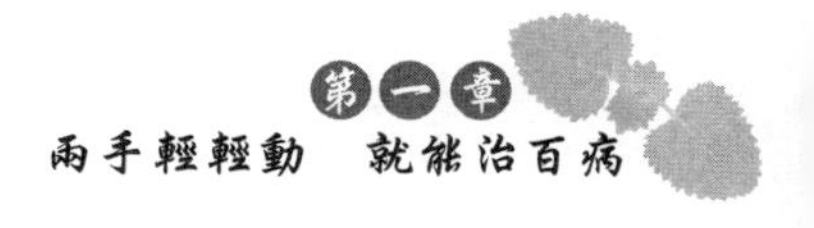

按摩卵巢　兩手搓熱，左右後平按兩側卵巢，並運掌朝逆時方向旋轉按摩49次，再順時針按摩49次。

按摩卵巢能提高卵巢的生理功能，有利於活躍卵細胞和產生雌激素及孕激素，推遲卵巢萎縮，增強性功能，使女子保持良好的第二性徵。

按摩肚臍　先以左手掌平按左側卵巢，同時右手掌平按肚臍並運掌逆時針方向旋轉按摩81次。然後，右手掌平按右側卵巢，同時左手掌平按肚臍、並運掌順時針方向旋轉按摩81次。

按摩肚臍可以健腦補腎，和胃安寐，消食減肥，寧心安神，加強肝臟和腎臟的新陳代謝，使人氣足血旺，進而祛病延年。

按摩乳房　左手輕輕托起下垂的乳房，右手圍繞左側乳房做逆時針按摩49次，再順時針按摩49次，然後用同樣方法按摩右側乳房。

按摩乳房，可加強局部血液循環，避免乳腺退化，避免發生乳腺癌，增強心、肺、脾、腎功能。

捶擊兩腎　捶擊兩腎時需站立，兩腳與肩同寬，兩手握拳，用虎口輕緩捶擊兩側腎區108次。

捶擊兩腎可增強腎功能，治療腎虛腰痛，避免發生泌尿系統疾病。

搓腎俞尾閭　兩手放於兩腎上，呼氣時下搓至尾閭穴，吸氣時回搓至腎俞穴，一上一下為一次，共搓108次。

搓腎俞可治療腰部疼痛，泌尿系疾病、婦科疾病。

指壓中極　兩手掌貼於小腹部，兩手食、中、無名、小指相靠點壓中極穴，一起一落為一次，共點壓108次。

指壓中極，可治療白帶、痛經、小腹痛、月經不調、遺尿、尿瀦留、盆腔炎等症。

擦命門　左手握拳用虎口擦命門108次，再用右手握拳擦命門108次。

擦命門，可治療腎虛氣血不調、遺尿、腹瀉、腰痛、失眠健忘、更年期綜合症。

按摩雙耳　兩手互相搓熱，左手掌按住左耳，右手掌按住右耳，兩手掌同時先逆時針旋轉按摩49次，然後，再順時針旋轉按摩49次。

按摩雙耳，有益氣、固精、補腎、寧心、安神的作用。如果長期練習，可治療耳鳴、耳聾、脫髮、失眠、健忘、頭暈目眩、泌尿等生殖系統疾病。

叩齒攪海吞津　兩唇輕分，舌抵上齶、上下牙齒相叩49次。舌在口內攪動49次，待津液滿口時，分3次嚥下，然後縮肛、提會陰9次。

叩齒攪海吞津，有補腎壯腰、滋陰降火、益氣生津的功效。

以上九法每日練兩次，每次練半小時左右。練習時要思想集中，排除雜念、鬆靜自然。

（蔡俊　李文坤）

動手掌　保健康

人的雙手各有六條經絡通過，分布有數十個穴位，均與臟腑相連。加強手部的運動鍛鍊，經常刺激與內臟息息相通的手部穴位，對於強身健體大有裨益。

摩拳擦掌　手掌對手掌互擦36次，接著，將一手掌放至另一手背上磨擦36次，完畢後，換手做36次，以反射性地刺激頭、頸、肩、眼、鼻、背等部位，對治療肩痛，眼疲勞有益。

摩掌擦臂　手掌對手掌互相快速磨擦30~50次，掌熱後，以右手掌心從左手手指末端，沿前臂內側向肘部反覆推擦50~100次。然後，以同樣方法向右臂內側反覆推摩。早晚各一次，可改善心臟功能，防治動脈硬化。

搓揉手指　以左手拇、食、中指依次搓揉右手五指，每指五分鐘，然後，以右手搓揉左手五指各五分鐘。搓揉拇指可興奮神經機能，維持體液酸鹼平衡；搓揉食指可以調節消化系統功能，健脾利胃，舒肝利膽；搓揉中指可防治各種心腦血管疾病；搓揉無名指可調整神經功能，提高其靈敏性；搓揉小指可增強呼吸系統和泌尿生殖系統機能，預防感冒及其他感染性疾病。

搓大魚際　將兩手大魚際（伸手時，拇指根部肌肉明顯突起處為大魚際，其與呼吸器官關係密切）相對，一手固定，另一隻手搓動，直至局部發熱。二分鐘後，換手交替再搓，此法可促進血液循環，強化新陳代謝，提高

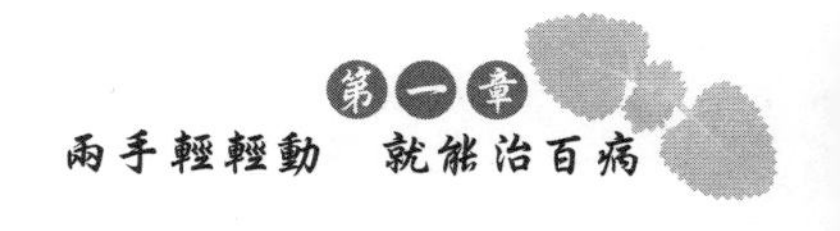

人體免疫力，對防治咽痛、感冒等有效。

握放雙拳　雙手用力握拳並吸氣，然後突然放開，同時呼氣，一握一放為一次。做20次。可以防治手部關節硬化、皮膚粗糙、十指冰冷、壽斑滿布，還可增強心臟功能。

按壓手背　一手呈握拳狀（不必用力），用關節均勻按壓另一手背（稍用力），每次2~5分鐘，然後換手再做，反覆多次。可使所有經絡和血管通暢，預防中風。

叩激手掌　每天梳頭後，用梳齒在整個手掌上輕叩2~3分鐘，可調整內臟功能。飲酒者採用此法，可減輕酒精對肝臟的損害。

飯後使用牙籤時，以牙籤一束，刺激手掌，持續三秒鐘，反覆進行。可促進血液循環，使氣血通暢，增進健康。

運動小指　每天早晚將小指向掌心做屈曲運動，然後再向後扳，各做10~50次，因小指外側有心經運動，所以運動小指時，可刺激神經系統、強心健腦、防止視神經萎縮。另外，小指外側根部有護眼穴位，早晚用拇指及食指揉捏小指根部50~100次，再將小指放在桌面上，反覆按壓十餘次，可防治老花眼等疾病。

（朱澤山）

輕輕按　百病散

按照中醫的整體觀，人體的某些疾病常常是由於某個系統功能出現問題導致的。所以中醫講「治本」，就是要改善出現病變的那個系統的功能，使之從根本上治癒疾病。中醫認為，生理系統的功能障礙主要是經絡不通引起的，所以通過一定手法的按摩，打通經絡，就能治癒疾病。以下介紹的就是一組通過按摩治療疾病的方法。

按摩「命門」可醫「老慢支」

目前治療「老慢支」的方法及藥物都很多，這裏介紹一種按摩「命門」的養生保健法。患者可自我操作，每日晨起後和晚上入睡前各按摩「命門」

一次。按摩時按順時針方向，手法適中，以舒適為度，每次按摩時間，可因人而異。體質較差者，可間歇性的反覆進行，也可由他人協助按摩，但需要按摩至「命門」有溫熱感時為宜。一般一個月為一個療程。此法堅持進行，具有健身、防病、療疾之功。

數年來對30例「老慢支」患者施術追蹤觀察，效果滿意。典型病例如唐某，患「老慢支」20餘年，後逐漸發展至肺氣腫、肺心病。後經採用按摩「命門」治療，堅持每天二次施術，半年後病情有所好轉，身體逐漸康復。

按摩「命門」祛病療疾，是中國古代乾浴健身法中的一種方法，古稱「背摩精門」（即命門穴，在第二腰椎棘突下），可祛病延年。

治療疝氣有良方

我有一個祖傳的按摩治療疝氣的方法，在這裏公布出來，有此病的讀者朋友不妨一試。

（1）按摩的穴位：量出兩個乳頭間的寬度，再看疝氣病在左方還是右方，即腹股溝凸起或陰囊腫大的部位在左還是在右。如果病在右方，以右乳頭為起點，向下垂直，量出穴位。向下垂直的長度，必須是兩個乳頭之間的寬度。

（2）按摩的時間：按摩的穴位確定後，每天早、晚各按摩一次。即早上起來穿衣服前，晚上睡覺脫衣服後進行。共按摩一百天，不能間斷，否則效果不好。

（3）按摩的方法：先用右手食指和中指，在量出的穴位上，由內向外，擦一圈為一次，共按摩30次。再用左手的食指和中指在穴位上，由內向外，按摩30次。擦肉皮，不是揉肚子，按摩的輕重，以肉皮不疼，不起泡為準則。一般患者自我按摩為好，如果小孩患病，大人可給予幫助。

（4）心理調節：患者由於病痛，思想不由自主地總想著痛區。這樣一來，血往病處衝，增加了病區的疼痛感。因此，在按摩期間，必須在疼痛時，進行自我調節，分散思想，保持心理平衡。可通過看書、看電視、聽收音機或與人談笑，幹活等來分散注意力。使心情舒暢，保持愉快。這樣療效快，可促進早日康復。

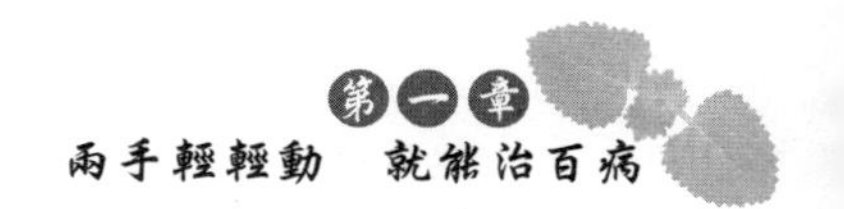

自我按摩治療膽囊炎

我曾經按照一本書上講的辦法練習過自我按摩，得了膽囊炎後我又重拾此法。於是，我每天早晨步行上班的時候邊走邊搓手指、手掌、手背、手腕和肘、肩等部位，晚上臨睡前捏腳趾、摩腳心、按摩踝、膝關節和肚臍、命門以及面部的多處部位。這套按摩方法操作簡單方便，易於掌握，自拾起後我從未間斷過。慢慢地時間長了，右上腹疼痛消失，我差不多已經把患有膽囊炎忘了。並且，此後也很少有頭疼感冒之類的毛病發生。這應該歸功於不間斷的自我按摩。

根據我自己的切身體會和進一步核對相關書籍，我發現對治療膽囊炎最有效的按摩部位，是無名指指甲下方的關沖穴。具體的操作手法可以用一隻手的拇、食二指捏壓另一手的無名指，也可以順著無名指兩側揉搓。

穴位按摩治療慢性咽喉炎

慢性咽喉炎以咽喉部發乾、發癢、乾咳、異物周而復始，不計擦之多寡，總以大熱為妙，是命門按摩施術的關鍵。「命門」為元氣之根，「五臟之陰氣非此不能滋，五臟之陽氣非此不能發」。因此，對「命門」穴位的按摩，可有效地促進人體的血液循環，調節心肺腎的功能，增強免疫力，從而對各臟腑組織起著溫煦、生化、濡潤、滋養的作用，使疾病祛除。

按摩魚際防治傷風感冒

中醫認為，本病多因體陰虛或勞傷過度，肺腎陰虧或外感風熱，耗傷陰血，致虛火上炎、蒸灼咽喉部所致。

穴位按摩療法，具有調和機體陰陽、疏通經脈、通關開竅、養陰清肺、清熱利咽之功效，故通過按摩後能消除上述臨床症狀，恢復病變部位組織的正常功能，從而達到較好效果。其具體操作方法如下：

（1）揉掐法：揉掐雙側風池（風府穴旁開1.5寸）、天柱（後髮際正中直上0.5寸，旁開1.3寸）三分鐘；

（2）揉按風府（後髮際正中直上1寸）、翳風（耳垂後，乳突與下頜骨之間凹處）、夾廉泉（把拇指指關節橫紋放在下頦骨中點，指尖指向喉結部，當拇指尖到達之處旁開1寸）一分鐘；

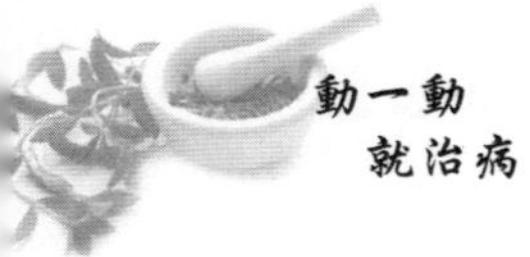

（3）揉拿法、彈撥法：在人迎（頸部動脈搏動之內側緣，平喉結處）、扶突（喉結旁開3寸）、天容（下頷角後，胸鎖乳突肌前緣）、天牖（乳突後下方，胸鎖乳突肌後緣的平下頷角處）四穴上操作，手法輕柔緩慢，以得氣為度，時間為二分鐘；

（4）按揉法：在合穀（手背，第一、二掌骨之間，約於第二掌骨中點處）、曲池（肘關節外側，肘橫紋頭即是）、足三里（屈膝，由外膝眼往下四橫指處）、魚際（手掌外側掌指關節後第一掌骨中間，赤白肉際處）四穴各操作一分鐘。

自我穴位按摩治療前列腺疾病

臨床驗證，自我穴位按摩可治療前列腺疾病，如老年性前列腺增生、前列腺炎等。

自我穴位按摩可站著做或躺著做（不宜坐著做），要求全身放鬆，用一隻手的食指、中指和無名指同時分別按壓關元（臍下3寸）、中極（臍上4寸）、曲骨（臍下5寸）3個穴位。即無名指按曲骨，中指按中極，食指按關元。按壓力度宜先輕後重，令局部有酸、脹和輕微疼的感覺為好。接著，做原位旋轉按壓。先向一個方向轉壓（順逆時針隨意），約一秒鐘轉壓一周。轉壓1~2分鐘（60~120周）後，再向另一個方向旋轉按壓1~2分鐘，周而復始，按壓10~15分鐘。最後，用手掌輕輕做旋轉按摩一分鐘，以自覺舒適為止。做自我按摩要隔著內褲做，手指不要直接接觸皮膚。在做按壓時，有些人會有針刺樣感覺放射至龜頭和腹部，少數人有陰莖勃起。大多數人在按摩後，一周內會有局部和小腹不同程度的脹痛感，這些都是正常現象，不要中斷按摩，否則會影響療效。按摩後一個月就會有明顯效果，堅持時間越長效果越好。

足部按摩治療老年白內障

老年性白內障，是眼部晶體老化過程中逐漸出現的變性渾濁，多發生在50歲以後。早期自覺眼前有固定不動的黑點，並出現單眼複視或多視現象。由於渾濁的部位不同，視力障礙出現的時間也不同。隨著渾濁的發展，視力障礙逐漸加重，最後僅有光感。

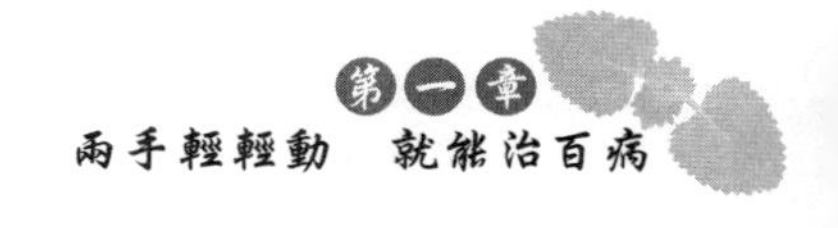

對於白內障的治療，多選擇適當的時候採取手術治療。而有的患者則不能手術治療，這就給患者帶來了巨大痛苦。筆者用足部按摩療法治療老年性白內障，取得了滿意效果，現將此法介紹如下：

（1）按摩足部反射區：

頭、腎上腺、腎、輸尿管、膀胱、肝、眼反射區

（2）注意事項：

在按摩的反射區均勻塗上按摩膏（凡士林亦可），隨後用拇指或橡皮條按摩反射區，每個反射區按摩二分鐘，先按摩左腳反射區，再按摩右腳反射區，按摩後飲用白開水250~500毫升，每日按摩一次。

（3）按摩要點：

①選準反射區。按摩每個反射區前，應測定一下反射區的敏感點。如有針扎樣痛感，即為敏感點，在該點加以按摩即可。

②按摩手法。輕——重——輕，如按摩三分鐘，開始一分鐘輕按，中間一分鐘加重，最後一分鐘再輕按。在按摩進程中力量加大時，患者的反射區會產生酸痛感，這時不必再加力。

③有恆心、耐心、信心，定有良效。大約按摩15次見效，三個月症狀就可緩解或消失。

按摩治療慢性肝炎

人患肝炎後，會產生一系列的臨床症狀。如全身乏力、不思飲食、腹脹、失眠、肌肉關節疼痛等，長久不能消除。用藥治療，又會增加肝臟負擔。肝炎病人由於缺少鍛鍊，又吃高糖、高蛋白食物，所以，很容易使脂肪堆積，體重增加，甚至可能發展成脂肪肝。這也將加重肝炎症狀的發展。怎樣才能既消除慢性肝炎病人的臨床症狀、提高藥物治療效果，又不增加肝臟負擔，不消耗病人體力呢？選用推拿按摩手法，不失為治療慢性肝炎的一條新途徑。

按摩可以使患者肌肉、皮膚毛細血管擴張，促進新陳代謝，提高肌肉耐力，促進消化道蠕動以增加食欲，提高免疫力。事實上，一次全身的按摩，等於為病人做了一次不消耗體力的被動運動。變靜為動，以動代靜，有利於

肝炎病人康復。

按摩方法：失眠患者選用太陽、頭維、上星、百會等穴位，施以點、按、揉等手法，按摩15~30分鐘；腹脹患者取膻中、中脘、天樞穴，按順時針方向，以中等程度的手法，按摩20分鐘，再取腎俞、大腸俞、足三里等穴位，用點、按、重揉手法，按摩10~15分鐘；肝區不適及疼痛者，取肝俞、膽俞、章門及中脘等穴位，用輕揉慢按手法按摩；全身症狀較多的患者，可用綜合手法進行40~60分鐘的全身推拿按摩。一般每日或隔日按摩一次。經過一個療程（15次）的治療，患者的症狀就會明顯改善；3~4個療程之後，症狀大多消失，肝功能可恢復或接近正常。

按摩緩解精神緊張

精神緊張是本世紀的一種十分流行的「文明病」，常會導致體內一些激素的分泌失衡、心跳加速、血壓升高、新陳代謝紊亂等，進而引發多種病症。為了消除精神緊張造成的諸多不良影響，近年來，中外保健專家探索了不少防治辦法。其中，自我按摩就是不可小視的妙方之一。

（1）坐在墊子上，先用大拇指在雙腳板上做圓周運動，按摩整個腳底板，然後輕輕拍打小腿和大腿肌肉。用不了10分鐘，你一定會重新變得精神十足。

（2）在浴缸中泡個澡，對放鬆神經非常有益。沒有浴缸，淋浴也可收到同樣效果，只是在淋浴時應輕輕按摩胸部和背部。

（3）對於那些每天在電腦前度過許多時間或長時間用眼的人，下面這個辦法十分靈驗：將兩個手掌做成勺狀，扣壓在睜開的雙眼上，每次5分鐘，通過半明半暗的光線環境和手掌溫度，能夠使眼球真正放鬆。

（4）按摩面部並用手指按壓眼角和太陽穴，每次堅持做3分鐘，可消除精神緊張性頭暈、頭痛、眼部酸困不適。

按摩防治高血壓

（1）乾洗頭：取坐式，雙手十指從前髮際推到後髮際，至少九遍。

（2）抹前額：取坐式，雙手中指從印堂穴兩眉之間抹到太陽穴，至少9遍。

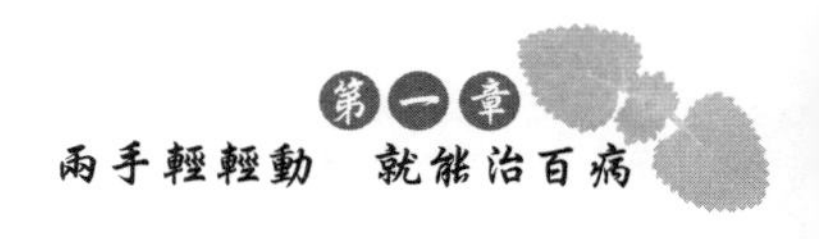

（3）按摩上肢：站或坐式均可，右手從左肩部按摩至左手背，做9遍。按摩右上肢方法類同。

（4）搓手心：坐或站均可，雙手掌心相貼，用力搓動，搓熱為度。

（5）順氣：雙手放在胸上，掌心緊貼胸部，用鼻深吸一口氣，接著用口呼氣。然的，雙手慢慢向下按摩到小腹部，反覆做三遍。

（6）按摩下肢：坐式，右手放在左大腿裏側根部，左手放在左臀部，雙手同時慢慢向下按摩至腳部，做九遍。按摩右下肢方法與之相反。

按摩治療美尼爾氏症

中老年人患美尼爾氏症，是很常見的。由於內耳神經失調導致眩暈、耳鳴、天旋地轉，嚴重時出現噁心嘔吐，常不能活動，閉目臥床，嚴重地影響了工作與生活。若堅持按摩療法，可獲良好效果。

常按摩穴位有：太陽（在雙側顳部）、眉腰（雙眉中部）、絲竹穴（雙外眼角下0.5寸）、攢竹（在雙眉外上角0.5寸凹陷處）、印堂穴（在雙眉相距中間）、百會（在頭頂中央處）等穴位。

按摩方法：患者在臥床時平躺，雙手食指直接點壓上述穴位，每個穴位必須選準後，以順時針按摩20~30次。一般按摩療效確切，當日有效，堅持用此法治療3~5日可治癒。如果再犯此病，再進行按摩。

自我按摩治療瘙癢

瘙癢症是常見病，病因較複雜，痛苦難忍。現在介紹一種按摩方法，讀者朋友不妨一試。

治療方法：

（1）兩手拇指同時按揉同側三陰交穴，順、逆時針方向各20次。

（2）兩拇指同時按揉同側足三里穴，順、逆時針方向各20次。

（3）兩拇指同時按揉對側血海穴，順、逆時針方向各20次。

（4）兩拇指按揉對側曲池穴，順、逆時針方向各20次。

（5）兩食指尖同時掐揉同側耳朵肺穴，順、逆時針方向各20次。每天晨起和睡前時各做一次。

按摩可治療飛蚊症

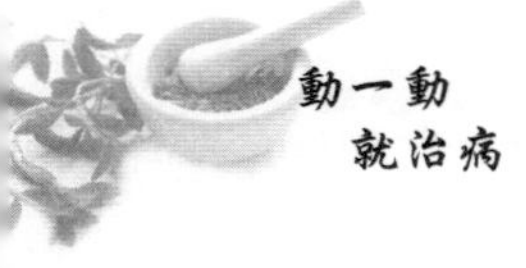

我年近七旬，1996年左眼患了飛蚊症。總覺得眼前有東西在晃動，像蚊子在眼前飛舞，而且隨著眼球轉動影響視力。今年5月份我試用按摩的辦法自我治療，歷經五個月的按摩，飛蚊症消失了。

我按摩的方法是：仰臥在床上，閉著雙眼用拇指、食指分別放在眼眶上下，向內外各旋轉50次；再換食指、中指呈剪刀狀按摩雙眼角，內外各旋轉50次；最後用食指、中指併攏閉著雙眼按摩眼球，內外旋轉各50次。按摩時輕重以能忍受為好。按摩完後稍停片刻，到寬敞處極目遠望數分鐘。每日堅持兩次，晚上用毛巾熱敷一次。上述辦法既不用藥又簡單易行。此外，在按摩治療期間，忌在強光下看東西，忌看字特別小的書籍和刊物，要盡量少看電視，最好不打麻將。

按摩可治療胃痛

我曾患有慢性胃竇炎，時常胃痛悶脹。後來我採用按摩法，堅持了三年多，胃疾大為好轉。具體按摩方法為：平躺於床上，腹部放鬆，手指稍彎並使指尖叩在同一平面，輕貼於腹部上下顫動如鳥啄之勢。頻率以每秒三至四次為宜，用力應均勻柔和，從上腹劍突下緩緩移至臍部來回往復移動，左右手可輪換交替進行。如此顫動十分鐘便可聽到腸鳴音，產生氣下行排出，即可達到增強血液淋巴循環、疏通氣血，促進胃腸蠕動，消除胃脹胃痛之良效。

揉腹可治療溏便

我患溏便已有七八年歷史，每天大便三五次。正當我十分苦惱，一籌莫展之時，得到了一個揉腹治腹部多種疾病的辦法。從此我便依此法揉腹，每天早晚兩次。經過三個月的努力，果然見效了。

具體方法是：

（1）手平展按在肚臍或小腹部，推動腹內大小腸運動，左轉100次，右轉100次，也可左右手交替用；

（2）手輕鬆握拳，將拳按在肚臍或小腹處，左右旋轉各100次，100次後交替輪換。每次按摩應持續20分鐘左右。（郭成）

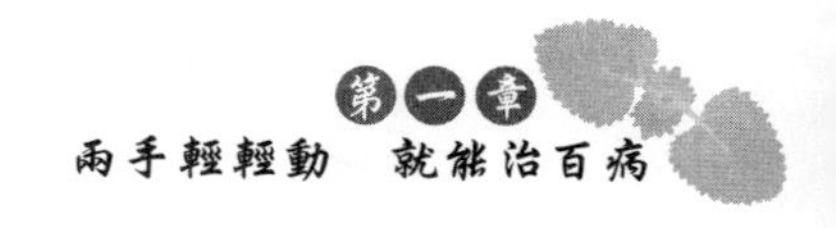

用毛刷祛病

在與疾病鬥爭的過程中，人類不斷地用自己的智慧創造出新的治療方法，毛刷療法就是這樣一種新興的自然療法。實踐證明，用毛刷摩擦、叩擊人體相關穴位，可以產生類似針灸的良好治療效果。

毛刷療法使用的器具很簡單，就是人們日常使用的毛刷或牙刷，以八九成新為宜。刷子不能太舊，否則會缺乏彈性而療效不顯著。對於較細嫩的皮膚，則可採用軟性的豬鬃毛刷或尼龍毛刷。用毛刷有針對性地刷相關部位，只要持之以恆，均能收到良好的療效。

治療胃病

胃病，是指近心窩處經常發生疼痛為主要症狀的消化道疾病。治療時，人取站位，背挺直，用無柄毛刷在以中脘穴為中心，直徑為十釐米範圍內作鋸齒形的刷動，以刺激胃部的各個穴位，此法見效甚快。

如果進餐後即有脹感，也可使用此法，會有助於消化。對於一些胃功能虛弱的人，可堅持一日三次，持之以恆，可使胃功能得以提高。

同樣，在前臂手腕處的內關穴、通里穴、列缺穴上施予一定的刺激，也甚有效。方法是：人取坐位，將左手臂伸直，手掌攤開，用毛刷橫刷穴位的所在部位，一秒鐘刷二次。

治療低血壓

低血壓病因複雜，病程緩慢，有些患低血壓症的病人，其收縮壓只有90~100毫米汞柱，動輒眩暈，危害身心健康。

治療的方法很簡單，每天清晨起床後，用有柄毛刷叩拍頭部的百會穴，叩拍時稍用力，以有痛感為限。叩拍1~2分鐘，收縮壓就會上升5~10毫米汞柱。

治療慢性腎臟病

對於慢性腎臟病患者，除臥床休息、注意飲食等方面外，使用毛刷療法進行輔助治療，也甚有效。具體方法是：取坐位，用有柄毛刷分別叩打左右足跟處的水泉穴，每日2~3次，左右腳各三分鐘。此外，足跟部的失眠穴也

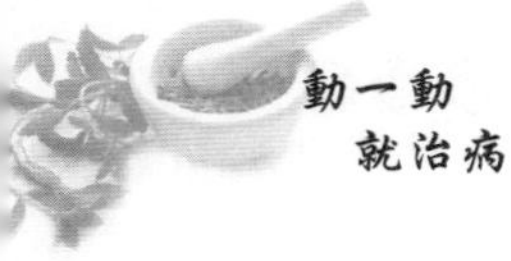

是一個輔助穴位，每天用力叩打2~3次，效果也很好。

治療慢性腰痛

慢性腰痛，用毛刷療法治療效果較好。具體方法是：以自由姿勢端坐椅子上，使腰部肌肉放鬆，用長柄毛刷刷之或叩打腰部，兩者交替進行，持續5分鐘。此外，還需堅持不斷地進行體育鍛鍊。

擦背防癌　健身益壽

日本東京大學水野教授發表了「擦背可以防癌」的研究結果。他認為，人體的皮膚下存在著一種組織細胞，平時處於休眠狀態，當用毛巾加一定力量揉擦之後，這種細胞受到刺激就活躍起來，進入血液循環系統，進一步發展成為能增強人體免疫能力的網狀細胞，使癌細胞一開始便不能繁殖和增生，從而達到防癌的效果。

同時，經常洗溫水澡擦背能去除污垢油脂，清潔皮膚，體表血管擴張，血液循環加快，消除疲勞，增加抗病能力。體質好的人，長期堅持冷水浴更有益於身心健康。

擦背，是一種比較適合於老年人的養生保健方法。中醫認為，人體背部有大椎、命門、脾俞、腎俞等重要穴位。擦背可以刺激這些穴位，起到疏通經絡、振奮陽氣、養心安神、調整臟腑器官的功能。從而使陰陽平衡，達到養生延壽的目的。

擦背，應以背後脊椎一線為重點區域。脊椎包括頸椎、胸椎、腰椎和骶椎。擦背部正中線既是督脈所循行的路線，又是中樞神經系統的通道；既能疏通經絡，又可調節神經功能。擦背的方法是：用溫熱濕毛巾（冷天時毛巾40℃為宜，熱天時以20℃為宜），自上而下，從風府穴沿頸椎、胸椎、腰椎、骶椎，揉擦至長強穴，反覆揉擦，以感覺舒適為度。每日1~2次，每次3~5分鐘。若以養生保健為目的者，宜輕揉擦，對於需要結合治病者，在有關區域可用力揉擦。

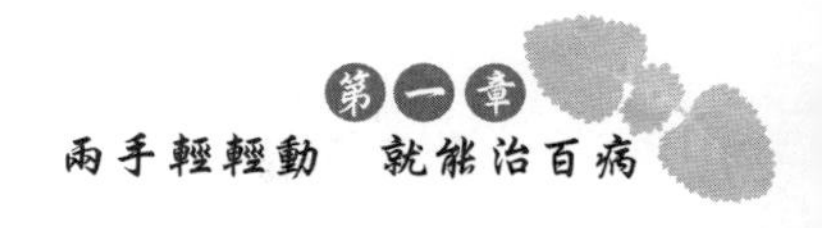

擦背不僅可以養生，而且對神經衰弱引起的失眠、胃腸功能紊亂引起的便秘以及高血壓、高脂血症、冠心病等慢性疾病，都有較好的輔助治療作用，尤其適用於體弱多病的老年人。此法若能日日堅持，必能獲得祛病健身、延年益壽的效果。

擦胸提高免疫力

現代醫學認為，處於胸骨後面、縱隔前方的胸腺，是一個主宰免疫系統的組織。這對顏色灰紅、質地柔軟的長梭狀腺體，能隨人的生長發育成倍增長，尤其在性成熟時達到頂峰，重量可達35克。這時，胸腺分泌的激素達到頂峰，並因此增強免疫功能，對人體抗感染、防癌及延緩衰老有重要作用。但是，胸腺在性成熟後不久便會停止發育，並逐漸萎縮——這種狀況會一直持續到老年——其重量會減少到比剛出生時還小。在這一生理變化過程中，人的免疫功能亦隨之下降，會經常感到疲勞，易患感染性疾病。同時，患癌症的機率也隨之增加。

研究表明，對胸部進行摩擦，可使局部經絡氣血藉助外力作用逐漸通暢，並通過經絡傳輸全身，這樣人就會疲勞漸消而輕鬆起來。經常摩擦胸部，通過外力對胸腺產生良性刺激，從而促進胸腺功能，提高人的免疫能力。

擦胸的方法是：先將雙手摩擦至發熱，用手掌從上到下，從左到右地對胸部劍突處至頸下區進行摩擦，至皮膚微紅，有輕微熱感為止。但須注意，用力要輕柔均勻，以防擦傷皮膚。如此早晚各一次，堅持進行，便會收到強身健體的效果。

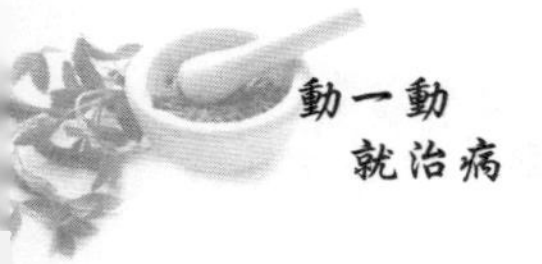

按壓至陽穴治療心絞痛

心絞痛,是心肌缺血引起的前胸或心前區壓榨性疼痛，可放射到背、肩和左上肢，是心肌梗塞的誘因之一。

按壓至陽穴，可以在30秒內解除心絞痛。一次可反覆按壓三分鐘。心肌缺血患者可每天定時按壓至陽穴，或於勞作前按壓，可減少發作次數或不發作。

至陽穴在第7、8胸椎棘突間，經屬督脈。此經乃人體諸陽脈之匯。按壓至陽穴可激發督脈經氣，使經絡通暢、陽氣煥發，心絞痛消失。此法簡便易行，療效奇特，容易掌握。家屬或常人學會備用，未雨綢繆，重在防範。一旦有人發病，可在無藥或藥物無效的情況下大顯身手。

自我推拿治療冠心病

冠心病的全稱是「冠狀動脈粥樣硬化性心臟病」，是由於血液黏稠阻塞血管通道所致。所以，治療冠心病除了按醫囑服用藥物治療外，輔以自我按摩療法，是非常有必要的。因為按摩能起到行氣活血的作用，促進血液循環。下面介紹的自我按摩方法，若能長期堅持鍛鍊，對冠心病的康復將大有裨益。

患者自我推拿時，應取端坐位，兩腳自然分開，具體操作步驟如下：

摩胸開鬱：將右手掌面貼於左胸前（心前區），做順時針方向揉動，連續三分鐘。操作時，右手的壓力要適中，頭端平，目平視，舌舐上顎，呼吸保持均勻。可起到寬胸理氣、解鬱除煩的作用。

按穴舒心：①將右手拇指的橈側端放在左側翳穴上（左側乳頭直上第二個肋間），做順時針方向揉動，共50次；②將右手中指指端或螺紋面按放在左輒筋穴上（左側乳頭向左旁開，在腋前線上），做順時針方向揉動，共50次；③將右手中指指端或螺紋面按在左淵穴上（左側乳頭向左旁開，在腋中

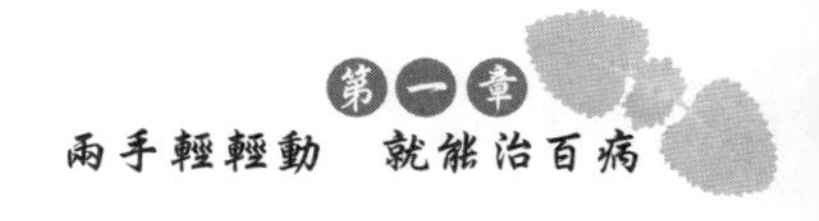

線上），做順時針方向揉動，共50次。有寧心除煩、鎮靜安神之功效。

揉關強心：兩肘微屈，雙前臂置於腹前，平臍。將右手拇指螺紋面按放在左側內關穴上（掌側面，腕橫紋向上三橫指的兩筋之間），做前後方向的按揉，共50次。左右手交換，繼續按揉右內關穴50次。操作時，需呼吸自然，頭端平，目平視，舌舐上顎。按穴時，要有輕微酸脹感。此法有強心寧神、寬胸利氣的作用。

擦腰壯體：雙手握拳，拳背緊貼在腰部脊柱兩側。以肘關節的屈伸動作，使拳背在腰部脊柱兩側上下移動。一上一下為一次，共50次。操作時，身體稍向前傾，目視二米處。此法有治表固本、健腎補體的作用。

揉丹運氣：將左手掌緊貼下腹部處，右手掌加壓在左手背上。隨著深呼吸，手掌在腹部上下移動，即吸氣時，手掌自下（恥骨聯合上）向上（臍部）緩慢移動。呼氣時，手掌自上（臍）向下（恥骨聯合）緩慢移動，上下為一次，共30次。此法能起到寬胸解鬱、培補元氣的作用。

動肩擴胸：①雙肩外展，肘、腕、手諸關節自然下垂，手背朝向前方。②雙肩關節同時做外展動作，使前臂自身體前方向上直至與耳相平。當手向上運動時，做吸氣運動。③雙肩關節同時做內旋動作，使上舉的兩手變為下垂勢，即恢復到第一步時的姿勢。動作過程中，同時進行呼氣運動。④雙肩展動，一上一下為一次，共30次。有擴胸除滿、改善呼吸的作用，對保護肩關節功能也極有益處。（會民）

簡便易行「摩」字養生法

「摩」，現代漢語詞典解釋為：摩擦，撫摸。豈不知，如果「摩」字用得好，還可以延年益壽呢。

摩耳養生法

中醫學認為：腎主藏精，開竅於耳，醫治腎臟疾病的穴位有很多在耳部。所以經常摩耳可起到健腎養生的作用。

摩耳的具體方法有以下幾種：

（1）用左手向上牽拉左側耳朵，右手向上牽拉右側耳朵，各10下，或雙手相交各牽拉對側耳朵，即能使耳朵氣血暢通。

（2）以兩手掌掩住雙耳，並用雙手食、中指叩擊枕部24下，以聽到耳內有隆隆之聲即可。此法又叫「鳴天鼓」。

（3）用雙手分別按、揉、摩兩耳廓，然後分別牽拉引動兩耳廓，直到耳廓微紅發熱為止。

摩鼻養生法

中國醫學認為，肺開竅於鼻。摩鼻可疏通經絡，增強局部氣血流通，大大加強鼻的耐寒能力，可有效預防感冒和鼻病，亦能治療傷風，鼻塞不通，且還有強身健體的作用。

其具體方法是：

（1）左手或右手的拇指與食指，夾住鼻根兩側並用力向下拉，由上至下連拉12次，可促進鼻黏膜的血液循環，有利於正常分泌鼻黏液；

（2）將拇指和食指分別伸入左右鼻腔內，夾住鼻中隔軟骨輕輕向下拉若干次。此法既可增加鼻黏膜的抗病能力，預防感冒和鼻炎，又能使鼻腔濕潤，保持黏膜正常；

（3）以左右手的中指或食指點按「迎香」穴15~20次（迎香穴在鼻翼外側緣旁0.5釐米）。按摩此穴既有助於改善局部血液循環，防治鼻病，還能防治面部神經麻痹症。

摩頸養生法

頸部是人體中的一個重要部位，人的生命中樞在此與脊髓連接，經常按摩頸部，能疏通經絡，促進頸部的血液循環，增強頸部肌肉的力量，避免頸椎生理弧度變形。可防治頸椎增生、頸肌勞損、韌帶損傷、神經損傷、高血壓等疾病。

其具體方法是：靜坐，輕閉口目，頭部稍向前傾，分三步進行操作。

（1）用右手掌五指合攏至後頸，大魚際緊貼大椎穴位置，用力順時針方向旋轉按摩25次，後換用左手逆時針方向按摩25次，交替按摩2~3遍；

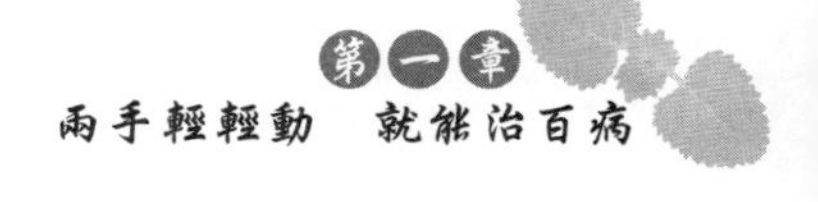

（2）用右手掌五指合攏，從頸後至左側頸部肌肉處按摩20~30次，然後換左手按摩右側頸肌20~30次；

（3）推揉頸肌，用雙手掌根至後頸同側頸肌位置，從頸椎處按摩至後腦的位置，用兩拇指和魚際著力，一上一下，反覆按摩30~50次。

摩腹養生法

摩腹養生，在中國已有數千年歷史。早在南北朝時期，就有摩腹養生法。摩腹對許多慢性病如肺心病、肺氣腫、高血壓、冠心病、糖尿病、腎炎、便秘等都有較好的輔助治療作用，而且還有消除脂肪、減肥健美的作用。

常用的摩腹方法是：先用右手大魚際部，在胃脘部做順時針方向揉摩約120次；向下移動至臍部，在臍部做順時針方向揉摩約120次；用右手全掌做順時針揉整個腹部120次，再做逆時針方向揉摩120次。

摩腹，是中老年人自我保健的好方法，但要注意不可在過飽或過饑時進行，且要排空小便。尤須注意的是，腹內有惡性腫瘤或其他急腹症者，絕對禁止摩腹。

摩腰養生法

中醫認為，腰為腎之府。按摩腰部能補腎益氣，強腰健骨，聰耳明目，不僅能治療泌尿生殖系統疾病，而且可以疏通氣血，預防腰痛，延年益壽。

其具體方法是：自然站立，全身放鬆，雙手半握拳或手指平伸均可。然後腰部自然而然地左右轉動，隨著轉腰動作，上肢也跟著甩動。當腰向右轉動時，帶動左上肢的手掌向右腹部拍打，同時右上肢及手背向左腰部拍打，如此反覆轉動，手掌或拳有意識地拍打腰部、腹部，每側拍打200次。

摩足養生法

《史記．張湯傳》中有這麼一句話：「湯自往視疾，為謁居（人名，姓魯）摩足。」意思是說魯謁居生病，張湯不但親自去探望，還替他按摩。可見，「摩足」在中國已流傳很久了。據現代醫學研究證明，摩足能滋陰降火，強腰健腎，益精填髓。而搓摩足心，可促進血液循環，刺激該處的神經末梢，促進尿酸排出，祛病延年。摩足還可治療失眠多夢、頭暈目眩、咽喉

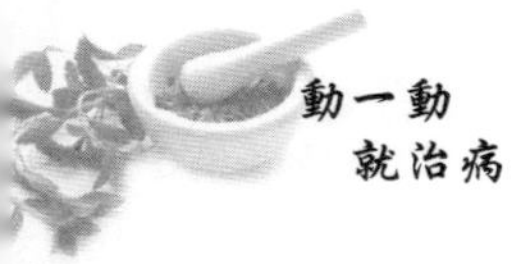

腫痛、高血壓、心悸等多種疾病。

其具體做法是：

（1）搓足心。可早晚兩次在床上進行，兩腳心相向，左手摩右腳心，右手摩左腳心，至腳心發熱為止。

（2）摩湧泉。此穴在腳底中心凹陷處，在足底前1／3與後2／3交界處，方法是中指或食指端自腳心向腳趾方向做按摩，每次按一兩百下，每隔幾天，加按10次，最後可加至500次，甚至千次，日久自然會起到補腎健腦、強身健步的作用。

八十身強健　只緣常按摩

我退休以來，為了不給社會和家庭增加負擔，一直很注重自己的身體保健。經常閱讀老年報刊上的保健知識，保持愉悅的心情，結合自身的狀況，進行適當的體育鍛鍊，如散步、打門球等。

更重要的是我還在每天起床前，堅持有針對性的對全身主要部位進行按摩，以活血通絡，祛病健身。主要方法是：

仰臥在床上，首先雙手搓熱，從兩眼、太陽穴、頭頂、後腦勺、外耳、內耳、後頸窩、人中等頭頸部位依次按摩。再由腹部、腰窩到胳膊、腿四肢部位，各按摩50下。

具體做法：

①雙手來回揉眼；

②兩手分開按太陽穴；

③雙手一前一後來回按頭頂；

④雙手一左一右來回按後腦勺；

⑤兩手掌分開按外耳；

⑥用兩手食指各按內耳。在按腦和耳的同時，右腳板壓住左腳背、左腳板壓住右腳背，依照按腦、耳的節奏，反覆交換邊按邊擦；

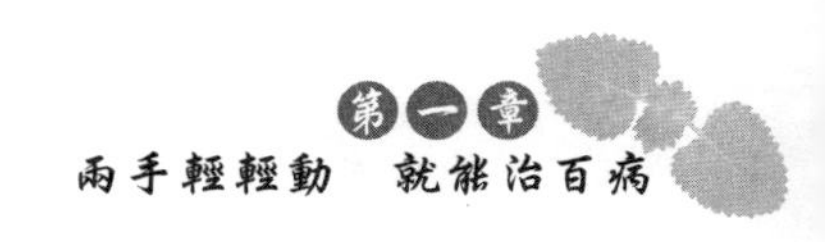

⑦先用右手按摩後頸窩25下，再用左手按25下；

⑧按同樣方法按摩人中；

⑨雙手交叉互按腋窩和腰窩各50下；

⑩在雙手交換互按兩胳膊的同時，雙腿向上來回蹬50下，主要是活動四肢。接著先左手後右手由上到下各揉腹30下，最後用雙手反覆推擦腹部30下。這樣，全身主要部位得到運動，促使周身血脈通暢。

數十年如一日堅持至今，原來的腦萎縮症得到較好的控制，胃炎和高脂血症也基本得到控制。

現在，我已是81歲的人了，生活能自理，起居也正常，每天上午讀書看報，下午打門球，早晚散散步，已形成規律，養成習慣。

一些人見了，都不相信我有這麼大的歲數。其實這正如一位名醫所講，「動可延年，樂則長壽」。

（雷大公）

全身經絡按摩法

經絡是經脈和絡脈的總稱，人體十二正經就是肺、心包、心、肝、脾、腎六臟和大腸、小腸、三焦、胃、膽、膀胱六腑，這十二個內臟所分出的12條經脈，均從體內臟腑發出走向體表，順沿四肢百骸，遍布周身上下，任督二脈作用於頭面和軀幹，合稱為十四正經。經脈是人體營、衛、氣、血運行的途徑。腧穴是經絡臟腑之氣轉輸和聚集所在，也就是針灸、按摩施術的特定部位，通過經絡和腧穴的作用，來調整人體氣血，以達到治癒疾病恢復健康的目的。現將「簡明全身經絡按摩法」按人體分頭面頸項部、胸膺脅腹部、肩背腰尻部、四肢部四個部分分述如下：

預備姿勢：晚睡前、早醒後，脫去外衣留內衣，仰臥床上（冬天睡被窩裏），全身放鬆，閉目入靜，舌舐上齶，自然呼吸，排除雜念，意念丹田，默數按摩數字。

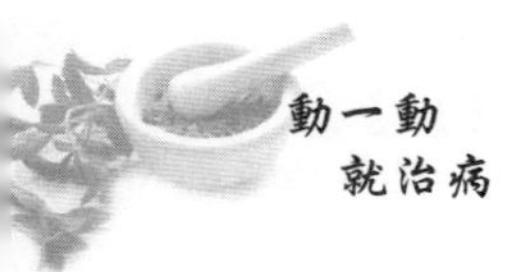

頭面、頸項部、按摩法

人體頭面頸項部穴位最多，共有76穴，佔全身361穴的1／5。頭蓋腦髓，髓為腎精所化，為腎所主。腦是神經系統中樞，是管理全身運動、感覺、語言和內臟活動的最高司令部。面部內應臟腑，為經脈之所會、氣化之所通。人體十四正經，有手三陽、足三陽經和任督二脈8條經脈循行於頭面，故中醫認為：「頭為諸陽之會，腦為精明之府，又為髓海之所在，凡五臟精華之血，六腑諸陽之氣，皆上注於頭。」耳有全身反應區，耳為。腎之竅，為十二經脈所灌注，內通於腦。刺激頭部能擴張腦血管，促進血液循環，保證頭部供血供氧，提高血流量，改善腦細胞的營養狀況。所以，按摩頭面頸項部好處多。其具體自我按摩方法介紹如下：

十指梳頭、掌心順摩耳、頸：十指環屈成耙狀倒耙，從前額髮際往後梳（神庭、百會等穴），經枕骨向下十指併攏摩擦按至頸椎，分手繞頸項兩側到前下巴喉結處（廉泉、人迎）收，掌心順摩耳、頸，25下。主要防治：頭痛、頭暈、感冒、失眠、神經衰弱、腦動脈硬化、腦血栓、高血壓、癡呆症、頸椎病、甲狀腺炎、耳鳴耳聾，調和五臟六腑氣血等，且能改善大腦微循環，使白髮變黑髮。

雙掌橫抹腦、掌心順摩耳、頸：「雙手豎捂面、十指併攏著力前額，掌根著力眼眶，兩手從兩眉中間（印堂）分手橫抹腦，再往頭兩側經後腦向下至頸椎，分手繞項兩側到下巴喉結收，掌心順摩耳頸25下。主要防治：目眩、目痛、目翳、白內障、青盲、視力衰退、各種眼疾、面神經麻痹、口眼歪斜、三叉神經痛、頸椎病、頭痛、頭暈、感冒、失眠、耳鳴、耳聾等，且能減少皺紋。

雙掌豎摩面：雙掌豎捂面，閉上眼睛，兩無名指挾沿鼻樑兩側淚水溝，兩掌心著力面兩旁，兩拇指沿兩耳腮，從前額髮際往下拉摩至下巴。手不離面返回上推（印堂）至髮際，來回摩擦為一下，25下。主要防治：鼻竇炎、鼻塞、鼻衄、頭痛、感冒、牙痛、迎風流淚、視力衰退、面神經麻痹、口眼歪斜、痄腮、三叉神經痛等，且能減少皺紋。

按揉「絲竹空」、「太陽穴」：用雙手食、中、無名三指併攏，兩食指

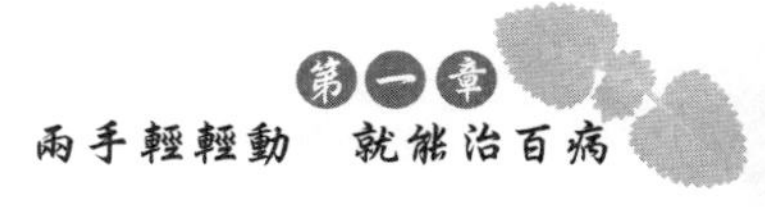

分按兩側太陽穴（在眉梢與眼梢中間向後約一寸凹陷中），兩中指分按兩側絲竹空（在眉後凹陷中），兩無名指分按兩側瞳子（在絲竹空直下），兩拇指分按兩耳垂後凹陷處，兩手各四指同時用力先向前揉轉25下，再向後揉轉25下。主要防治：偏頭痛、頭痛、目眩、目痛、目翳、眼瞼抽動、青盲、白內障、各種眼疾等。

按揉「翳風」、「聽宮」穴：用兩拇指分按兩耳翳風（在耳垂後凹陷中），兩食指分按兩耳聽宮（在耳屏前凹陷中），兩食指順按兩耳聽會（在聽宮直下），兩中指分按兩耳耳門（在聽宮上方凹陷中），兩無名指分按兩耳（在耳前鬢角下），兩手各四指同時用力先向前揉轉25下，再向後揉轉25下。主要防治：耳鳴、耳聾、耳閉氣、耳神經痛、牙痛等。

揉摩後腦：用雙手拇指指腹分別按壓枕骨下後腦處，兩手餘四指摟抱著頭兩側，隨拇指而動，兩手拇指同時用力先向外揉摩旋轉25下，再向內揉摩旋轉25下。主要防治：腦缺血、腦血栓、腦動脈硬化、頭痛、失眠、高血壓、發熱、頸項強直、頸椎痛等，且能預防中風，調和中樞神經、安神定志。

胸腹部按摩法

胸腹部按摩法能保持心臟血液循環、活血化瘀，胸腺分泌的激素可增強人的免疫力，改善心肌缺血狀態，幫助冠狀動脈逐漸增粗和擴張，消除瘀塞，促進血管新生，建立側支循環，預防血栓形成，對防治心臟病，防癌抗感染及延緩衰老有著重要作用。現將自我按摩方法介紹一下。

撫摩胸口：留內衣，仰臥床上，全身放鬆，兩手掌根分按兩乳房不動，兩手食四指併攏，用指頭撫摩胸口，同時右手向右旋轉50圈，左手向左旋轉50圈；再逆向旋轉各50圈。注意：本節對胸悶、心絞痛、哮喘、氣短等有緩解作用。但如不好轉，甚至持久性的胸骨後有壓榨性的劇痛，呼吸困難等胸部症狀，超過30分鐘，可能是急性心肌梗塞，需趕快去大醫院搶救。

雙掌重疊按摩胸腹：以兩乳之間（膻中）丹田為中心，雙掌重疊，先把右手放底下，順時針方向旋轉50圈，再換左手放底下，逆時針方向旋轉50

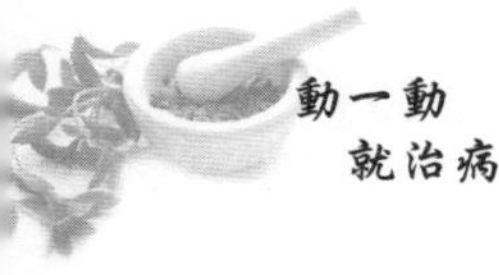

圈。反覆進行，推呼氣、拉吸氣，逐步擴大範圍，動作要緩慢有力。

深呼吸雙掌交錯按摩胸腹：用右手掌按壓在右脅肋上，左手掌按壓在左脅肋上，兩手同時用力往上提擦（大包、期門、天池、胸鄉、周榮等）至胸脯上（同時深吸氣），兩掌交錯對推，右手在上推摩（中府、雲門、俞府、璿璣等），左手在下推搓（膺窗、膻中、中庭等），各至對側腋窩，再往下抹擦脅肋（同時深呼氣），左手拉摩經肚臍，右手拉摩經上、中、下脘等各自回到原地脅肋。吸氣時讓胸廓盡量擴張慢慢鼓起來；呼氣時讓胸廓儘量縮小、腹肌收縮。（稍停屏氣）反覆鼻吸口呼一分鐘。吸進氧氣呼出二氧化碳，增強肺活量，改善心、肺功能。

兩手交替、拍胸捶背：坐或站，先用右手掌拍打左胸脯一下，同時用左手反臂反拳捶打後左背一下，兩手交替，前拍打胸脯，後捶打脊背（身柱、肺俞、心俞等）一分鐘。

雙掌交替按摩肚腹：留內衣，仰臥或坐床上，以肚臍及臍下丹田為中心，先用右手掌順時針方向劃圓環、推搓、摩擦一圈，再用左手掌逆時針方向劃圓環推拉摩擦一圈。兩手交替，反覆按摩一分鐘。肚腹按摩通過對神闕、氣海、關元、天樞、大橫等穴位的刺激，對內臟有很好的保健作用。

腹式呼吸雙掌操摩腰腹：裸體仰臥床上（冬天睡被窩裏），兩腿叉開，兩手掌分按兩側腰眼，同時用力往肚臍方向對操推搓，兩拇指著力臍下抹擦（氣海、關元、曲骨等），兩小指沿兩腹股溝往下抹擦，兩中指直達會陰穴（在肛門與陰囊之間），往下抹擦時呼氣，讓小腹肌慢慢收縮癟下去（稍停平氣），使全身放鬆，特別是二陰（生殖器與肛門）放鬆；兩手再返回撫摩同時提升二陰，（鼻吸氣）至兩側腰眼，讓小腹慢慢鼓起來。做到深、細、勻、長。如此腹式呼吸一分鐘。

按揉陰部：仰臥床上，兩腿叉開，先用右手掌豎捂陰部，掌心著力睾丸、生殖器，中指點按會陰穴，掌根、腕部著力臍下三至五寸（曲骨、中極等）順時針方向揉摩旋轉50下，換左手逆時針方向揉摩旋轉50下。

拍腹捶腰：坐或站，先用右手掌拍打肚腹一下，同時用左手握拳反臂反拳捶打腰椎和骶骨（命門、陰關、腎俞、志室等）一下，兩手交替，反覆拍腹捶腰一分鐘。

雙掌抹擦胸肚腹：坐或站，雙掌豎捂分按左右胸脯上，兩拇指著力胸肚腹中心線任脈往下抹擦五臟六腑經絡，同時呼氣（稍停平氣），再返回撫摩至胸脯上，同時吸氣提肛。一呼一吸，反覆進行一分鐘。

腰背部按摩法

兩手交替拍打脊背：穿單衣，坐、站、走均可。自我先用右手掌從右肩頸盡量往後甩拍打脊背一下，吸氣；再用左手掌從左肩頸往後甩拍打脊背一下，呼氣。兩手交替，右手掌拍打下邊（大杼、風門、肺俞、身柱等穴），左手掌拍打上邊（頸椎、大椎、陶道、百勞、喘息等穴），一次一下，一吸一呼，以一手計數，各25下。此法主要防治：頸椎病、頸項強直、頭痛、感冒、發熱、咳嗽、氣喘、哮喘、肺病、瘰症、呼吸困難、小兒驚風、角弓反張、肩胛酸痛、腰背痛、脊柱炎及骨質增生（骨刺）等疾病。

兩手交替拍打肩背：穿單衣，坐、站、走均可。自我先用右手掌拍打左肩背一下，同時用左手反臂反掌拍打右肩胛骨一下，吸氣；再用左手掌拍打右肩背一下，同時用左手反臂反掌拍打右肩胛骨一下，呼氣。兩手交替，一次一下拍打（肩井、肩中俞、肩外俞、秉風、曲垣等穴），各25下。此法主要防治：肩周炎、肩胛拘急、咳嗽、氣喘、高血壓、中風等。

兩手交替拍胸打背：穿單衣，坐、站、走均可。自我先用右手掌拍打左胸脯一下，同時用左手反臂反掌拍打胸椎和右背一下，吸氣；再用左手掌拍打右胸脯一下，同時用右手反臂反掌拍打胸椎和左背一下，呼氣。兩手交替，一次一下拍打胸椎及兩側（神道、至陽、中樞、心、肝、脾、胃俞、神堂等），各25下。此法主要防治：腰脊背痛、脊柱炎、胸椎骨質增生（骨刺）、肺病等。

反臂反拳捶打腰椎和骶骨：穿單衣，俯臥床上（或坐、或站或走），自我先用右手握拳捶打腰椎及兩側一下，吸氣；再用左手握拳反臂反拳捶打骶骨一下，呼氣。兩拳交替，從輕到重，一次一下，右拳在上捶打（命門、陽關、腎俞、志室、氣海俞、關元俞、大腸俞等穴），左拳在下捶打（八髎、

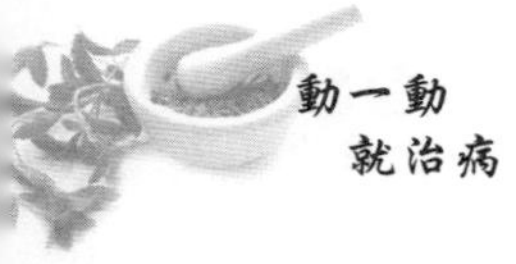

小腸俞、膀胱俞等穴），各25下，此法主要主防治：腰腿痛、腰間盤突出、腰肌勞損、腰椎骨質增生（骨刺）、腰脊強痛、坐骨神經痛、半身不遂、神經衰弱、四肢抽搐、結腸炎、直腸炎、慢性腸炎、腹脹、腹痛、腹瀉、便秘、遺精、陽痿、尿頻、尿痛、尿急、月經不調等。

深呼吸抹擦腰尻部：穿單衣，站、坐均可。頭要正，腰要直，兩手叉腰，兩拇指分按在腰前，四指併攏按壓在腰背後，兩手中指端對接於脊柱，掌肚緊貼腰眼盡量向上提擦到同側腰背脊處，兩手同時用力從上到下沿著脊柱、腰背兩側抹擦至尾骨，強力直達坐骨結節，呼氣；再返回向上用力提擦到脊背最高位置，吸氣。來回為一次，25下。此法主要防治：腰腿痛、腰肌勞損、脊柱炎、胸、腰椎骨質增生（骨刺）、神經衰弱、遺精、陽痿、遺尿、泌尿生殖系統疾病等。

轉腰：兩手叉腰，兩拇指按壓在命門、腎俞穴上，先順時針方向轉，帶動肚臍以下兩胯和兩膝做小幅度旋轉25圈，再逆時針方向旋轉25圈。轉向後時呼氣，轉向前時吸氣。此法主要防治：腰肌勞損、閃腰、腸黏連、便秘等。

四肢穴位按摩法

捏拿「合穀」、「勞宮」穴：先用右拇指端按壓左手合穀穴（在拇指歧骨間），右手食指按壓左手心勞宮穴（在手掌中央），右拇食兩指同時用手捏拿，一捏一鬆25下；再用左手拇食指捏拿右手合穀、勞宮穴25下。此法主要防治：頭痛、鼻塞、鼻炎、牙痛、咽喉腫痛、指攣、臂痛、牙關緊閉、四肢抽搐、口眼歪斜、熱病汗不出、多汗、心痛、嘔吐、癲狂等頭面一切病症。

按捏「內關」、「外關」穴：先用右手拇指按壓左手內關穴（在腕橫紋正中上二寸兩筋之間），右食指按壓左手外關穴（在腕外側，與內關相對），右手拇食指同時用力按捏，一捏一鬆25下；再用左手拇食指按壓右手內關、外關穴。此法主要防治：心痛、心煩、心悸、心胸各種疾患，胃痛、反胃、嘔吐、頭痛、失眠、發熱、耳鳴、耳聾、手臂攣急、手指麻木、手顫等，且能直接影響心臟血液供應。

捏拿「曲池」、「少海」穴：先用左手食指按壓左肘曲池穴（屈肘成直角，在肘窩橫紋頭外側陷中），右拇指托按左肘少海穴（在肘窩內側橫紋頭陷中，與曲池斜相對），右手食拇指同時用力捏拿25下；再用左手拇食指捏拿右肘曲池、少海穴25下。此法主要防治：半身不遂、發熱、高血壓、上肢活動不利、抽搐、關節炎、咽喉腫痛、月經不調、手肘臂痛、心痛、嘔吐、頭痛、失眠、臂麻、手顫、肘攣、發狂等。

按揉「足三里」穴（在外膝下三寸，脛骨外一橫指處）：坐在床上或椅子上屈膝垂足，用兩手拇指，分按兩腿足三里上，餘四指托住小腿肚，兩拇指同時用力，使勁上下揉50下。此法主要防治：胃脘痛、嘔吐、腹痛、腹脹、水腫、消化不良、便秘、癱瘓、口歪、乳痛、咽喉腫痛、發熱、失眠、高血壓、遺精、陽痿、早洩等，且能降虛火、安神定志、健脾和胃，起到調補氣血的作用。

按揉「三陰交」、「懸鐘」穴：端坐床上或椅子上，兩腿屈膝，用兩手拇指分按兩腿三陰交（在足內踝正中上三寸），兩掌肚抓貼小腿，兩食指分按兩懸鐘穴（在足踝上三寸，與三陰交相對），兩手拇食指同時用力按，使勁上下揉50下。此法主要防治：腹痛、腹脹、腸鳴、泄瀉、脾胃虛弱、食欲不振、月經不調、崩漏帶下、經閉、遺尿、小便不利、疝氣、半身不遂、頸項強痛、胸腹脹滿、腰腿痿痹、失眠等，且有健脾補肝、益腎之功效。

扣揉雙膝眼：用雙手掌心分捂兩膝蓋骨，兩手食中指分按兩腿內外雙膝眼（在膝蓋骨兩旁陷中），兩無名指分按壓兩腿外側陽陵泉穴（在膝下腓骨小頭前下方凹陷中）兩掌根著力兩鶴頂穴（在膝蓋骨上緣中央），兩手掌心、掌根、指端、同時齊用力，使勁上下揉50下。此法主要防治：膝關節炎、膝冷痛、鶴膝風、老寒腿、下肢不遂、癱瘓等。

連片連線按摩：雙手抹擦大小腿和足，留內衣，坐在床上或凳椅子上，先環右腿屈膝，足跟著床或地，足趾蹺起，兩手拇食岔開，右手按在右大腿外側，從臀部（環跳）往下抹擦足三陽經，左手掌按在右大腿內側足三陰經，兩手摟抱大腿，兩拇指腹著力大小腿面，兩手四指併攏著力大小腿肚，同時用力平行往下抹擦經膕窩（委中）至足後跟（崑崙、照海）再向前，兩拇指沿足背，餘四指沿足底（湧泉），兩掌肚著力足背兩側直達足趾端（足有全身反射區）呼氣；補瀉相兼，再返回撫摩至大腿根為一下，吸氣，25下。再換左腿抹擦撫摩25下。此法主要防治：下肢關節炎、筋骨痛、半身不遂、四肢抽搐、麻木、頭痛、失眠、便秘、癱瘓等。

四肢交替按摩：留內衣，仰臥床上（冬天側臥在被窩裏），先環右腿用右腳心（湧泉），從左膝蓋骨上（鶴頂、血海）往下抹擦（陰陵泉、足三里、豐隆、三陰交、太溪、太沖、行間等）至足趾端；同時用右手心（勞宮）從左肩周往下抹擦，四指著力手臂外側手三陽經，拇指著力手臂內側手三陰經至手指端。右手右腳上下動作要協調一致，同時往下抹擦一下後，再交換左手左腳抹擦右膀右腿一下，四肢交替，各25下。此法主要防治：四肢關節炎、筋骨痛、半身不遂、腰腿痛、高血壓、肥胖症、頭痛、失眠等，且能促進周身血液循環，強健全身。

全身抖動：全身按摩後，下床站地，全身放鬆抖動一分鐘，活動全身經絡，調和氣血，平衡陰陽。

注意事項：

①此法宜在床上活動，每天晚睡前、早醒後邊看聽電視邊按摩一遍。

②全套共30節，每節約一分鐘，共半小時，全身361穴，有95％以上受到按摩一遍。如專治某病除全身按摩外，有關穴位和部位要重點按摩，每節需要3~5分鐘。

③括弧裏的穴位名稱，無須一一詳記。

④疑難雜症慢性病，必須經醫生檢查確診後進行，只要持之以恆，定能見效，且能逐步痊癒。

⑤按摩力度要適當、均勻、中等，切勿過急過猛。

⑥禁忌按摩破傷和癌瘤及傳染病。

十要穴按摩法

「足三里」穴（在外膝眼下三寸，脛骨外一橫指處，正坐屈膝垂足取

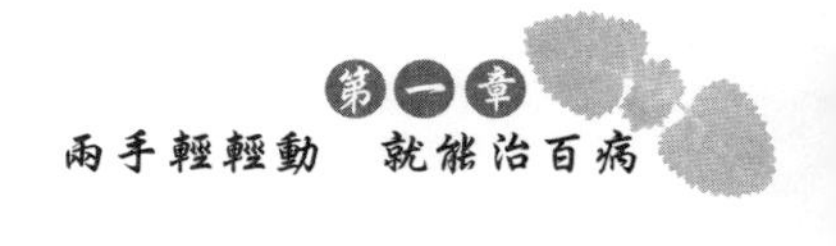

穴），是足陽明胃經上一個重要穴位。針灸5分~2寸。

按摩方法：①脫去外衣留內衣，正坐床上或椅子上，兩腿屈膝，用兩手拇指分別按壓在兩腿足三里上，餘四指併攏托住小腿肚，兩拇指同時用力按揉50下；②雙手掌同時拍打兩腿足三里各50下。

此法主要治療：胃脘痛、嘔吐、腹痛、腹瀉、腹脹、水腫、消化不良、便秘、偏癱、下肢痛、口歪、乳痛、咽喉腫痛、發熱、感冒、失眠、高血壓、遺精、早洩、陽痿等，且能降虛火、安神定志，為強壯保健要穴之一。

「內關」穴：（在腕橫紋正中上二寸，兩筋之間），是手少陰心包經上一個重要穴位。針5分。

按摩方法：①用右手拇指按壓左手內關，食指托住外關穴（在腕關節背側，內關相對），兩指同時按壓，一捏一鬆50下，換左手捏拿右手內關50下。②用右拇指按壓撚揉左手內關50下，換左手拇指撚揉右手內關50下。

此法主要防治胃脘痛、嘔吐、心痛、心煩、心慌、心悸、心律不齊、心胸部各種疾患、失眠、癲癇、癔病等，且能直接影響心臟的血液供應。

「曲池」穴：（屈肘成直角在肘紋外端，凹陷中，掌心向內取穴），是手陽明大腸經上一個重要穴位。針5~7分。

按摩方法：①用右手食指按壓在左手曲池上，拇指托住少海穴（在肘窩底、曲池穴相對），拇食兩指同時用力捏捻50下，換左手捏拿右肘曲池50下。②用右手拇指按壓撚揉左肘曲池50下，換左手拇食指捏拿揉撚右肘曲池50下。

此法主要防治：發熱、高血壓、肩肘臂痛、咽喉腫痛、上肢不遂或抽搐、扁桃腺炎、關節炎、月經不調等。

「合穀」穴（拇、食指掌骨之間），也是手陽明大腸的一個主要穴位。針3~7分，孕婦忌針灸。

按摩方法：用右手拇食指岔開，捏拿左手合穀50下，換左手捏拿右手合穀50下。

此法主要防治：頭痛、感冒、目赤痛、鼻炎、鼻衄、齒痛、臂痛、咽喉腫痛、中風、口眼歪斜、無汗、多汗、便秘、經閉等。

「殷門」穴（在大腿後側、臀橫紋至膕橫紋正中央聯線中點），是足太陽膀胱經上一個重要穴位。針8分~1寸。

按摩方法：①脫去外衣留內衣，正坐床上或椅子上，用兩手拇食指岔開，同時捏拿兩殷門各50下。②兩手掌分按兩腿殷門，同時上下摩擦50下。

此法主要防治：腿痛、腰背臂痛、坐骨神經痛、下肢麻木疼痛、腰間盤突出等。

「崑崙」穴（在外踝後5分與跟腱之間凹陷中），也是足太陽膀胱經上一個主要穴位。針5分，針刺角度向內踝前緣，孕婦忌針。

按摩方法：①用右手拇食指岔開，食指按在右足崑崙穴，拇指按在右足內踝下照海穴上，拇食指同時用力捏拿50下，換左手捏拿左足崑崙穴50下。②兩拇指分按兩足崑崙穴同時揉捻50下。

此法主要防治：頭痛、目眩、目痛、鼻衄、腰背痛、足跟痛、背拘急、坐骨神經痛、小兒驚風、腓腸肌痙攣等。

「後溪」穴（在第五掌骨小頭後方凹陷中），是手太陽小腸經上的一主要穴位。針5~8分。

按摩方法：①用右手拇食指岔開，拇指在左手掌上，食指在左手背，兩指同時用力掐捏揉左手後溪50下，換左手掐捏撚揉右手後溪50下。②兩手握拳，拳心朝上，兩後溪對敲50下。

此法主要防治：頭項強痛、鼻衄、耳聾、上肢抽搐、肘臂疼痛、咽喉腫痛、手指攣急等。

「風池」穴（在項後枕骨下，與乳突後凹陷處），是足少陽膽經上的一個重要穴位。針5~8分，針刺角度向對側眼窩方向刺進。

按摩方法：①先用右手拇食指岔開，分按兩側風池，兩指同時用力一捏一鬆25下，換左手捏拿風池25下。②用兩拇指分按兩風池，餘四指抱頭，兩拇指同時用力揉撚旋轉各50下。

此法主要防治：頭痛、頭暈、失眠、感冒、高血壓、發熱、頸項強直、目赤痛、目眩、流淚、青光眼、視神經萎縮、鼻衄、耳鳴、腰背酸痛、中風等。

「環跳」穴（在臀部、大腿外側、大轉子後凹陷中），是足少陽膽經上一個重要穴位。針5~8分。

按摩方法：①脫去外衣留內衣，兩手握拳，手心向內，兩拳同時捶打兩側環跳各50下。②兩手抱兩膝摟懷後再伸直。以此反復，一伸一屈共做50下。

此法主要防治：腰胯腿痛、半身不遂、下肢疼痛、坐骨神經痛、小兒麻痺症等。

「陽陵泉」穴（在小腿外側，膝下腓骨小頭前下方凹陷中），也是足少陽膽經上一個重要穴位。針8分~1寸。

按摩方法：①用兩手拇指按壓在兩腿陽陵泉上，其餘四指併攏托住小腿肚，同時用力揉撚50下。②兩手掌分按兩膝外側，同時用力拍打各50下。

此法主要防治：腰腿痛、老寒腿、鶴膝風、高血壓、半身不遂、坐骨神經痛等。

上述保健部位和穴位的方法，是前輩醫家幾千年醫療實踐積累的經驗，是自我保健的有效措施。可根據自身病情，自行配方，自我按摩。但要辨證施治，隨症加減。當您取得治療效果之時，就是您按摩入門之際。不花一分錢，不妨試試看。

（孫鴻賓）

抓手運動治療心臟病

抓手運動簡單易學，每天在早上吃飯前做一次，晚上睡覺前做一次即可。做抓手運動之前，先進行一次深呼吸，然後兩腳分開站立與肩同寬，腳跟提起，腳板與地面成40°角，一手向前伸直，手心向上，手指併攏，另一手往手心用力慢抓100~150下即可。做這個運動，要持之以恆，才能收效顯著。這是本人治好心臟病的鍛鍊方法，特向老年朋友推薦。

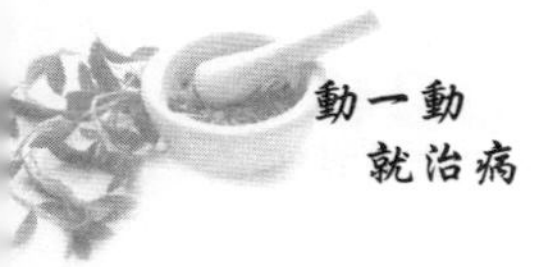

手指拍湧泉　治癒冠心病

我今年96歲，在年近九旬時，曾患痔瘡、白內障、前列腺肥大，到醫院檢查，醫生說這三種疾病都需要手術開刀治療。因我害怕開刀，就查閱大量醫療保健書刊，自我調理。結果是不開刀，不服藥，只用按摩拍打治癒三種疾病。以上三種病經治癒後沒有復發。但在2004年突然感到胸悶不適，睡眠不佳，食欲不振，經住院檢查診斷為：冠心病，心律失常。住院治療症狀有所改善，醫生說除藥物外需要自己調養才能治癒。因而想起曾患三種病需要開刀的，後經按摩拍打得到治癒。我認為冠心病經過按摩拍打必定也能夠治癒。

我又開始研究、探索和實踐，終於總結出「勞宮拍湧泉治癒冠心病」的好方法。具體方法是：①鬆靜自然安坐，排除雜念；②將左腳置於右膝上部，左手輕捂住左腳內踝骨上部，用右手掌心（勞宮穴）拍打左腳心（湧泉穴）；③拍打時要加「狠狠打」的意念，拍出響聲，用力均勻，輕重適中；④每次100拍，以後漸加到200拍~300拍；⑤先拍左腳，後拍右腳；⑥早晚各拍一次。

中醫認為，勞宮拍湧泉能促使心肌耗氧量下降，冠狀動脈擴張，心血流量增加，氣血暢通。經過一段時間的拍打後，胸悶改善，經複查心電圖正常，且身體健壯，一切良好。正是：「勞宮拍打功效宏，治癒心病樂其中。年近期頤身猶健，滿頭銀髮未龍鍾。」

手指捏腳治療

支撐你體重的腳，每天承受超過你體重的力量。但是，腳非常強韌，一點點的打擊不會使它受傷。畢竟人類是靠兩隻腳走路的，因此，腳非常堅強。但在現代社會中，堅強的腳卻不斷受到威脅。

其中包括交通工具的發達。現代人，不可能不利用任何交通工具。不論

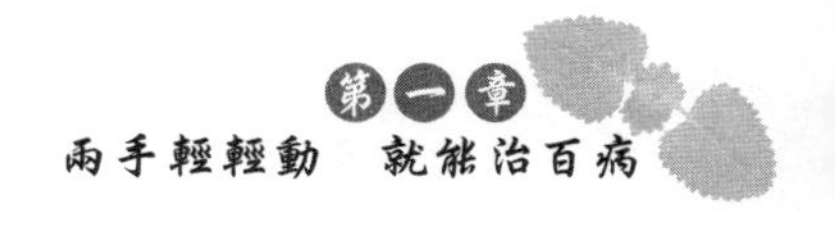

到哪裏，都可能會坐公車、計程車、捷運。走路的距離與十年前相比，已經減少了很多。

如此一來，人類腳的力量就會減弱，稍微走路就會出現疼痛、疲勞、浮腫等現象。

放任不管，則不只是腳，連身體都會出問題。疲憊的腳，必須立刻使其復原才行。去除腳的疲勞，才是保持強壯的腳和健康身體的秘訣。

現在立刻捏腳，讓浮腫、疼痛及緊繃、倦怠的感覺煙消雲散吧！這樣，腳和身體便都不會有問題了。

經常站著，腳會浮腫——刺激淋巴腺區，進行水分代謝

長時間持續站立的工作，或一整天坐辦公室，到了傍晚時，腳就會浮腫，穿鞋時會覺得鞋子很緊，真的很困擾。

浮腫是因為水分代謝不順暢，積存在皮下組織的多餘水分所造成的。健康的人也可能會發生。如果身體沒有問題，便不用擔心腳的浮腫。捏腳，可以促進水分的代謝，使腳部感到舒適。

首先，從腳踝到膝之間，由下往上，朝著心臟的方向，用雙手以摩擦的方式按摩，接著用指腹按壓兩腳腳趾的淋巴腺區，進行按摩。

經常走路，腳會疲勞——按摩小腿肚，祛除疲勞

好久不打羽毛球了；很久不到戶外運動了；很久沒逛百貨商場了……平常沒有走路，突然走很多路，腳發脹了——肌肉有疲勞物質積存、血液循環不良。此時，若放任不管，就會造成肌肉痛或損傷肌肉。所以，要應用捏腳的方法來促進血液循環，祛除腳的疲勞。

首先，用雙手充分按摩小腿肚；其次，腳底朝上，反覆翹腳趾；其三，用手的拇指指腹按壓整個腳底。

在寒冷的地方，腳會發冷——使腳的血液循環不停滯的秘訣

寒冷的日子裏，回家時覺得腳趾發冷。即使在家中睡覺，腳也會發冷而不易熟睡，尤其在冬天寒冷的夜晚，這種情形更是經常發生。一般而言，發冷是自律神經紊亂而引起的。一旦自律神經紊亂，血液循環調整不順暢，就會阻礙腳趾、手指的血液循環，從而感覺發冷。

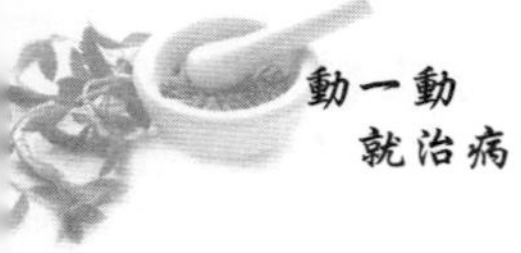

此時，要進行足浴：水盆中放入溫水（37~39℃），雙腳放入其中浸泡，時間為15~20分鐘；其次，用拇指指腹或圓頭棒，充分按摩腳底的各個區域。

持續同樣姿勢而腳發麻——促進血液循環的秘訣

長時間正坐或以不良的姿勢坐久，腳會發麻。腳發麻，是血液循環不良而引起的症狀。過一會兒就會好了，但是，血液循環恢復正常時的疼痛則非常的痛苦。

一旦發麻時，要減輕疼痛，首先用雙手充分按摩小腿肚，再按壓發麻的部分與未發麻部分的交界處，加以刺激。同時，用拇指指腹按壓整個腳底，然後走走路，這樣就能促進血液循環，比起一直坐在那兒不動，便能減輕疼痛。

別具特色的手心療法

天下的各種療法中，不外乎內服和外敷兩種。但是，手心療法卻試圖把內服的效應通過外敷的作用展現出來，從而進一步的強化藥力。手心療法，是指將藥物製成適當的劑型，如丸、散、膏、糊等，將之貼於手心，或握於手掌，或敷於手心，或將藥物煎湯熏洗手。同時採用推拿、點穴等手法來刺激手心局部，達到通經活絡、運行氣血、協調陰陽，防治疾病的一種特殊治療方法。臨床實踐證明，手心療法不僅可以治療手部疾患，而且還可以治療全身百餘種病症，並具有較好的療效。人們稱其是一種古老而新穎、安全而有效、便捷而理想的給藥途徑。手心療法，具有中醫特色的外治療法之一。下面介紹一些常見內科疾病的手心外用藥方，供大家作為輔助治療的參考。

小兒腹瀉

藥方：白胡椒7粒，桃仁7粒，生梔子7粒，糯米7粒。

用法：麵粉一茶杯，共研細末和勻，用雞蛋清調，敷手心、足心，每日

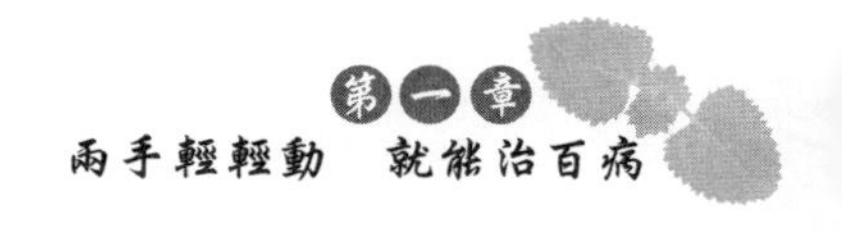

一次。

嘔吐

藥方：吳茱萸15~30克，生薑汁15~30克。

用法：將吳茱萸研為細末備用，使用時取藥末3克，加薑汁調如稠糊，以藥糊如蠶豆大小貼敷手心、肚臍。局部出現小泡不妨礙治療。用於神經性嘔吐，進食時自覺食道不舒，食後即吐，或食後1~2小時發生嘔吐，飲食減少，厭食。

消化不良

藥方：蘿蔔子90克，生薑15克，香附9克。

用法：上藥共搗爛成泥，分握於雙手心20分鐘。

支氣管炎

藥方：胡椒15克，丁香9克，蔥白適量。

用法：先將前兩味藥粉碎過篩，加入蔥白混合搗勻如膏狀。取藥適量先貼於大椎穴，膠布固定。再取藥膏塗於兩手心，合掌放於兩大腿內側，夾緊蓋被側臥，汗出即可。

支氣管哮喘

藥方：桃仁6克，杏仁6克，生糯米6克，白胡椒6粒。

用法：上藥共研細末，用雞蛋清調勻，外敷雙手心及雙腳心。

胸悶

藥方：大蒜30克，蔥白30克，冰片10克（如以麝香1克代替更好）。

用法：取上藥四劑搗爛，裝入四只油紗布袋內。取兩袋，火上烘熱，敷於雙手心，外戴手套，約五分鐘。剩下兩袋，密封貯存，準備第二天再用。

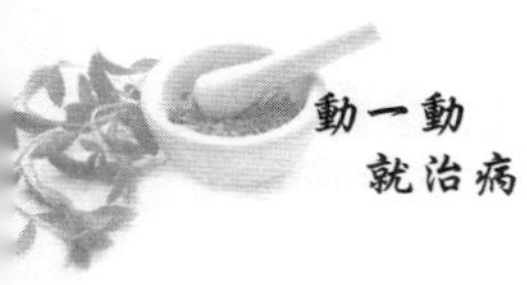

神經性頭痛

藥方：白芷6克，桂枝6克，防風10克，防已10克，川芎15克，生薑3克。

用法：上藥共研成末，加蔥白適量，搗泥調和。握於雙手心，令微汗，每日二次。

心悸

藥方：南星、川烏等份。

用法：上藥共為細末，黃蠟融化。攤於手心、足心，每日一次。晚敷晨取，10次為一療程。治療心悸怔忡，夜寐不安。

便秘

藥方：肉蓯蓉15克，硫磺6克（可加火麻仁30克）。

用法：上藥共搗如泥狀，一半握手心，一半敷臍。

便血

藥方：土荊芥50克，食鹽適量。

用法：上藥混合搗爛，敷在手掌處，男左女右，待皮膚局部起泡發熱，即把藥去掉。但不要弄破水泡，使其中液體慢慢吸收。

小便不通

藥方：水仙頭1個，蓖麻子仁30粒。

用法：二藥共搗爛，貼手心、足心，一夜換兩三次。

指端麻木

藥方：川烏10克，草烏10克，生薑15克，皂刺10克，靈仙10克，紅花10克。

用法：上藥共研細末，水調成膏，紗布包。手心握之，每日二次，每次一小時左右。

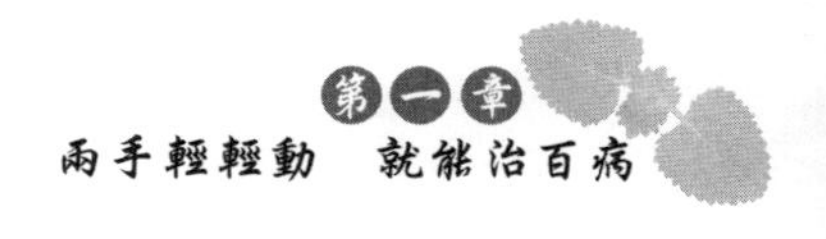

口眼歪斜

藥方：巴豆9克，白酒適量。

用法：將巴豆去皮，焙黃去油放在手心，左斜放右，右斜放左，再將白酒灌人壺內燉沸後，趁酒壺熱力，把壺底放在手心的巴豆上面，見頭面有汗，用手揉兩腮，推面唇，推正為止，或微推過一點即能痊癒。避風1~3天。如用此方無汗，可再用溫酒薰蒸一次，以發汗為度。請注意：巴豆為劇瀉藥，切勿沾口。

中風後遺症

藥方：蜈蚣20條，生附子10克，乳香、沒藥各30克，羌活、獨活、秦艽、川椒各40克，丹參、雞血藤各30克，伸筋草、紅花、桃仁、茵陳各10克，遠志6克，生薑3片，花椒10克，細辛3克。

用法：上藥研成細末，用山西老陳醋調為糊狀，蒸煮之後涼至適宜溫度，塗於手心、足心，以麝香虎骨膏（或傷濕止痛膏）固定，每次6~10小時。每處用藥末4克，一次可敷貼2~4處，可交叉應用，但每次必敷一手心。煎煮以後，藥液藥渣一併倒入盆中，加適量涼水，等溫度適宜時，雙側手足一併燙洗。冬季應邊燙邊加熱水，以保持適宜溫度。燙洗之後，再敷貼藥糊。

手心療法是很好的輔助治療，但請不要單純依賴此術，而排除到醫院就醫。

中年動手指　老年不癡呆

老年癡呆症的病因較為複雜，有研究顯示，腦部血流障礙與老年性癡呆發生有較密切的關係。日本保健專家認為，中年人經常活動或多刺激手指，可以提高血管彈性及促進腦部血流循環，從而有助預防癡呆發生。

原因，是手和大腦在神經生理上有密切聯繫。比如當閉起雙眼，觸摸一

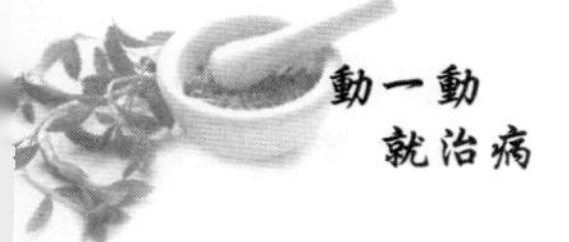

下某東西，人們大致都可以判斷它是什麼，這是因為手指的觸覺神經和大腦直接聯繫，用手摸到的東西形象就會原封不動地傳到大腦。同時，大腦的血流還有這樣一種傾向，當人的手或腳等身體末梢部分的血行不好，大腦的血流也會受影響。因為末梢部分的血行一旦出現障礙，心臟送出的血液由於不能順利回流，包括大腦在內的全身血液循環都會受到影響。

中年人應當如何活動手指呢？其做法可以是：

（1）每天早上將小指向內折彎，再向後拔，反覆做屈伸運動10回；

（2）用拇指及食指抓住小指基部正中，早晚揉捏刺激這個穴位10次；

（3）將小指按壓在桌面上，反覆用手或其他物刺激之；

（4）兩手十指交叉，用力相握，然後突然猛力拉開，給予肌肉必要的刺激；

（5）刺激手掌中央（手心），即從中指根至手腕的橫紋正中引上條線，刺激其正中點，每次捏掐20次。既有助於血液循環，又對安定自律神經有效；

（6）經常揉擦中指尖端，每次三分鐘，這對大腦的血行很有好處。

上述方法可以交替使用，每天選用2~3種。除此之外，還要盡量利用各種機會活動手指。比如：當乘車緊握欄杆或用手緊緊抓住吊環時，利用車子的振動一緊一鬆來刺激手掌；在閒坐時用手指不停拍擊椅子把手；看電視時左右手交換握手，或雙手把玩健身球等等。只要能活動手指或刺激手掌的方式不妨都好好利用一下。

健康在你手指上——甲根穴保健

經絡貫通人體上下，連接內外表裏。手足十二經脈起止的部位，是經氣始發的部位，刺激甲根穴能起到調整經氣、治療十二經疼痛的作用，是防治疾病的良招。

甲根穴位於手指背側，其部位在甲根基部，用指甲切壓時感覺敏感。每

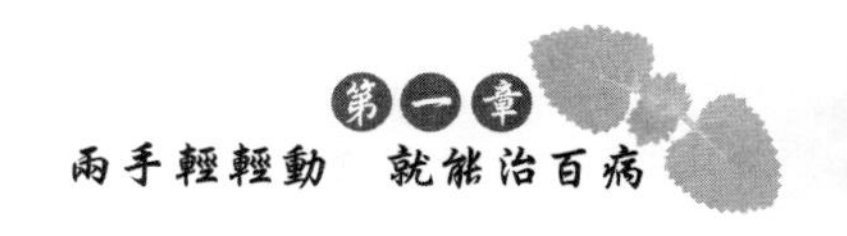

指一穴，共10穴，分別命名為拇根穴、食根穴、中根穴、環根穴、小根穴。

甲根穴的保健法是：

用拇指指端按壓在對側甲根穴上，用食指橈側面托住指端腹側，用拇指用力按壓，十個指頭分別按壓共15分鐘。按壓甲根穴能暢通經絡，運行氣血，調整各臟腑生理功能，有效地預防頭暈、頭痛、失眠、心悸、手足麻木及感冒。

甲根穴的治療手法是：

用拇指的指甲切壓對側的甲根穴，切壓時自己要有明顯的痛感，其強度以自己能耐受的較強痛感為宜。一般每穴切壓3分鐘，症狀開始緩解。若未緩解時，可略移動切壓點繼續切壓。一次切壓的總時間為20~30分鐘，切壓時可持續切壓，也可壓壓放放。

甲根穴防治疾病，不一定十個指頭的甲根穴都切壓一遍，可根據不同指的甲根穴主治範圍有選擇地切壓。各甲根穴的主治範圍如下：

（1）拇根穴：主治咽喉痛、胸痛、咳嗽、胃病、肩前痛等。

（2）食根穴：主治咽喉痛、牙痛、鼻塞、胃痛、肩痛、耳鳴、頭痛等。

（3）中根穴：主治胸悶、胸痛、心悸、心絞痛、失眠、胃痛、肝區脹痛等。

（4）環根穴：主治偏頭痛、胸肋痛、肝區脹痛、耳鳴、咽喉痛、肩背痛等。

（5）小根穴：主治胸悶、胸痛、心悸、心絞痛、頭痛、耳鳴、肩痛等。

拍拍你的背部　治治你的肚痛

1963年，我在讀初中三年級時，一天上午我肚子疼痛，只能趴在課桌上聽課。直至下午四點多鐘仍痛得厲害，這時一位要好的同學走到我身邊，在我肩背部用手輕輕一拍說：「趴在這裏幹什麼？走，到操場上去打籃球。」我正想回答說：「我肚子痛。」但此話還未說出口，我的肚子痛頓時消失

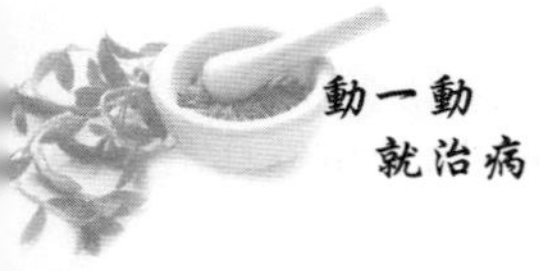

了，真是手到病除。

1971年，我在部隊當兵時閱讀一本針灸手冊，當看到「上病下治，下病上治」的原理時，我突然聯想到上述「拍背一下，肚痛頓消」的神奇現象。我猜想，拍背可以治肚子痛，其原理可能是通過拍打震動了背部的相關穴位，使經絡通暢，進而使肚子疼痛消除。如果拍得準，只需拍一下即可止痛；如果拍得不準，可在左右肩背部區域內反覆多拍幾下，拍背的力度要適中，直至疼痛消失。

後來，我經常用「拍背治肚痛」這一絕技給自己的家人治肚子痛，並介紹給周圍的朋友和同事，均取得了神奇效果，現舉二例如下：

一次，我兒子讀小學一年級時，肚子痛得臉色像紙一樣白，額頭上冒冷汗，老師叫兩名學生把我兒子扶回家。我一問情況，知道他是肚臍周圍疼痛，估計是蛔蟲引起的。我立即在他肩背部輕輕拍打約三分鐘，頓時他的肚子疼痛就消除了，臉色也變紅潤了。後到醫院診治，確診是腸蛔蟲症。

又一次，在一年前，我單位的一位近60歲的男工，因早上吃了碗半冷半熱的麵條，不一會就肚子疼痛並嘔吐。在送他去醫院的汽車上，我給他拍背，只有十多分鐘的功夫，到醫院時他已基本不痛了。經透視檢查，醫生診斷為腸痙攣。接著我又給他拍背十多分鐘，他的肚子疼痛就完全消除了，且以後一直未復發。

需要說明的是，根據我的多年經驗，拍背並不能包治所有的肚子痛。它主要適於治因蛔蟲或受寒受涼等引起的肚子疼痛。對膽結石、闌尾炎、食物中毒等器質性病變引起的肚子疼痛則無效。如果你經拍背後肚子仍痛得厲害，這時你必須到醫院去做檢查，防止誤診，尤其要防止內臟穿孔等急腹症的危險。另外，拍背對一般的胃痛不適能起到一定的緩解作用，但效果沒有治肚子疼痛來得顯著。對於兒童和嬰兒來講，受寒受涼引起肚子疼痛是常見病，尤其是嬰兒，肚子痛時不會說，只會哭鬧，此時父母們往往著急得沒辦法。這時你給孩子輕輕地拍拍背，也許肚子馬上就不痛了，也就不哭鬧了，不妨一試。

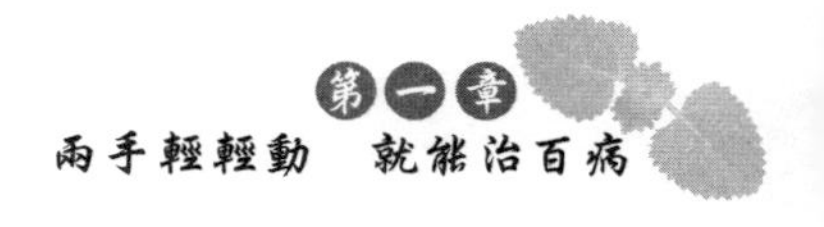

拍打健全身

經絡是「決死生，除百病，調虛實」，控制生命能量的總樞紐。經絡通則身無病。所以拍打手足十二經絡，可以收到顯著的健身效果。

十二經的分布特點

（1）四肢：十二經在四肢的分布很有規律：凡陰經皆布於四肢的內側，而陽經布於四肢的外、前、後側。具體一點說，如將內側分為前、中、後三部分的話，則都是太陰經在前，厥陰經在中，少陰經在後。而四肢的前側、外側、後側三部分中，陽明經居前側，少陽經居外側，而太陽經居後側。

（2）頭部：頭為諸陽之會，手足六陽經脈均會於頭部。手足少陽經布於頭之兩側，手足陽明經布於面部，足太陽經布於頂部及後頭及項，手太陽布於頰部。以上為陽經布於外。陰經亦可上達頭部，但其暗行於內，如足厥陰肝經，上絡喉嚨之後，經面部，入目繫而行於頭頂。

（3）軀幹：此部分的經絡為足經，其中足之三陰及陽明行於身前，兩側為足之少陽經，背部為足太陽經。

十二經的起止運行方向

（1）總體規律

①手三陰經起於胸腹，沿上肢內側到達指端掌面。②手三陽經起於指端背側面，沿上肢的前、外、後側上行到達頭面部。③足三陽經起於頭面，沿體前、體側、體後、股前、股外、股後下行到達足背外側趾端。④足三陰經起於足趾端底面，沿下肢內側上行，直達胸腹而止。

（2）各經走向間的聯繫

手太陰肺經（由胸走手），手陽明大腸經（由於走頭面，足陽明胃經由頭面下行走足），足太陰脾經（由足上行走腹胸），手少陰心經（由胸走手），手太陽小腸經（由手走頭），足太陽膀胱經（由頭走足），足少陰腎經（由足走腹胸），手厥陰心包經（由胸走手），手少陽三焦經（由手走頭），足少陽膽經（由頭走足），足厥陰肝經（由足走胸），然後又由手太陰肺經，重複上述循環。

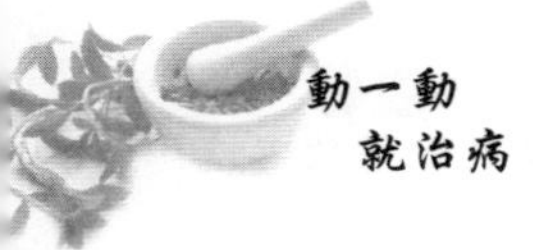

十二經拍打法

（1）手三陽經拍打法

雙手從體側升起，至與肩平。然後先用左手拍打右手，再反過來以右手拍打左手。其部位由手背側之指背開始，向上經手背、手腕、小臂、大臂、肩、肩背、項、後頭、頭側面至面頰部，此為一遍。如此拍打數遍，每側持續約2~3分鐘。其節奏急緩適中，速度均勻，輕重以適身為度。

功能：暢達手三陽經氣，強健手三陽臟腑，散局部之外邪，助臟腑之內氣。

適用範圍：養生強身必練之法，外感頭痛、肩痛、落枕等。

（2）手三陰經拍打法

雙手自兩側升起，至與肩平。然後先用左手拍打右側，再以右手拍打左側。其部位由胸部開始，經肩前、大臂內側、肘窩、小臂內側、腋、掌，至手指端，此為一遍。如此拍打數遍，每側持續約2~3分鐘。其節奏、輕重及速度要求同上。

功能：通暢手三陰經脈，調和手三陰經氣血，強健其內連的臟腑，祛除其局部的外邪。

適用範圍：養生必修之法，胸悶不暢、胸痹悶痛、咳嗽、氣鬱結胸等症。

（3）足三陽經拍打法

雙手自體側升起，至與肩平，然後先用左手拍打右側，再用右手拍打左側。其拍打部位由頭部側面至腦後、項部，下轉入背部、腰部、骶部、臀部、股外側、脛外側，直到足背、足趾。其拍打速度要穩，節奏要勻，每側拍打約2~3分鐘。

功能：通暢足三陽經脈，強化該經脈中營、衛、氣、血的循環能力，既可祛邪，又可防邪內侵。

適用範圍：用於強身健體，養生防病，或腰腿疼痛、膝痛、下肢疲乏無力等。

（4）足三陰經拍打法

雙手自體側升起，至與肩平，然後先用左手拍打右側，再用右手拍打左側。其部位為：由左胸上側的府俞穴（足少陰腎經）、周榮穴、大包穴（二穴均屬足太陽脾經）、期門穴、章門穴（二穴屬足厥陰肝經）開始向下拍打，經腹部、小腹，轉入股內側、脛內側、內踝，直至足心。其拍打速度要穩，節奏要勻，力度要適中，每側拍打2~3分鐘。

功能：通暢足三陰經脈，強化該經的經氣運行，降濁陰，升清陽，扶正祛邪。

適用範圍：用於強身健體，養生防病，或胸腹不適，濁氣上擾等症。十二經拍打法，各有各的功用和適用範圍，實際上它們是連在一起的。六經拍遍，才算完成一整套的拍打健身法，為時約15分鐘左右。

十二經拍打後，皆可促進經氣的運行，使營衛氣血布達周身，內而五臟六腑，外而四肢百骸，皆因此而受到良性協調，使正氣內充，則邪無隱身之所，自然就達到了養生保健、防病祛病的目的。因此，習此功者，不要只練一部分，而要練全部，要按上述順序練完全部內容，才能產生最好的效果。

（解佩啟）

奇人妙招——手指操療法

感冒手指操療法

（1）雙手中指貼在鼻翼兩側，用指腹上推至頭額髮際，再沿髮際向外、向下，繞至下頷，回到鼻翼兩側。操作36次。

（2）雙手10指交叉，手掌貼緊後頸部，左右往返，搓擦36次。

（3）雙手中指或食指按壓鼻翼兩側迎香穴，順、逆時針方向各揉按36次。

（4）雙臂屈肘平舉，用手掌輕輕拍打胸部36次。

（5）用拇指按壓合穀穴和魚際穴，各36次。

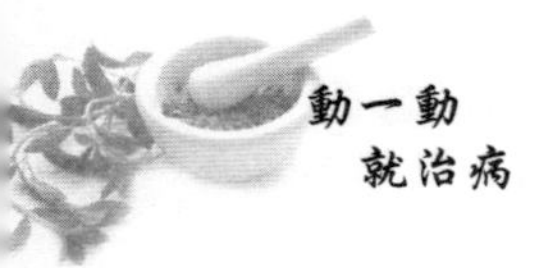

頭痛手指操療法

（1）左手手掌張開，放在腹部前面，五指伸展，拇指向上方翹起，插入右手手掌裏面，右手握拳，虎口向上，用勁地抓住左手拇指。接著，左手手掌改為水平狀，雙手順時針方向很大地畫圓旋轉10次。這時，右拳仍保持垂直方向旋轉，這樣，右手拇指就從手背中顯露出來。然後，雙手交換位置，再旋轉10次。

（2）左手掌心向下，右手握住左手拇指。這時，右手拇指用勁地按壓手拇指根部的隆起部分（即大魚際），應該用勁地按壓至略有痛感為止。左手5指完全張開，順時針方向旋轉10次。然後，雙手交換位置，再旋轉10次。

肩酸手指操療法

（1）雙臂水平地向左右兩方伸展，掌心向下，成為一條直線，雙腕從前向後轉動，同時頭部倒向後方，操作10次。

（2）掌心向上，雙腕從後向前轉動，同時頭部倒向前方，操作10次。

（3）右手掌心向上，左手掌心向下，雙腕從前向後轉動，同時頭部轉向左邊，操作10次。

（4）右手掌心向下，左手掌心向上，雙腕從後向前轉動，同時頭部轉向右邊，操作10次。

肩周炎手指操療法

（1）右手平伸，與肩同高，掌心向上。

（2）右手臂像畫圓形似的旋轉，掌心始終朝向外側。

（3）掌心朝向後面，再朝向前上方，手臂旋轉後恢復原來的姿勢。

（4）右手放在肩部稍低的地方，與（2）一樣畫圓形似的旋轉。

（5）與（3）相同，在（4）的最後位置上旋轉手臂，掌心回到前上方。

（6）右手放在腰部，手臂與（2）一樣畫圓形旋轉。

（7）與（3）相同，回到（6）的最後位置上旋轉手臂，掌心回到前上方。

（8）然後，掌心朝向前方，手腕盡量伸展，向後方畫一個圓弧，恢復原來的姿勢。

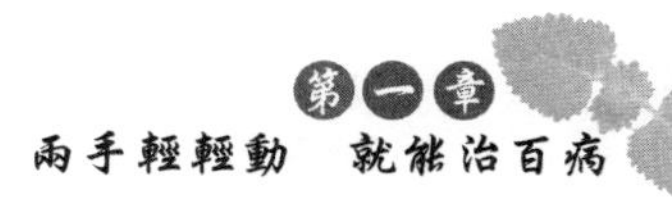

上述動作，反覆操練10~20次，再換左手做。

眩暈手指操療法

（1）雙足分立，與肩同寬。雙手10指指尖相合，放在腹前，各個手指稍微彎曲，組成一個半球形（「指屋」）。半球形的底部拇指和小指組成一個小環，朝向自己的身體。

吸氣時，無名指旋轉，「指屋」朝向前方。接著，呼氣的同時無名指繼續旋轉，並向右方水準地畫一個半圓形，再恢復原來的姿勢。

（2）然後，一邊吸氣，一邊旋轉無名指，「指屋」朝向前方。接著一邊呼氣，一邊向左方水準地畫一個半圓形，再恢復原來的姿勢。

上述動作，反覆操練10遍。

（3）小指旋轉的動作完全相同，也反復操作10遍。

哮喘手指操療法

（1）雙足分立，與肩同寬。雙手10指相互接觸，放在腹前。手指稍微彎曲，組成一個半球形（「指屋」），半球形成底部的小指和拇指組成一個小環，與身體形成45°。

保持這個姿勢，一邊吸氣，一邊旋轉中指，「指屋」以45°的角度斜向前方。

「指屋」上舉後，繼續旋轉中指，同時呼氣，在斜下方畫一個半圓形，在右邊旋轉中指，再恢復原來的姿勢。

然後，一邊吸氣，一邊旋轉中指，「指屋」以45°的角度在斜前方上舉，一邊呼氣，一邊在斜下方畫一個圓形，並在左邊旋轉中指，再恢復原來的姿勢。

上述動作，反覆操練10遍。

（2）站立。右手向前方平伸，掌心向上。接著，右手朝向身邊，掌心向上。接著，右手朝向身邊，掌心向下，到達腹部時，再朝向斜上方推出，手腕旋轉，變成掌心向上，等於右手在右邊畫了一個半圓形。

在右手畫半圓形時，拇指向下，手臂從外側向右前方伸出時，掌心朝向右方外側，一邊旋轉手臂，一邊掌心向上或向下，然後恢復原來的姿勢。

上述動作，反覆操練10遍。再換成左手，也同樣操練10遍。

失眠手指操療法

（1）入睡前，雙手10指盡量伸展，全身放鬆（約1分鐘）。

（2）仰臥。雙肘輕輕彎曲，雙手10指在腹前組成一個（「指屋」）。接著，雙膝輕輕向外側彎曲，腳掌相合。腳掌不能相合者，也可以使雙膝彎曲，腳掌稍微分開，但應盡量靠近。

（3）保持這個姿勢，慢慢地按照「基本旋轉法中拇指向右旋轉的動作」。通過手指的旋轉，感覺身體和精神都非常舒適。

（4）旋轉食指一分鐘，感覺心身的緊張都已解除。

（5）解開「指屋」，雙手放在體側，雙足伸直，就可安靜地入睡。

胃痛手指操療法

（1）右手中指和無名指包住拇指，食指和小指伸直。左手姿勢相同。右手掌心向上，左手掌心向下。

（2）右手食指與左手小指相互勾在一起，右手小指也與左手食指相互勾在一起，並且用勁地向左右方向拉伸，然後放在胸前，與地面垂直，順時針方向（即向右）旋轉10次。

（3）雙手交換位置，即右手掌心向下，左手掌心向上，逆時針方向（即向左）旋轉10次。

食欲不振手指操療法

雙手10指稍微彎曲，相互合併組成一個半球形（「指屋」），放在胸前，順時針和逆時針畫大圓形，同時旋轉腰部，各操作10次。

近視手指操療法

站立，雙臂向前伸直，左右臂成60° 夾角，雙手各手指張開。手腕稍微彎曲，掌心相對，雙手各指指尖相對。

視線從拇指、食指、中指、無名指到小指，按順序注視雙手指尖。然後，再將視線從小指按順序回到拇指。反覆操練10次。

耳鳴手指操療法

（1）雙手拇指和食指夾住耳垂向下拉動，一拉一放為一遍，操作36遍。

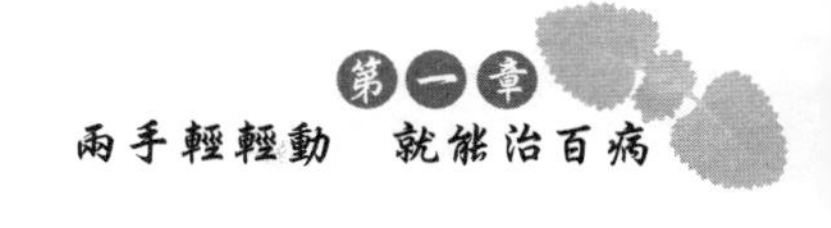

（2）雙手掌心緊緊地掩住雙耳（手指放在後腦部），驟然放開，再掩住，反覆操作18次。然後用食指壓在中指上，彈擊後腦部枕骨36次。

（3）雙手拇指放在後腦部風池穴上，揉按3分鐘。

（4）雙手掌心貼在腰間，用力地向上、向下搓擦50次。

牙痛手指操療法

（1）雙足分立，與肩同寬。右臂向前伸直，眼看自己的手掌。肘要伸直，五指朝上並稍微分開，手腕構成90°。

（2）保持手臂伸直90°的姿勢，在右肩的前方，沿內側、上方、外側、下方和手腕方向旋轉5~10次。這時，指尖仍然朝向上方，掌心向內。

（3）旋轉5~10次以後，右手的合穀穴會感到有些疼痛，這樣，牙痛就會消失。

上面是右臂旋轉的方法，左臂也同樣操練5~10次。

鼻炎手指操療法

（1）雙足分立，與肩同寬。雙手10指張開，指尖相合，放在心臟與肚臍之間。雙手10指稍微彎曲，組成一個半球形（「指屋」），拇指和小指組成的小環，盡量處於與地面水平的內側。

（2）先進行食指的旋轉，一邊吸氣，一邊將「指屋」上舉。

（3）繼續旋轉食指，一邊呼氣，一邊將「指屋」向右邊畫一個半圓形下落，再恢復原來姿勢。

然後，一邊吸氣，一邊旋轉食指並將「指屋」上舉；一邊呼氣，一邊將「指屋」向左邊畫一個半圓形下落，再恢復原來的姿勢。上述動作，反覆操練10遍。再用同樣方法，旋轉拇指。

腰痛手指操療法

（1）雙足分立，與肩同寬。雙臂前伸，雙手10指合併，指實掌虛，組成「指屋」。

（2）上半身盡量向左邊轉動，然後向右轉動，各操作10~20次。轉動的角度，應該保持對稱性。

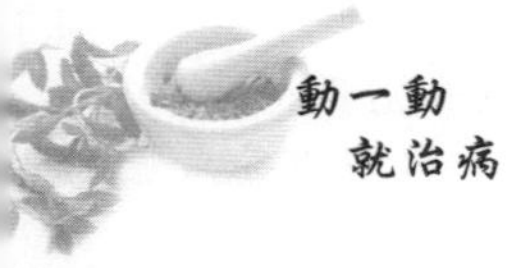

膝痛手指操療法

右膝痛時刺激左右手指，左膝痛時刺激右手手指。現以左手為例：

（1）左手食指伸展，其餘4指握拳。

（2）右手拇指和食指按壓左手食指根部，右手其餘3指握住左手食指指尖的兩個關節，使勁拉伸，然後向上、向下轉動。反覆操練10次。

乏力手指操療法

（1）雙足分立，與肩同寬。雙手10指相合，指實掌虛，組成「指屋」的形態，雙臂和肩部轉向左邊。同時，各對手指互不接觸，從拇指到小指，輪流地旋轉手指的第一指關節。由於各個手指的旋轉，背部肌肉變得柔軟，所以，一邊感覺這種變化，一邊使腰部和背部伸直，就會感到心情舒暢。

（2）雙臂和肩部轉向右邊，面孔也要轉向右邊。這樣，頭部周圍的肌肉也會鬆弛，從而使脊椎兩側肌肉得到伸展。為了更有效地產生效果，在上半身左轉時，右腳要稍微向內，變成朝向斜右方。同樣，在上半身右轉時，左腳也要稍微向內，變成朝向斜左方。（蔡振揚）

嶗山道長的點穴養生益壽法

家父任嶗山道長期間，研修嶗山道家養生術多年。我自幼隨父習之，受益終身。下面，將流傳千年的嶗山道家內養術的核心方法，擇要介紹給廣大養生愛好者。

嶗山道家養生術主張以練氣為本，以養精為根，以心神為主宰將精、氣、神、形、意，貫通一體，作為長壽之本。養精之要在於身，練氣之要在於心，運用心神之要在於意，身心相交，精氣相合，則可生神。神生性，氣生命，性命雙修，乃為延年之本。習者須抓住這些根本性的原則。

六節功

盤膝正坐位，雙手掌心重疊（男左手掌心在上，右手掌心在下；女右手掌心在上，左手掌心在下），置於神闕穴（肚臍部位）。安靜，閉目，舌舔

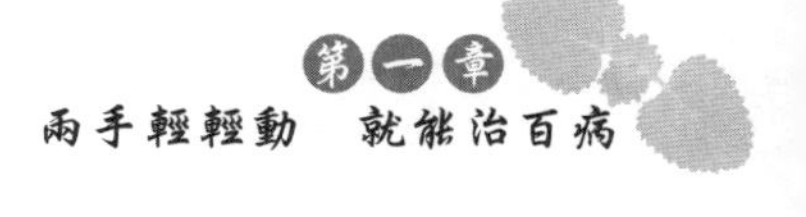

上顎。徐徐以鼻吸氣，緩緩以口呼氣。呼吸自然，協調。

「元神須存無，元氣當守有，綿綿密密，漸入意境。」呼吸隨注意力發運於掌心、足心，貫通於肩、肘、腕、髖、膝、踝部位。功法之要，在於：氣息調和，輸布官竅；神氣合一，氣貫肢節。適於清晨、中午、夜晚（任擇一時）習練。每次習練15~30分鐘為宜。男性習練24日，女性習練21日，可受益。

本功法使元氣貫通輸布四肢百骸，以壯身形。「形為神之宅」，元神氣貫經脈軀體，則可濡養肢節，習練日久，則必強精益神，肌體強健而安適。

二脈功

盤膝正坐位，雙手掌心按放膝蓋部位。安靜，閉目，舌舔上顎。徐徐以鼻吸氣，72吸，（連續三吸為一吸）共216吸，緩緩以口呼氣，72呼，（連續二呼為一呼）共144呼。吸氣宜淺短，三吸為一吸；呼氣宜深長，二呼為一呼。總共360氣息，呼與吸須相配得當，緩急相宜。用注意力引導元氣，由督脈長強穴上升至督脈百會穴，由百會穴經印堂沿顏面中線、胸腹中線（任脈循行路線）下降至會陰穴。功法之妙，在於：呼吸引導而和諧，氣意相合而融一。適於清晨、夜晚（任擇一時）習練。每次練此功法，以72呼吸為宜。初練此功者，男性習練40日，女性習練35日，可受益。

本功法，理氣和血，貫通脈絡，清腦怡神，強壯精力，協調氣息，通經活絡。習之以恆，則可強脈髓，益筋骨，健身益體。

關田功

盤膝正坐位，雙手環抱，拇指尖觸於內勞宮穴，置於臍下四寸關元穴位。安靜，閉目，舌舔上顎。徐徐以鼻吸氣，緩緩以口呼氣。將注意力集中在尾閭關（位於尾椎部位），徐徐吸氣，以提升陽氣；引導吸氣，上達夾脊關（位於第七胸椎下）。緩緩呼氣，以貫通督脈之竅，繼之，徐徐吸氣，用注意力引氣上行，達於玉枕關（位顱後枕部）。緩緩吸氣，以煥發髓腦精神。習練本功法，旨在通三關，而協調脈絡。

將注意力集中在上丹田泥丸（位於印堂內三寸），徐徐吸氣，以補養元神，同時引降吸氣，到中丹田土釜（位於兩乳間膻中穴部位），緩緩吸氣，

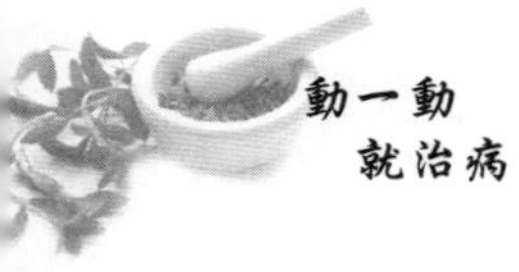

以調和元氣，繼之，徐徐吸氣，同時引導吸氣，降至下丹田華池（位於臍內三指），緩緩吸氣，以滋潤元精。本功法，意在氣濡三田，通貫脈氣血。功法之妙，在於：吸氣達於存意之穴，呼氣止於存意之穴，呼吸和順而匀暢。適於清晨、夜晚（任擇一時）習練。每次習練以氣運三關、三田，各一功為宜。初練此功者，男性習練56日，女性習練49日，可受益。

三關、三田功法，有疏通任督二脈，調和氣血周流之益；有固精壯力，補氣養神之利。習練日久，可精滿氣足，神旺智盛。

九竅功

正身站立位，雙手掌背重疊，男左手掌心按於臍下四寸關元穴，右手掌心按於左手背；女右手掌心按於關元穴，左手掌心按於右手背。清心，閉目，舌舔上顎。將注意力集中在舌根兩邊左丹井穴，右石泉穴，徐徐以鼻吸氣，引氣於左右目竅，緩緩以口呼氣；徐徐以鼻吸氣，將注意力集中在左右耳竅，緩緩以口呼氣；徐徐以鼻吸氣，將注意力集中在左右鼻竅，緩緩以口呼氣，徐徐以鼻吸氣，將注意力集中在口竅，緩緩以口呼氣；徐徐以鼻吸氣，將注意力集中在後陰竅，緩緩以口呼氣；徐徐以鼻吸氣，將注意力集中在舌根兩邊左丹井穴，右石泉穴，緩緩以口呼氣。功法之妙，在於：氣，生發丹田關元，生發於舌下靈液，貫通於人身九竅。《太上黃庭內景經》云：「七孔已通不知老」，乃是。適於清晨習練。每練此功法，以1~3遍為宜。初練此功者，男性習練16日可受益，女性習練14日可受益。

本功法有下降心火，上湧腎水之功；有固精生津，通達官竅之效。習之不懈，則可強化官竅生機，通利氣血周流。

閉外固內功

正身站立位，雙手掌背重疊，男左手掌心按於後腰椎命門穴，右手掌心按於左手背；女右手掌心按於命門穴，左手掌心按於右手背。清心，閉目。將注意力集中在命門穴，徐徐以鼻吸氣上提，同時，舌舔上顎。緊撮穀道（肛門），閉住三關（耳、目、口），繼之，凝神氣穴，緩緩以口呼氣。功法之妙，在於：提、舔、撮、閉之時，凝神氣穴，使官竅合於氣，氣精合於神。日常習練此功，必生效益。適於夜晚習練。每練此功法，以10至20分鐘

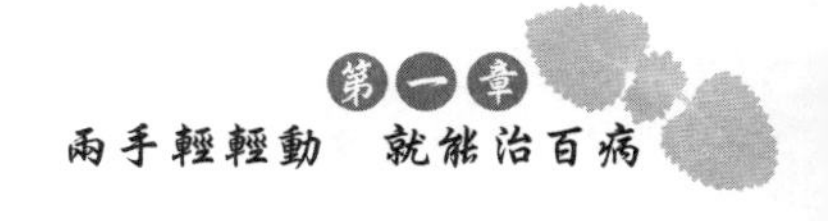

為宜。男性習練16日可受益，女性習練14日可受益。

本功法習練日久，有元精不泄，元氣不漏，元神不散之功效。

道家之見，耳乃精竅，口乃氣竅，目乃神竅。修命，當「閉耳不聽，則坎水內澄；閉目不視，則離火內營；閉口不言，則兌金不鳴。」此為外閉而內養，閉外而內固之道。故，以此而練精，乃練元精；以此而練氣，乃練元氣；以此而練神，乃練元神。養生之道，此乃首要。

日月功

正身站立位，清心，閉目，男左手掌心按于下玄竅（臍下四寸，關元穴部位），右手掌心按於後腰椎命門穴；女右手掌心按於臍下下玄竅穴，左手掌心按於後腰命門穴。清晨，面向東方，連續以鼻徐徐吸氣（深吸），緩緩以口呼氣（淺呼），想像一輪紅日，由海底（會陰穴部位）上升至尾椎長強穴部位、夾脊（第七胸椎部位）、玉枕（腦後枕骨部位）、上崑崙（百會穴部位），經泥丸（印堂穴位），達唇內齒部（齦交穴部位）。反覆習氣，至216吸（三吸為一吸）。適於清晨習練。每練此功法，以一遍為宜。初練此功者，男性習練32日可受益，女性習練28日可受益。夜晚，面向西方，連續以鼻徐徐吸氣（淺吸），緩緩以口呼氣（深呼），想像一輪皓月，由乾鼎泥丸（印堂穴部位）下降至重樓（咽喉部位）、絳宮黃庭（膻中穴部位）、達坤爐（下丹田氣海穴部位）。反覆習氣至144呼。

三焦功

取仰臥位，雙腿平伸，雙手掌心向上，閉目。先將注意力集中在兩乳間膻中穴，徐徐吸氣，氣滿，緩緩呼氣；將注意力集中在胃脘中部，徐徐吸氣，氣滿，緩緩呼氣。將注意力集中在臍下一寸陰交穴，徐徐吸氣，氣滿，緩緩呼氣。適於夜晚就寢前習練。每次習練10~20分鐘為宜。初練者男性習練24日可受益，女性習練21日可受益。

三焦式內養功法，中醫理論認為：三焦乃傳輸水穀出納之通道，為疏導元氣流注之樞紐。上焦位於膈上，聚經脈之氣於膻中穴；中焦位於臍上，聚經脈之氣於中脘穴；下焦位於臍下，聚經脈之氣於陰交穴。

乾坤功

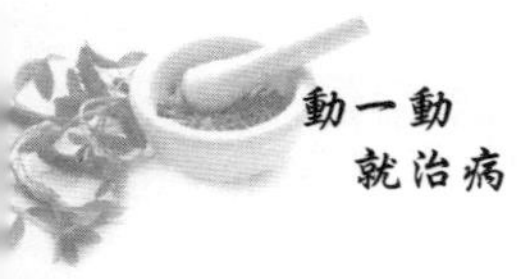

盤膝平坐，挺胸收腹，雙手握抱，拇指尖點內勞宮穴，手置於臍下四寸關元穴部位。閉目，舌舔上顎。徐徐吸氣，將注意力集中在頭頂三陽（百會穴部位），緩緩呼氣，將注意力集中在足底心中（湧泉穴部位），任其自然，以神合氣，以氣育神，神氣混一，相抱不離，元氣則生，元神則旺。適於清晨、夜晚習練。初練者男性習練24日可受益，女性習練21日可受益。

道家立論，氣為陽，血為陰；男為陽，女為陰。通天地之氣，化陰陽之精，貫通合一，則生化元神。習氣以養神內，練氣以固形外，神形合一，內外相合，人必受益而達長生久視。

金代名醫張子和曰：「善用藥者，使病者增進五穀者，真得補之道也。」生之貴，本於食，善食，方善於養生。練內養術者，一定要注意飲食滋補，下面將常用食療補方擇要介紹給大家。

嶗山道飲

築基飲補益腎精

習練道家功夫，當先養其內，養內須先養精氣。養精之要，在於身，補身之要，在於食。「築基飲」，善養五臟精氣，以食養內，育精益氣，精氣得養，方能使元氣昇華。

胡桃24個，蓮子21個，枸杞子35個，桑椹子48個。

胡桃，補腎而固精；蓮子，養心而補脾；枸杞子，益精氣而強筋骨；桑椹子，滋肝腎而健步履。胡桃、蓮子、枸杞子、桑椹子之食味，人心、肺、腎、脾、肝五經，食物精微，得以滋養五臟之氣，人之精氣，方生相依相成之益。將胡桃、蓮子、枸杞子、桑椹子，共置於瓷罐或瓦鍋之內，加水兩茶杯，煎成一茶杯半，文火煎之。早、晚分四次飲用。

養胎飲補養元氣

元氣充足，元神方足，人之氣衰，身必弱，人之氣滯，身必病，氣乃命蒂，收得一分氣，方得一份寶。故養生之道，貴在養氣。「養胎飲」，主養元氣。習練道家功夫，先宜養乎內，其次發乎外。養內，須先食養；發外，當以食補。以食為本，以氣為基，神氣方會融貫形神。

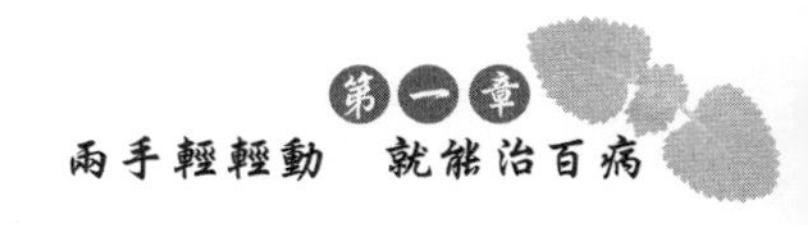

桂圓肉32個，百合1兩，鮮山藥3兩，花生米49粒。桂圓，養心而益脾；百合，養肺而潤喉；山藥，寧心神而補勞傷；花生，健脾胃而益肺氣。桂圓、百合、山藥、花生之食味，入心、肺、脾經，使氣血之輸布，得以強化；使心血、肺氣得以滋養；使脾氣之運化得以旺盛。從而令人精氣化生，神氣而得彰。

將桂圓、百合、山藥、花生米，共置於瓷罐或瓦鍋之內，加水2500毫升，文火煎熟。早、晚飲用。

乳哺飲平補心神

心為神之主，養神須先養心，心平則神全，神安則身安。練神之功，本於練心，練神之法，旨在「還虛」。神與虛合一，方成形神相依，身心合一。故養生之道，貴乎心神。

小麥半兩，粳米半兩，糯米半兩，黑豆一兩，綠豆一兩。

小麥，養心而益神；粳米，健脾而益肢；糯米，利肺而益氣；黑豆，補腎而益精；綠豆，疏肝而益血。合五穀之液，濡五臟之氣，生五穀精微，養心神之脈，使心神相交，令百脈相通。元神得以昇華而人妙，養生之道，則達。

小麥、粳米、糯米、黑豆、綠豆，共置於瓷罐或瓦鍋之內，加水3000毫升，煎成2000毫升，武火、文火交替煎之。早、晚飲用。（朱鶴亭）

手指做操　健身益智

本手指操，是根據經絡學說進行鍛鍊的。前五法以手為主，後五法以頭面部及頸部為主，其實與手也有關係，靠手來操作。當我們有規則地活動手指，及在頭面部等施以手法時，通過經絡的傳遞，既開發了左右腦，又刺激內臟，從而激發其細胞的活力，促進其新陳代謝，排除體內的垃圾，使氣血融融。充盈的氣血上行入腦，則腦滿，腦滿則聰穎。氣血充足，經絡暢通，身體則健康，精力則充沛；反之，身體則衰，則病，則亡。

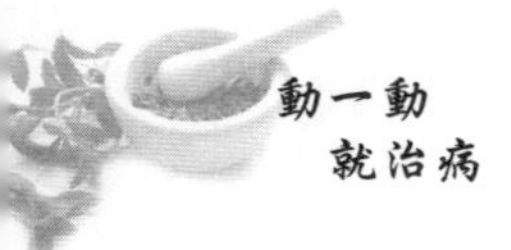

彈指法

雙手伸向前，掌心向下，大拇指搭在食指指甲部位，成圓圈狀，其他三指伸直或略彎曲;然後將食指用力彈出;接著依次彈小指、無名指、中指，方法如前；最後彈大拇指，將食指搭在大拇指甲處，用力將大拇指彈出。每個手指分別各彈8次，為一遍。彈的遍數不限，由自己掌握。彈的速度不易過快。

擠指法

兩手十指交叉，插到指根部，手指彎曲，然後交叉的十指相互擠壓。慢慢擠壓，不可用蠻力，以不痛為度。然後慢慢地鬆開，一擠一鬆，為一遍。至少擠壓八遍。

觸指法

左右手的食指、中指、無名指、小指，分別依次與對方的大拇指相互接觸。即左手食指與右手大拇指接觸，接著右手食指與左手大拇指從前面兩指的上方接觸。同時，左手食指與右手大拇指分開，再從前兩指上方接觸，如此循環操作，各做八次。其他各指以此操作。速度能快則快。一個循環完畢，為一遍，遍數不限。

捋指法

捋左手指，左手放在胸前，五指伸開，掌心向裏。先捋食指，右手食指和中指夾住左手食指根部，微用力，然後向指端方向捋。接著依次捋小指、無名指、中指、大拇指。捋右手指，方法同上。每手指各捋八次。

運手法

雙手合十，左手掌在下，掌心向上，手指向前，右手掌在上，手指向左，兩手掌面之間不可有縫隙。然後兩手掌分別向相反方向運轉，變左手掌為上，右手掌為下。再運轉過來，為一遍。共運轉八遍。

搓面法

兩手掌從鼻的兩旁由下向上搓，至前髮際，兩手掌分別向兩邊分開，再向下搓，為一遍。如此反覆做九遍。不可用蠻力，以舒適為度。

梳頭法

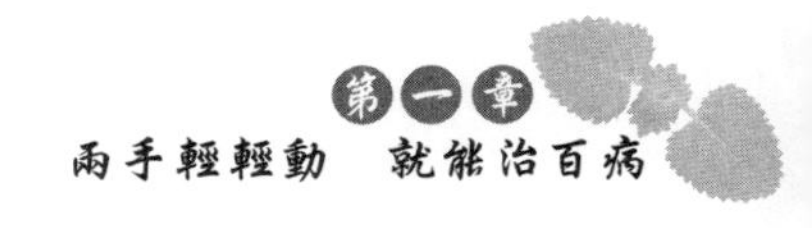

雙手十指分開，成彎曲狀，十指指端從前髮際向後梳頭，至後髮際。梳頭時略用力。共梳頭9遍。

揉耳法

雙手掌心分別捂住同側耳朵，貼緊，揉三次，然後突然鬆開。揉三次鬆開為一遍，共做九遍。

鳴鼓法

雙手掌心分別捂住同側耳朵，指端相對，放於腦後，中指搭在同一手的食指上。食指突然彈出，耳朵會聽到咚咚的鼓聲，故謂鳴鼓。共做九遍。

擠頸法

兩手十指交叉，放於後頸部，兩手掌根部相互用力，擠壓頸部。力度由輕到重，再由重到輕。共擠壓九遍。

學練手指操的注意事項

（1）在初學階段，應全部掌握其動作要領，不能馬虎，不能隨意，否則就要影響效果。

（2）過饑過飽均不可習練，飯前、飯後半小時方可習練。

（3）每次習練時間的長短不作具體規定，應視自己的身體狀況及時間充裕與否而定。為了達到效果，一般掌握在10~30分鐘，為宜。

（4）每天習練1~2次為好，起碼習練一次。（王慶雲）

手指點一點　身體瘦一瘦

如今，減肥已成為許多人不得不面對的問題。於是，五花八門的減肥術紛紛登臺亮相。而其中真正安全無副作用又經濟實用的方法當屬按摩減肥。按摩減肥與節食減肥相比，無論在機理上還是在形式上都是完全不同的。前者通過按摩減肥，後者需長期控制飲食；前者減肥速度快，後者緩慢；前者無不良副作用，後者則可能有損健康，並且在停止節食後體重又很快上升。按摩可以減少脂肪，健脾化痰，改善體型。是一種療效高，無副作用的方

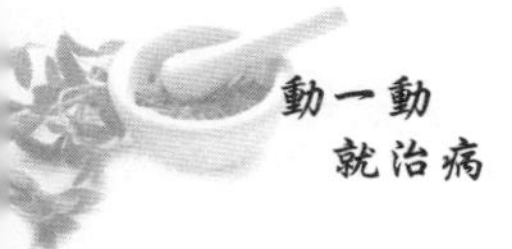

法，便於自學自療。

局部減肥按摩法

（1）面頸部按摩以揉、提、分、拍手法為主。按摩由輕到重，由額部、面頰、鼻部、頜部、耳部、頸部、頭頂部按順序按摩，每次5~10分鐘。

（2）四肢按摩主要以推拿、擻等手法。上肢多用拿、搓、拍、點等手法，下肢多用推、擻、拍、搓等手法，脂肪豐滿處可適當施用重手法，採取自上而下，向前向後推拿，以便使肌肉的毛細血管擴張，增加血流量，改善肌肉代謝，增加對脂肪的消耗，達到減肥的效果。

（3）背腰部按摩主要以推、按、拿手法為主。一般按摩10分鐘左右，後背部、後腰部、臀部按摩主要以按、揉、點為主，手法宜重。

（4）胸腹部按摩主要以摩擻、按、提拿、揉、合、分、輕拍、刺等手法。每次10分鐘為宜，促進心肺功能增強，促進腸的蠕動、腹肌的收縮，使脂肪轉化為熱量而得到消耗，從而減少胸部和腹部脂肪的堆積。

在應用按摩手法時，操作者和被按摩者呼吸動作應適當配合。操作方法：施術者將拇指、掌根或用手掌按壓在患者的某個部位或者穴位上，然後讓患者做腹式呼吸。當呼氣時，施術者也隨著呼氣；當吸氣時，手法可輕些。如此反覆進行操作，直至病人施術部位有發熱或者感到舒服為止。

經絡穴位減肥按摩法

（1）關元穴、氣海穴、天樞穴、中脘穴指按、點揉、輕推每穴1~5分鐘，以透熱為度。

（2）沿大椎穴、肩井穴雙手從肩部至腰部由上而下，用力推擦3~10分鐘，以透熱為度。

（3）背脊沿腰提脊3~5分鐘，以不痛為佳。

（4）用手掌沿大腿至小腿處做推摩3~5分鐘。

（5）沿胸部做上下按摩3~5分鐘。

（6）掌摩腹部或手指擊腹1~3分鐘，以溫熱為度。

（7）腰部點、按、揉2~5分鐘，有規律地在命門穴處按壓2~5分鐘。

（8）以掌部擦摩腰部腎俞、三焦俞穴各1分鐘，肘壓環跳穴、承缺穴

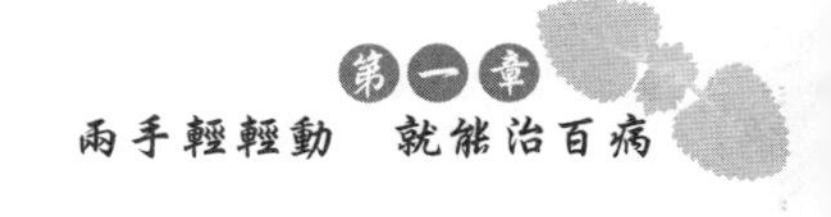

3~5分鐘。

（9）按摩足三里、肝俞、脾俞、胃俞、腎俞、大腸俞、腎俞等。以3~5分鐘為宜。

（10）在足內側，由上而下做擦法，動作由慢到快。3~5分鐘為宜。

（11）點揉三陰交穴1~2分鐘。

（12）淺推排毒減肥，通過按摩肥胖症區及消耗點，促進新陳代謝而達到減肥的方法。全身主要淋巴點，如腋窩、雙乳之間的乳導管部分，腰部及雙膝的後面，可按摩10~20分鐘。

（13）拍打全身上下減肥法，以10分鐘為宜（腹部拍打以輕緩為主）。

（14）抖動減肥法，取站位，以手臂帶動腰、肘乃至全身抖動，10分鐘為宜。

足底按摩減肥法

運用足部保健推拿法，對肥胖症能起到一定的減肥作用。

（1）肥胖症足部保健反射區：①甲狀腺，②心臟，③腎上腺，④腎臟，⑤橫結腸。

（2）操作：①食指按壓，其他四指握拳法。②拇指按壓，其他四指握拳法。

（3）隨症加減：肥胖伴有痰多、頭重、倦怠乏力，按壓肺氣管、支氣管、脾、腎、輸尿管、膀胱等反射區；伴有心悸、浮腫，主要按壓心血管各反射區。

（4）加強重點反射區的按摩。

（5）足趾部按壓腦、腦垂體、甲狀腺、副甲狀腺反射區，拇指、食指撚揿各足趾。

（6）足底部按壓心血管系統各反射區，以及腎、脾、腎上腺、胃、腹腔神經叢、胰反射區等。

（7）足部按摩後多喝水，以排除體內毒素。

按摩時注意事項

（1）婦女妊娠期、哺乳期，嚴重心腦血管病、腸胃病患者，以及內臟出

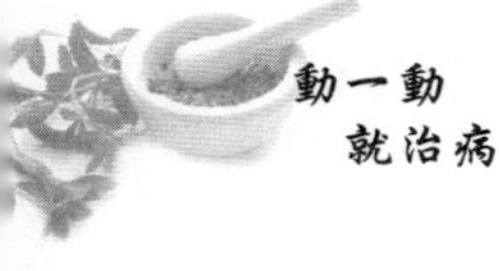

血、內臟手術後不滿三個月者，忌按摩。

（2）按摩期間應盡量少吃澱粉、糖、脂肪類食物，可多吃些蔬菜、水果，可以喝水。

（3）減肥者要有決心、信心和恆心。

（4）減肥者應合理安排晚餐，加強體育鍛鍊，特別是腰腹部運動。積極治療引起肥胖的原發病，如內分泌系統失調等。

（5）按壓時呼氣，揉點時吸氣，手法切忌太重，以透熱為度。如在腰部、背部、腹部可用少許植物油、按摩膏，以防皮膚損傷。

（6）飽腹或饑餓時，不要進行按摩。

（7）患有各種皮膚病、腫瘤和發燒時，不要進行按摩。

（8）按摩要注意保暖，以防感冒。 （譚錦秋）

按摩穴位　改善失眠

現代人生活壓力大，於是，常常有失眠的困擾，服用鎮靜安眠劑的後遺症，使得失眠的壓力又增加了一項。以按摩的方式來促進睡眠，不失為一個放鬆全身肌肉有助安然入眠的好方法。

經常失眠的人在中醫的觀點來說，是屬於陰陽不平衡的狀態。頭面按摩時配合穴位可具有疏通經絡，調節陰陽的作用。

頭面按摩法具有醒腦提神，鎮靜安眠，降壓止痛，療眩息暈，潤膚養顏的功效。臨床應用於頭痛、失眠症、內耳眩暈症。

頭面按摩，只需端坐按摩以下穴位：

天門開穴法：兩拇指指腹緊貼於印堂穴，雙手餘指固定頭部二側。左拇指先自印堂穴垂直向上推移，經神庭穴推至上星穴，然後兩拇指呈左下、右上，左上、右下同時交替推摩。手法由緩至速、由輕至重，反覆推摩約1分鐘。此時推摩局部產生熱感，並向眉心集中。

百會穴點按掌摩法：用右手拇指尖在百會穴點按，待局部產生重脹麻感後，立即改用拇指腹旋摩。如此反覆交替進行約30秒，緊接著用掌心以百會穴為軸心，均勻用力按壓與旋摩約30秒。

玉錘叩擊法：以指尖作錘，雙手同時進行，從後向前，從左至右叩擊整個頭部，反覆依次緊叩，不可遺漏。叩擊時由腕部發力，甩力均勻，不可太重，不可太輕，以有較強的振盪感而不覺疼痛為度。約一分鐘。

十指梳理法：以指代梳，指尖著力於頭皮，雙手同時進行，從前額開始呈扇狀自前向後推摩。手法以揉為主，柔中帶剛。此時，會感到頭部輕鬆舒適。約一分鐘。

撫摩靜息法：用雙掌分別摩頭、摩面、摩頰。手法輕柔，約一分鐘，再結束整個按摩療程。

（晴天）

自己動手　祛除腦病

心腦血管疾病，是危害人類的「第一殺手」。人一旦患上了心腦血管疾病，往往吃藥、打針、動手術都不能從根本上解決，甚至大都會留下較嚴重的後遺症。現把這些方法介紹給來信求醫的朋友們。

捋天柱、按啞門治中風不語

問：我自去年中風後，說話費勁，語言不清，不知用什麼方法可治？

答：可以捋天柱、按啞門。做此法之前，先弄清啞門、天柱這兩個穴道的位置與作用。

啞門——在頸後髮際入髮五分凹陷處。這個穴位通懸雍垂（俗稱小舌頭），手一按點啞門穴，小舌頭就會往外伸。針刺這個穴位能使啞人說話，所以，此穴很重要。它主治中風後遺症、腦震盪後遺症，還可治聾、啞、癲癇、精神病。

天柱——在啞門旁開一寸半。天柱就是啞門旁邊的脖筋，是太陰膀胱經，主治頭痛、落枕、咽喉腫痛。

動作如下：用左手捋右邊天柱，從上到下慢慢捋。從上捋到下，這算一

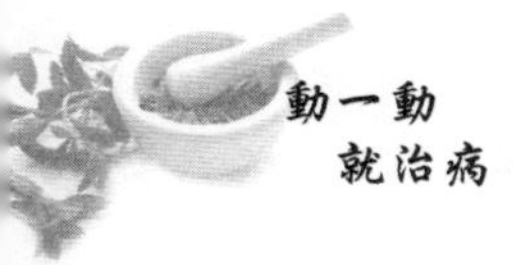

次，共捋21次。然後用右手捋左邊天柱，同前面講的一樣，從上捋到下，也要捋21次。捋完後用食指按啞門穴，按得稍重一些，可催小舌頭發音。每日早、晚各做一次。

此方法對中風後說話不俐落的或不能說話的，有較好的效果。

外三合治半身不遂

問：前兩年我得了腦血栓，搶救過來後，留下後遺症，手腳麻木、輕度半身不遂、勉強能走路，但非常吃力，用什麼方法醫治適合我呢？

答：治手腳麻木，用外三合的辦法較為有效。

就是想像左手和右腳，左肘和右膝，左肩和右胯合到了一起。怎麼合呢？剛開始時，在家人的幫助下，讓左手的勞宮穴找右腳的湧泉穴；左肘的曲池穴找右膝的陽凌穴；左肩井穴盡量向右環跳穴靠近。將這三個地方融合到一起，就叫外三合。左右反覆如此練習，對活動身體的關節、神經以及增強骨膜的韌性都有較好的作用。做的時候，次數不限，根據自己的體質來定。兩個穴位融合的同時，身體也要放鬆。開始時動作不熟練，找準穴道慢慢合，不要急於求成。為什麼要左右交叉呢？腦血栓、中風引起的後遺症有的是右側手腳麻木不能動，有的則是左側。凡是右側手腳不能動的，是由於大腦左側的血管栓塞所致；凡是左側手腳不能動的，是由於大腦右側的血管栓塞所致。

心腎相交治腦供血不足

問：腦供血不足所引起的症狀我都有，經常頭暈心慌，厲害的時候還犯迷糊，有什麼方法能幫助減輕症狀？

答：凡腦供血不足的病人，可多醒醒腦。為什麼會引起腦供血不足？是心腎不交，醒腦就是使心腎相交。

動作如下：兩腳站立與肩同寬，鬆肩墜肘，兩手自動抬起，中指相接，想像命門與肚臍融合在一起了。這時，氣由督脈上升。督脈是從會陰起始，往上到尾閭，到達脊背，經頭頂百會穴，最後到人中穴。任脈是從承漿穴往下，一直到會陰。任、督二脈一通，下邊是腎水上升，上邊是心火下降。腦與髓生於腎，腎臟足才產生髓，這叫坎中滿。現在中指相接，一想命門，就

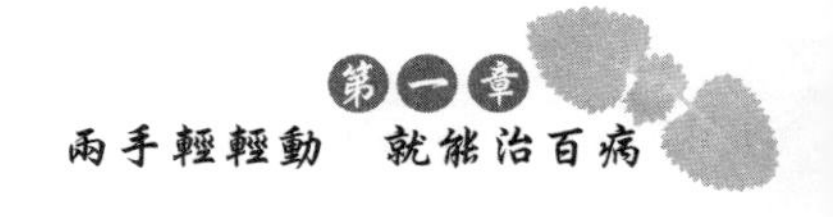

感覺督脈往上升。兩腳站的距離，寬度與肩井穴上下垂直，井口對準水源，水就可以上來。所以，一想命門，水就往上起，起到極點，肚臍往後收，跟命門相貼了，稍為一想肚臍就會癟下去。練的時候，想命門的時候要長，想肚臍的時間要短，這樣來回收縮。因為一想命門，肚臍就癟，就是說，肚臍往後收的時間越久越好。督脈一提升，脊椎就熱，腦子就清醒了，血液就上得很快，叫督升任降。肚臍鼓的時候，氣下沉，但不能老下沉，下沉久了，對身體不利。

結束動作：食指相接，大拇指相接，鬆肩墜肘，兩手自動分離。再靜一靜，手心朝下，手尖朝前，想手心浮在水面上，這時感到腳面很厚，這叫「水火既濟」。然後，想著兩手、兩肘、兩肩、兩胯、兩膝、兩足等部位都放鬆，就可以了。

撓腳心治失眠、多夢

問：我患神經衰弱20多年了，離不開安眠藥。經常失眠，難以入睡、易醒，醒後又很難再睡著。有時半夜醒來，眼睜睜地看著屋頂，第二天上班渾身發軟，昏頭脹腦。請問我用什麼方法，能早日擺脫失眠的苦惱？

答：你試試撓腳心。端坐，全身放鬆，用左手掰著右腳。手大拇指跟腳大拇趾合，手小拇指跟腳小拇趾合，即5個手指同5個腳趾是合的。然後，用右手撓左腳的腳心。怎麼撓？從腳趾撓到腳後跟，這算一次，左右腳各撓100下。撓腳心這個動作很重要，撓時不要使勁，似貼非貼，越輕越好使。右手食指、中指、無名指，跟左腳二趾、三趾、四趾說話似的。只有似貼非貼，有了輕微的刺癢感，才能取得較好的效果。

患有失眠，神經衰弱的病人，最好先搓後腰30下，然後再撓腳心。注意，所有的動作都是輕輕的，全身肌肉放鬆，很輕鬆自如地做，不一會兒，就會打哈欠，流眼淚，想睡覺了。

看風府治頭疼、癲癇

問：我經常頭痛，特別容易受風，如果受了風就會疼得更厲害，有什麼簡單的方法可以解決？

答：用腦子想著風府穴。風府穴在脖子後方頸部，正中線入髮際一橫指

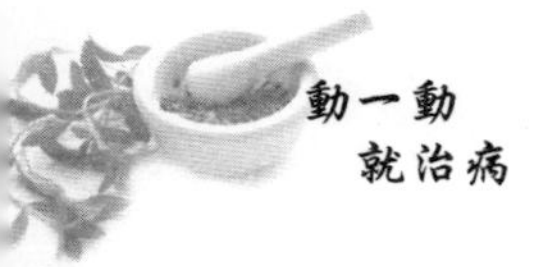

半的位置，即後腦勺下的凹窩中。如何看風府呢？就是閉著兩眼，想像兩眼左右來回地看風府穴。看風府穴看得頭部鬆快了，就可以了。有癲癇病的，可用手指按著風府穴往上推。

摩擦及踏水可治白內障

問：我有白內障，越來越看不清東西，我年歲大了，血壓又高，不敢動手術，有沒有好的辦法防止白內障的發展？

答：兩手心摩擦小腦。風池穴向上一點即是。風池穴，就是兩個黑眼珠對著後面稍下去一點凹進去的位置。先用左手心對準小腦，摩擦小腦，左手扶在右手背上，過一會兒，左手累了，換成右手心摩擦，左右手很自然地一個使勁、一個不使勁地來回摩擦小腦。做這個動作，目的是使眼睛放鬆、鬆弛。

想像腳心踏在水上。在摩擦小腦時要想著腳心踏在水面上，覺得水忽悠忽悠的，眼睛也變得濕潤了，也忽悠忽悠的。關於白內障，中醫稱為瞳仁反背，像貼著一張郵票在上面似的。腳心踏水等於用水泡郵票一樣，輕輕一揭眼睛就明亮了。年歲大的人，站著容易累，可以坐著做。有一點要注意，兩腳踩在水面上時，要想像水面就是井口，兩腳比井口大，踏在井口上面，水到腳心，腳心不離開水，但不能讓兩腳泡浸在水裏。如果水到兩腿，眼睛反而不舒服，想到腳心踏在井口水面上的同時，左右手要輪換著摩擦小腦，越自然越好，次數不限，由自己掌握。

動動指掌健大腦

古訓：「髮常梳」。

北周文學家庾信，字子山，南陽新野（今河南省）人，著有《庚子山集》。

子山吟詩撰文，由於用腦太過，引起頭昏目眩，夜寐不寧，久則頭髮枯槁脫落，而延醫求治，有歌曰：

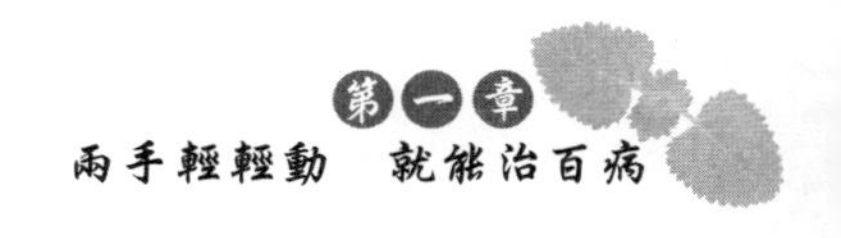

寥寥不成寐，悠然似獨醒。客窗橫半月，梳頭髮三更。

醫者云：「頭為諸陽之會，髮為血之餘，腦之華也。」其治，只要以十指當梳，常梳頭，摩穴生熱，血得熱則行，髮受血則血氣充足，自會生長茂盛，色澤烏黑而濡潤，真是：

返照罨晴嵐，青蒼映眉睫。

氣爽芳草多，次然幽興愜。

子山認為：「醫者所言皆通醫理，而遵醫囑：「髮常梳」。頭部，有百會、四神聰、上星等穴位，梳髮亦可按摩穴位，令其得氣以調生理機能，健腦醒神，猶如《黃帝內經》所云：「頭者，精明之腑。」所以常梳髮者：

意氣寒溫簡，郎官歲月長。

著梳生悅色，夕陽意難忘。

梳頭，當凝神佇思，納氣於丹田，騖精於千仞之顛。兩手靈活地梳理髮根，疏導按摩，改善大腦皮層之興奮與抑制過程，醒腦明目。「頭與百脈相通」，人身三百六十五絡，皆上歸於頭。活血通絡，增加髮根部血流量，則生髮、壯髮、黑髮。正如隋代巢元方《諸病源候論》云：「千遍梳頭而髮不白」；猶如俗語云：「牽一髮而動全身」。可見，潮枯榮，關係到人體強弱，髮常梳有益於形神健康。

子山求醫未取藥，只是在腦深處留下「髮常梳」三個字。而從此將「書齋」，更名為「梳齋」。其常年堅持於晨起之後、寫作之餘、入睡之前，法以「兩手十指代梳，自前額兩眉內梢由前到後、再由後到前，由左向右、再由右向左，梳髮按摩，如此循環往復，梳頭十至百次。久之，果然頭腦清醒，精力充沛，體魄健壯。

用手激活健康特區

脊柱、腋窩、背部和肚臍是人體四大保健特區，經常刺激這四區，就可啟動人體生理機能，強化抗病、抗衰功能。這是一條健身的「捷徑」，可收

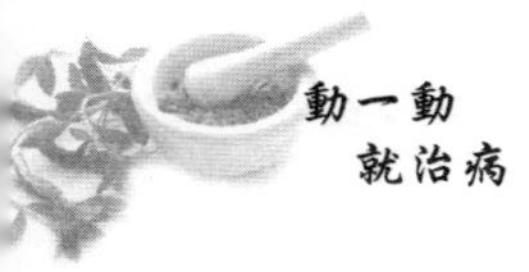

到事半功倍之效。方法如下：

準備活動

將全身每個部位，從上到下都拍打一遍，使人體經絡得以疏通，氣血暢行。

鍛鍊脊柱

很多疾病都是由於脊柱退化而引起的，鍛鍊脊柱能產生很強的生物電能，為臟腑以及全身補充能量，增強免疫功能，起到防病、治病的作用。

（1）前後踴動：雙膝自然下蹲，觀想從尾椎到頸椎像波浪一樣，一節一節向上踴動，兩手背後順勢而動。再從下而上踴動36次，然後從上而下再踴動36次。

（2）左右扭動：兩手叉腰，兩腳分開，觀想脊柱各節之間轉圈、螺旋上升，脊柱呈麻花狀。向左扭動36圈，向右扭動36圈。

揉搓腋窩

腋窩蘊藏著豐富的血管、神經、淋巴。揉搓腋窩，可促進神經體液循環，調和氣血，使全身器官都能得到更多的養分。

（1）揉搓腋窩：用左手揉搓右腋窩36次，換右手揉搓左腋窩36次。

（2）觸動腋窩神經：可引發咯咯大笑，促進人體各器官乃至全身都能得到運動。如果夫妻相互撓癢腋窩，不妨美美一笑，笑得越開心越好。

敲打背部

背部是主一身陽氣的督脈必經之地，還有貫通全身的膀胱經，以及很多重要穴位。敲打背部，可疏通經絡，使血脈流暢，滋養全身器官，有益於健康。兩人可以互相拍打，也可多人圍成一圈，後面的人順序拍打前面的人。

（1）剁：將兩手立起，分別剁前面的人的兩肩，從內到外反覆三次，再用手掌拍打兩肩3次。

（2）拍：兩手沿前面的人的脊柱兩側，從上往下拍打三次。

（3）推：用掌根從後背自頸椎沿脊柱到尾椎往下推，反覆三次。

（4）敲：兩手重敲前面的人的後背，先用掌拍，後用拳捶，由輕到重，敲打數十次，以舒服為度。

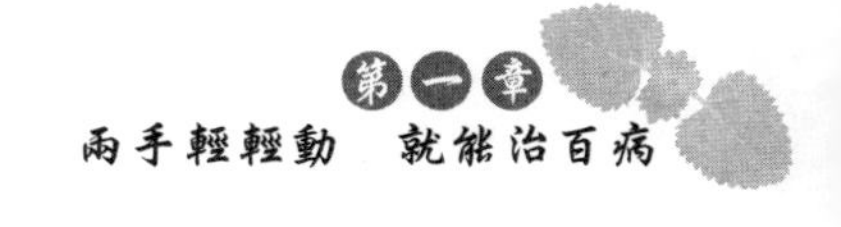

（5）轉：做完後向後轉，再做一遍，一日二次。背部聚集很多免疫細胞，敲打背部，可啟動休眠的免疫細胞。

鼓蕩呼吸法

肚臍是調整十二經、奇經八脈的中心部位，是元氣積聚之處，意守肚臍可調治百病。

（1）準備：站坐臥均可，先以右手沿肚臍正反畫小圈各36次；再以肚臍週邊畫大圈正反各36圈。畫圈以緩慢舒鬆為度。

（2）鼓蕩呼吸：心平氣和靜一會兒，吸氣時，觀想全身汗毛細孔隨之鼓蕩，吸氣要細、柔、慢、勻、長；呼氣時，觀想全身汗毛細孔亦隨之鼓蕩，把全身病氣、濁氣帶出體外。深呼吸開始約5分鐘，逐漸加長；深呼吸完畢，再自然呼吸；最後深吸三口氣，沉入肚臍。

鼓蕩呼吸可以促進人體吸進真氣，排出濁氣，有益於健康長壽。深呼吸時，專注於臍，可收「息息歸臍，壽與天齊」之效。（楊兆民）

按摩揭「秘」術

（1）摩臍療術：取坐位或立位，右手手掌放於臍上，左手手掌放於右手背上，在小腹部順時針方向揉動，揉五分鐘。然後按逆時針方向再揉五分鐘，共做十分鐘。每天早、晚各做一次，連續兩周。

（2）肚臍呼吸術：平時要經常想著吸氣時收腹，氣經臍孔進入胸腹，呼氣時鼓腹，氣由胸腹經臍孔而出。只要堅持一段時間，則會感覺腹部發熱，腸鳴音增強，呼吸平順，食欲增強，從而大便轉為正常。

（3）意想運氣術：解大便解不出時，思想要鎮靜，集中注意力，排除雜念，舌抵上齶。吸氣時深收，呼氣時慢慢由口輕輕吹出。同時意想此氣到小腹，到達直腸，這樣不斷意想，幾分鐘後大便即可排出。

（4）手穴療術：取牙籤5根，用膠布捆緊，使其尖部呈梅花狀，加壓大腸穴（食指上節的橫紋中點）、小腸穴（食指中節橫紋中點）、三焦穴（中指中節橫紋中點）、腎穴（小指上節橫紋中點）、肝穴（無名指中節橫紋中點），雙手交替治療。每次3~5分鐘，每天兩次，連續2~3天。一般按壓第二天，即可有腹內腸蠕動的感覺，第三天大便即可排出。為鞏固療效，可每日連續按壓。

按摩治中風

中醫歷來認為，缺血性中風其病位在腦，病機為瘀血內停、痹阻腦絡、神明失養。大腦的絡脈是全身絡脈的一部分，腦部病變形成血瘀，可引起全身的氣血運行障礙。腹腔是一個薄弱環節，易因淤血、痰濁、食積而形成「痞塊」，加重氣機不暢或閉塞。腹部痞塊的形成，不僅使該處臟腑功能減退，更重要的是導致全身經絡氣機運行不協調。

基於中醫理論，我們可以把腹腔「痞塊」的形成，理解為缺血性中風病理機制的重要環節。將消除腹部「痞塊」，作為治療缺血性中風的重要方法。

研究證實：缺血性中風的發生、發展與腦部微循環、神經細胞內環境的變化，以及某些遞質的紊亂、細胞的凋亡、離子的變化有關，還與毒性超氧自由基的攻擊、毒性興奮性氨基酸的增加、鈣離子的紊亂產生的神經毒性作用密切相關。腹部按摩可以通過加速胃腸蠕動，使部分病理產物經糞便排出體外，以截斷病理變化的惡性循環，保護腦細胞及神經元，達到通腹開竅、排除毒素的目的，促使神志恢復、肌力提高，促進肢體功能的恢復，減少後遺症。

我們選擇缺血性中風在三個月以內的患者60例，用盲法隨機分兩組。A組常規藥物治療，B組予以腹部按摩，必要時靜脈點滴藥物通塞。結果表明，按摩組優勝於單純藥物組。

具體按摩方法有三種：

（1）推拉法：根據患者腹部痞塊的狀態、深度和腹壁的厚薄，來確定力

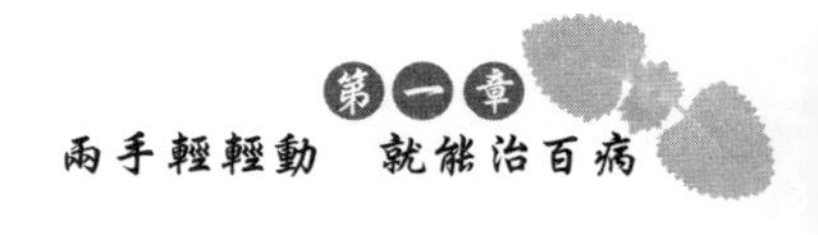

度進行推拿。

（2）歸擠法：醫者用雙手由患者腹部的兩側，向臍中適度用力揉腹。

（3）揉按法：醫者以臍為中心，雙手稍用力揉按，順時針揉按直徑要大，逆時針揉按直徑要小。

腹部按摩治療缺血性腦中風，療效快、無毒副反應、無痛苦。凡有中風患者的家庭，親朋好友經過一段時間的手法練習，每日定時為患者做揉腹治療，定會收到令人驚喜的效果。

第二章

腰部扭一扭　疾病繞邊走

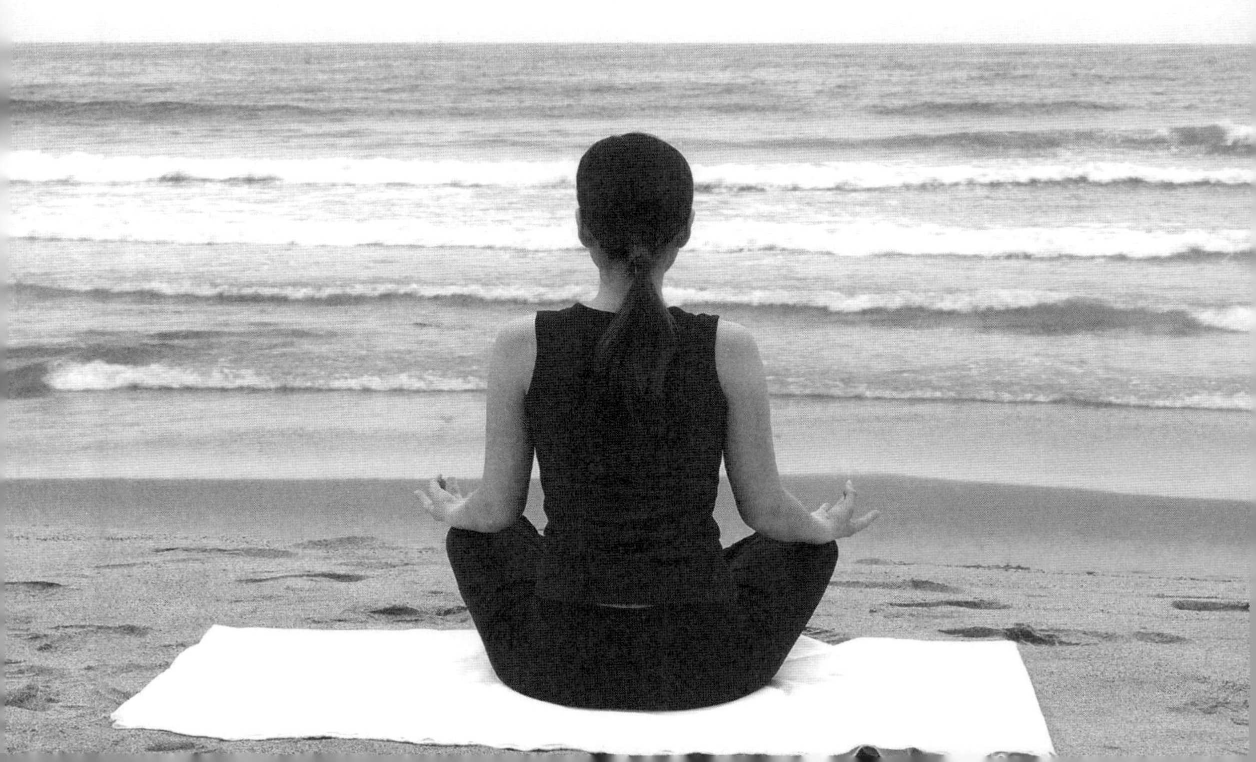

腰動輕如燕　練好龍游功

身體比較肥胖的人可練習龍遊功減肥，龍游功減肥與其他減肥方法相比，有以下優點：

（1）每次練功只需8分鐘左右，練功者不會在時間上感到為難。

（2）不需節食。有的人節食減肥，使身體攝入的營養過少，破壞了新陳代謝的平衡，身體會受到損害。

（3）不需吃藥。俗話說「是藥三分毒」，多吃無益。練龍游功減肥不需吃藥，不但能節約開支，也避免了吃藥給身體帶來的副作用。

（4）鍛鍊強度不大。年老體弱者也可以練習。

龍游功不但是一種減肥的功法，它對強腰健腎的作用也是很明顯的。

預備動作

雙手叉腰提踵

思想入靜，排除雜念，面含微笑，意想好像回到了十七八歲時最美妙的時刻。當你微笑時，全身的細胞都活躍起來，也像在微笑，使人從內心裏感到年輕。

（1）做法：全身自然放鬆，兩腳跟相靠，兩手叉腰，挺胸，收腹，提臀，兩腳跟慢慢提起，自然呼吸，全身上下起伏，共做8次。

（2）作用：此預備動作，著重鍛鍊了腿、腹、臀、胸部肌肉群。同時，腿部的肌肉拉緊了，使體型更健美，對臀大腰肥者效果更佳。

轉頸轉胯

此式大幅度運動頸部、胯部、腰部。

（1）做法：全身放鬆，自然站立，兩腳跟相靠，兩手拇指和中指相接，放在腰部；自左側開始，頭、胯部同時轉向左側45°方向，頭部稍向左抬起，眼睛向左前方眺望，此時腿部稍彎曲，重心落在雙腳上；回到原位後，向右側做同樣的動作。左4次，右4次，共8次。

（2）作用：此式反覆運動了頸、胯、腰，牽動了枕腦部位，故具有健

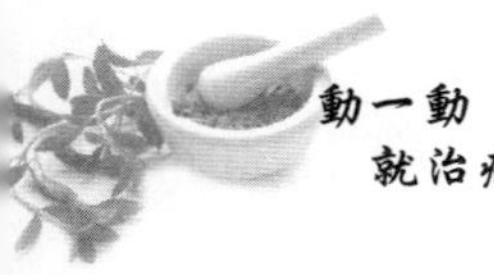

腦、增強記憶、活躍思維的作用。

雙手合掌左右擺

此式是龍游功預備動作最後一節，運動量較大，幾乎牽動全身各個關節。

（1）做法：全身放鬆，自然站立，目光平視，兩手從體側上行合掌於胸前，兩手拇指（少商穴）對著膻中穴，兩小臂成一直線；開始先向左側手推，臀部向右側，與此同時，眼睛目視右前方，回到中間後，再向右側做同樣的動作。左4次，右4次，共8次。

（2）作用：此式使肌肉橫向拉開，清除過多的脂肪，從而達到減肥、健美的目的。

功法

預備式

雙腿內側緊貼，兩腳併攏，踝骨相靠。兩手五指併攏，置於體側。收下頦，面含微笑，意想青春。

起式

上臂夾緊，曲肘合掌於胸前。合掌向左側倒，右掌在上，左掌在下，右肘抬起，頭、上體向左傾，臀部右擺。合掌雙手向左上方伸出，經頭頂朝右側劃圓至胸前，變成左手在上，右手在下，手指向前；與雙手劃圓的同時，臀部由右向左擺動，再由左擺回至正中位置，並微屈膝、屈髖，使身體重心有所降低。這時雙手已劃完第一個半圓。接著雙手向左側下方劃半圓至腹前正中位置，右手在上，左手在下，五指向前。與此同時，臀部向右擺動，再從右擺回至正中位置，繼續屈膝、屈髖，使身體重心較前又有所下降，完成第二個向下劃的半圓。兩手繼續向右側下方劃半圓於腿前正中位置，左手在上，右手在下，手指向前。同時，臀部又向左側擺，再從左擺回至正中位置，身體重心第三次下降至半蹲的最低位置，完成向下劃第三個半圓。以上完成後，由上而下劃圓的動作。下面是由下而上的劃圓動作。

動作接前，兩手合掌向左側上方劃半圓至腹前，繼續保持左手在上的姿勢。同時，臀部向右擺，再從右擺回到正中位置，身體重心有所升高，完成向上劃的第一個半圓。兩手繼續向右側上方劃半圓至胸前，右手在上，左手在下，手指向前。同時，臀部向左側擺，再從左擺回正中位置，身體重心繼續升高成直立，完成向上劃的第二個半圓。如此劃完三個半圓，回復至起始動作。至此，全部完成一遍動作。雙手合掌從下至上共劃3個連續的半圓，臀部左右來回擺動6次。照此連續做8遍。

收式

合掌，雙手劃完3個半圓回到胸前，繼續向左上方劃半圓，運至頭頂正上方，然後垂直下落至胸前，雙手自然放下。

做功要領

雙手劃圓要準確，勿走捷徑；腿、髖隨手掌劃圓上、下屈伸，臀部移動掌握重心的高低；初練者腰部擺動要小，防止扭傷，久練後，腰部力量增強，手臂劃圓可以加大；做功時身體重心前移，置於腳掌上，動作緩慢。

（周繼成）

頸轉腰也轉　疾病早不見

生命離不開運動。運動和陽光、空氣、水以及食物一樣是人體的必需品，不僅對維持器官的結構和功能功不可沒，而且還能調劑精神，增強體質，促進血液循環，預防多種疾病。

但是，在現實生活中，的確有不少人，特別是老年人，常常為選擇合適的運動項目而發愁。首先是現代人生活節奏快，工作繁忙，很難得有整塊的空閒時間可供支配；其次，疾病和運動場地也限制了一些運動項目的開展。那麼，有沒有可以不受場地、時間和身體條件限制的運動呢？下面我們介紹的就是這樣一套簡單、易行的轉體運動：

轉頭：取站位或坐位，雙眼微閉，挺胸收腹，頭部先按順時針方向轉動10圈，再按逆時針方向轉動10圈（以下巴劃圓）。每日次數不限，此法能使頸部的肌肉和關節得到鍛鍊。除了增強其功能外，還有防治神經性頭痛、失

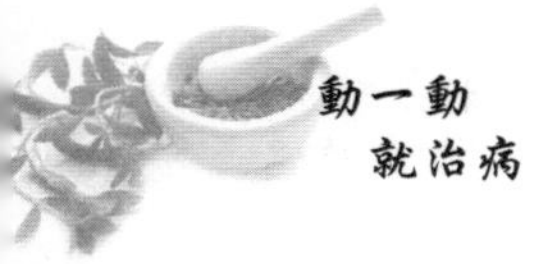

眠、頸椎骨質增生、頸肩綜合徵等功效，有頸性眩暈時暫緩施行，否則會使眩暈症狀加重。

轉肩：即藉助上肢運動，轉動肩關節。運動時將上肢向前、後、內、外各擺動10~20次，以帶動肩關節的運動。每天堅持擺動3~4次，擺動範圍由小到大，運動量也可根據自身條件作相應調整。轉肩對於防治肩周炎、改善心肺功能，有一定的幫助。

轉腰：取站立位，兩腿分開，兩手叉腰，腰向前彎，先按順時針方向轉動10圈，再按逆時針方向轉動10圈。此法除能增強腰部肌肉、關節的功能外，對慢性腰肌勞損、腰椎骨質增生、腰椎間盤突出、風濕性腰痛、坐骨神經痛等有防治作用。

轉腹：不限體位，雙手重疊，手掌置於腹上，先按順時針方向按摩腹部50~100次，再換成逆時針方向。此法對於消除腹部贅肉、促進消化，防止臟器下垂、便秘和痔瘡都很有好處。

轉腿：取站立位，兩腿併攏，身體向下蹲，雙手扶住雙腿膝蓋，先按順時針方向轉動膝關節10圈，再按逆時針方向轉動膝關節10圈。此法除能增強腿部肌肉力量防止腿先老以外，還能防治膝關節炎、下肢靜脈曲張、坐骨神經痛等疾病。

轉踝：兩足交替向內和向外用足尖畫圈，或交替伸直並彎曲兩側踝關節，每次持續30秒。轉踝除了可以增加關節的靈活性外，尚能間接刺激足踝旁的經穴，對胃腸、心、腎疾病均有防治作用。（郭宏偉）

優化生命　鬆腰動腰

自古至今，在汗牛充棟的典籍之中，在花花綠綠的報刊之林，眾多的養生保健方法，或嫵媚、或深情地包圍著我們，使我們無所適從——到底哪種方法更有普遍性、更適合有著個體差異的人群呢？到底哪種方法更簡潔、更實用，更符合人體的生命運動規律呢？我們在長期的養生保健實踐中發現，

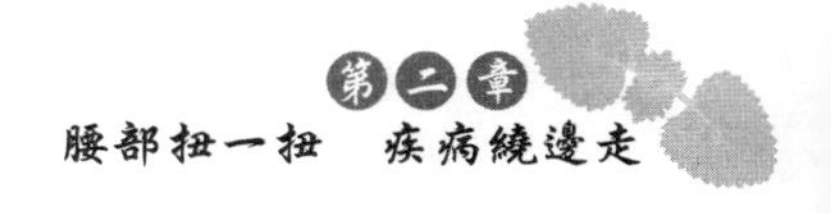

著眼於人的軀體、臟腑、精神的整體優化及有針對性的強化訓練，是健康長壽的基礎和養生保健的根本規律之所在。這其中，鬆腰是關鍵中的關鍵。

刻意留心在腰間

腰在人體中有著非常重要的作用，古人有「命意源頭在腰隙」、「腰為驅使」、「源動腰脊轉股肱」、「刻意留心在腰間」等說法。腰為一身之主宰，猶如動力機械的大軸，軸一斷，則動力機械全部報廢。腰一生病，則百病叢生；腰病一重，則它病亦重。腰部如果通過訓練，能鬆動如彈簧、靈活如柳條、通暢如江河，則會增強腎的功能，使人元氣充足、精力旺盛，保證腰主宰一身活動的功能，使「力發於足，主宰於腰，行於四肢」的生命之活力源源不斷。

腰部如果不能使之有效地放鬆，天長日久，則會產生許許多多的問題。其一，影響腰部生命力的蓄積，阻滯背部氣血的上升。輕則背部酸痛、頭暈、眉宇悶脹、腹脹、腹滿等；重則氣血沖頭，出現高血壓、腦溢血及精神不能自控等問題。其二，影響命門之火對水液的蒸騰。男性可出現遺精、白濁，甚至癃淋；女性則白帶增多，月經不調，小便頻繁等。如筆者的一位朋友，從小就不喜歡體育鍛鍊，結果腰部僵硬，走路一直讓人感覺彆扭。20歲時連著幾個月，幾乎夜夜遺精，告知鬆腰方法後，天天堅持鍛鍊，一個月後遺精的問題就解決了。其三，往復轉身鍛鍊頻繁者（如練武術、拳擊、跳舞等），易使陰陽升降失衡，浮陽上騰於面，多呈滿面紅光而欠涵蓄，日積月累會出現中風（半身不遂）等疾病。如某太極拳泰斗一生未患過任何疾病（但對鬆腰的問題一直重視不夠），到了晚年卻得了中風。

圓動腰脊鬆腰胯

一般流行的腰部鍛鍊方法，有前後俯腰、左右彎腰、左右晃腰、左右擰腰、大彎腰手轉大圈等。但真正的鬆腰方法不是這樣簡單的體育運動，而是積歷代養生家積極探索之經驗所提出的科學的養生保健之方法。鬆腰的方法，主要有以下幾種：

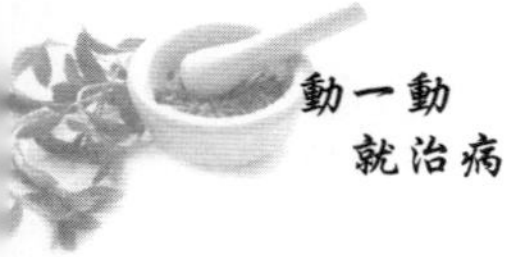

蹲牆鬆腰

蹲牆鬆腰實際是一個全身性鍛鍊的便捷方法，對於治療全身各處的疾病以及排除身體的不適均有較好效果。有人常年堅持蹲牆，偶遇風寒，連續蹲牆數百下，一般1~2次即可痊癒。

蹲牆鬆腰的基本要領是：面壁而立，兩腳併攏，重心落在前腳掌上，兩手自然下垂，手心向內，周身中正。百會穴彷彿有一根細線向上輕輕地提著，想像會陰也有一根細線在輕輕上提。腳尖頂著牆根，兩肩前扣，含胸收腹；全身放鬆，安靜片刻，讓思緒平和；然後腰向後放鬆，身體緩緩下蹲，下蹲時頭不可後仰、不可傾斜，要放鬆地下蹲，使脊柱關節放鬆下落，同時把注意力放在腰背部及尾閭部；徹底蹲下後尾閭可用力前扣一下，然後再緩緩上起；上起時百會處好像有一根細線拽著脊柱逐節升起、抻動、拉直。如此為一次。

剛開始，有很多人做不到完全合度，可根據自己的身體狀況，確定兩腳與牆的距離——腳尖可以先離開牆，離多遠以盡自己的力量能蹲下為度。如年紀大或行動不方便，可兩腳分開並於牆根有一定的距離，甚至用手抱著樹、床架、門把手等支撐物下蹲。一開始，動作做不到位不要緊，關鍵是要堅持。年輕人或身體好的人，則應盡量按標準姿勢蹲。剛開始下蹲可能比較困難，沒等蹲下身體就會往後倒，碰到這種情況別灰心，可稍稍地把腳往後撤一撤，繼續精神高度集中地反覆蹲。一般每次蹲30次為一組，每天蹲一組以上，多多益善（現在有人一次或一天能蹲數百、數千次，甚至上萬次。有一個少林寺武僧，曾一次不吃不喝不睡地蹲了38小時）。

經過一段時間的鍛鍊，隨著脊柱、背部鬆動程度的提高，能順利用腳尖抵牆自如地下蹲、上起了。然後，就可以轉入第二階段的練習了。

轉腰涮胯鬆腰

轉腰涮胯鬆腰是通過轉腰來實現鬆腰之目的。「涮胯」的「涮」，原意是用水搖動或放在水裏擺動清洗，「涮胯」則有擺動腰胯部的意思。轉腰涮胯的具體做法是：①立身中正，兩手叉腰，兩腳踏地分開，平行站立，略寬於肩，適度下蹲，軀幹與大腿成一鈍角，膝蓋不過腳尖。②髖關節放鬆，並

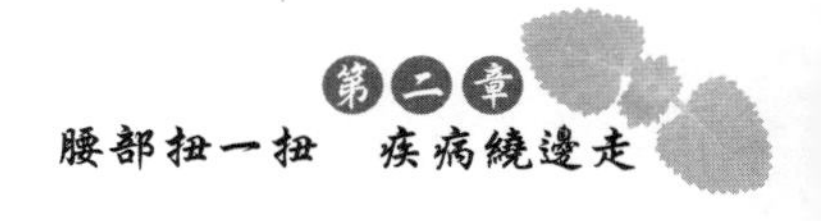

以之為支點，轉動骨盆，先向左轉九圈，再向右轉九圈，注意力在尾閭尖上，即為「涮胯」法。③以尾閭向前扣、向後翹，帶動骨盆做前後擺動九次。轉腰涮胯鬆腰法關鍵是尾閭在骨盆的下面把圓圈轉圓了，不丟掉一個方位，這樣就比較容易使腰胯也轉起來。轉的速度開始要慢，越慢效果越好。轉的時候腰不要繃勁，要放鬆地轉，這樣才能起到較好的鬆腰效果。

站樁鬆腰

一般人認為，站樁的主要作用是強身健體。其實，如果兩腳站成內「八」字，鬆腰的作用可能更明顯。具體來說，站樁鬆腰的關鍵是兩腳分開與肩等寬，兩腳要站成內「八」字型。兩腿微微下蹲，膝不過腳尖，小腹微微回收，大腿根部空虛，百會穴彷彿有一根細線向上輕輕地提著。同時，想像會陰穴也有一個細線在輕輕上提，腰部命門向後放鬆，尾閭下垂，上下牽拉把腰抻直，但不要硬挺，呈似坐非坐狀態。站樁姿勢的高低依各自的體質而定，一般站30分鐘左右，當然，站的時間越長越好（有人強化訓練時曾每次站三小時以上）。站樁鬆腰可使腰椎及其韌帶、腰兩側肌肉等都放鬆，逐漸改變腰部的自然彎曲狀態。

坐式鬆腰

因體力的關係，一些中老年人或體弱的人不適合強度大的運動。那麼，可採用坐式的方法（其實嚴格要求起來，該方法也有一定的難度）進行鬆腰訓練。①坐在硬板床上（鋪一層褥子或蓋一層薄被），兩眼微閉，兩腿伸直，兩腳趾上翹，腳跟前蹬，膕窩處繃緊，兩手自然放在膝蓋上，手心朝下，低頭收下頦，上身微前傾，呈自然放鬆狀態，腰脊部向後放鬆。②在坐的過程中，隨著身體的進一步整體放鬆，上身會自然前傾下落。不要刻意去糾正這樣的前傾下落姿式，順其自然。③將注意力放在以命門為中心的部位，想像腰部非常的放鬆，在心平氣和的狀態中，可用音符振盪的方式來強化鬆腰的效果。在這裏主要是默念「籲」、「英」字音。坐式鬆腰每次最好能超過15分鐘，時間越長越好。如果累了或不想坐著，可順勢躺下，兩手重疊放在中脘部順時針揉一揉腹。揉的過程中，如果乏睏就可以好好睡一覺。

隨著鬆腰鍛鍊的深入，人的生命活動一定會展示出無限生機。鬆腰是一個長期的人體鍛鍊的系統工程，切莫半途而廢。以上四種鬆腰方法，可在一天中合理安排時間練習，也可在不同的階段單一進行一種方法的專項練習。

全身五弓氣血通

為什麼鬆腰對於我們非常重要，從中醫學角度看，有以下幾點原因：

（1）鬆腰能強壯生命之門：調節升降腰部前面的肚臍即是神闕穴，腰部後面則有命門穴。中醫學認為，肚臍是人的命根，命門是人身生命之門，為生命的本源，是推動人體生命活動的原動力。明代大醫學家張景岳提出了命門是水火之府、陰陽之宅的觀點，他在《類經圖翼》中指出：「命門之火，謂之元氣；命門之水，謂之元精。五液充形體賴以強壯，五氣治則營衛賴以和調，此命之水火，即十二臟之化源。」命門之火即真火，統管一身陽氣；命門之水即真水，調節五臟之陰。在命門水火的發動下，肝木溫升而心肺涼降，中土樞軸得以轉動，共同完成臟腑的升降功能。

（2）鬆腰能疏通經絡，調和氣血：古有一身備有五弓之說：以放鬆身弓為主，手足弓為輔，常以腰為軸做上下圓柔的升降轉動，上與兩膊相繫，下與兩腿相隨，上下相隨，中間自然相隨。五弓放鬆，形成八面暢達之勢。許多疾病都是由於經絡阻滯，氣血流通不暢所致。經常進行鬆腰練習，經絡自然就疏通了，氣血一通暢，病又從何而來！

（3）鬆腰有明顯減肥效果：鬆腰運動可以活動五臟六腑，使之得到自我按摩，對治療五臟六腑的疾病有較好效果。刺激脊髓神經和植物神經，使氣血上升於腦，對治療腦疾和開發大腦智慧有較好的作用。總之，多進行鬆腰訓練，可以使周身形成一個整體，達到「身形腰頂」、「支撐八面」、「牽一髮而動全身」的人的本來狀態。　（藍晟）

金魚游泳動動腰　消除肩酸腰背痛

雙手向上伸直，在頭頂上方合掌，再向左右扭曲身體，使身體成為S字

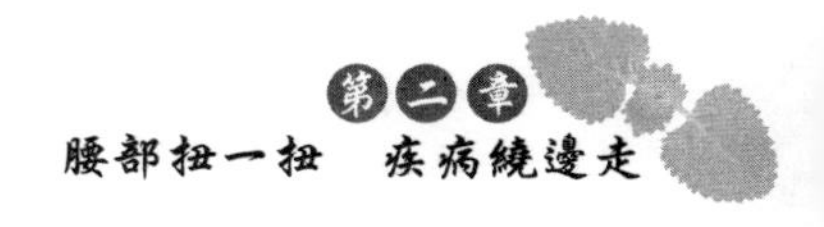

形。然後好像金魚游泳一般，以輕鬆的神態扭動。注意保持身體的柔軟，每次大約進行30秒鐘。這種體操可強化支撐背骨的肌肉，對於消除及預防腰痛、肩膀酸痛非常有效。同時也能促進血液循環，消除全身性疲勞等。

動腰、健腰、強腎二法

生活中，有的家庭男性患有陽痿、遺精、早洩等症，常此以往，導致女性也毫無「性」趣了。有的人房室活動後，動輒頭暈眼花耳鳴及腰膝酸軟，中醫說這是「腎虛」所致。怎麼辦？如今流行「大病進醫院，小病自己療」。像這樣的「難言之隱」，單靠「補腎品」是不夠的，「健康的鑰匙握在自己手中」，只有加強鍛煉才是壯腰健腎的最佳方法。現介紹兩種簡單易行且療效很好的方法，腎虛患者可選擇練之。

方法一：一呼一吸提升元氣

（1）端坐在凳子上，雙腳踏地，與肩同寬，雙手放於大腿上，掌心向上向下均可。坐時應坐在凳子邊上，不要坐滿凳子。練習數日後，可不拘於形式，隨時隨地都可練習。

（2）消除雜念，集中精力，一心想著會陰部。隨著呼吸，會陰部一提一放，一緊一鬆，將會陰部往裏提縮，如忍小便狀。

（3）採取腹式順呼吸法，即呼氣時腹部凹進，同時稍用力將會陰部上提，即一緊，而吸氣時腹部凸出，會陰部隨之下放，即一鬆。這樣，隨著呼吸，會陰部一上一下，一緊一鬆，反覆進行。每日練習1~3次，每次提縮10~20下。

練習中，每次提縮會陰部次數最好別超過20下，防止引起腦頂部和頸項部酸脹痛。高血壓患者提縮的次數要適當減少，神經衰弱的人晚上不要練。另外，饑餓、疲勞、生氣和情緒不佳時最好不要練。如在練習過程中發生頭暈腦脹時，應立即停止。

方法二：下蹲運動健腎強心

即叉腰，雙腳分開與肩同寬，雙目平視。然後再鬆腰屈膝慢慢下蹲，下蹲時腳跟離地，重心落在腳掌上，上身盡量保持正直，避免前傾。同時口吐「呵」字音。起立時，咬緊牙齒，隨著吸氣，慢慢站直身子。

下蹲程度當因人而異，身體較好的可以全蹲，蹲下後停一兩秒鐘再起立。老年人可以半蹲，開始時只略作屈膝狀，逐漸加大下蹲深度。體弱者雙手可扶著桌沿椅背。缺少體育鍛鍊者，在身體前俯後仰時可以背靠牆壁下蹲，逐漸做到自己完成全蹲動作。一般每天鍛鍊2~3次，每回下蹲30次左右即可。

下蹲運動如能堅持下來，不但能壯腰健腎，且還可增強心肌的活力，有強心補氣明目等功效。（王金山）

腰動全身動　治療肩周炎

肩周炎不是什麼大病，但治療起來還是蠻棘手的。服藥、打針常常並不靈驗。其實，肩周炎多數都是由於過勞、感受風寒之類的「物理」因素導致的。因此，治療它的方法也以運動、按摩推拿之類的「物理」療法為佳。下面介紹的這幾位患者，都是採用這樣的「物理療法」自愈肩周炎的。患肩周炎的讀者，不妨擇一而試。

「蛙泳」治療肩周炎

雙腳並立，兩手臂向前直伸，像游泳一樣，各向左右劃弧圈形，早晚堅持做200次。開始時會感到有些疼痛，這時要有毅力，不要因怕痛而半途而廢。

「拉單槓」治療肩周炎

在家選一合適門框，吊一橫木，開始吊低點，經常去拉幾下。隨著病情好轉，將橫木逐步升高。約半月後，疼痛自然消失，手臂活動自如。但需提醒的是，關節活動宜經常鍛鍊，以免重蹈覆轍。

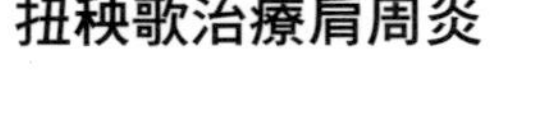

扭秧歌治療肩周炎

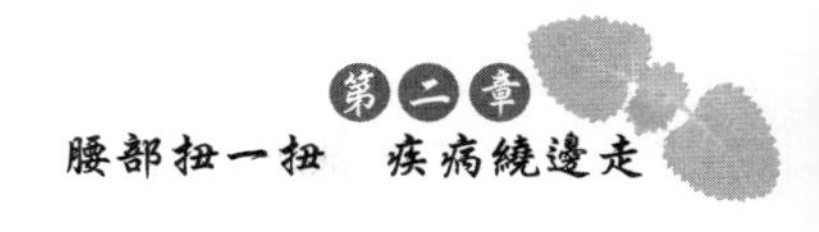

扭秧歌時，手臂擺動幅度宜稍大一點。手向下後方甩動時，手臂與身體成70° 左右的角。往上擺動時，盡量讓手抬至胸部以上。扭動時節奏快慢，可自己掌握。能快，盡可能快。練上四五分鐘，身上有發熱感即可。

「甩」去肩周炎

（1）雙手甩手。每天早、中、晚進行，自上至下，左右前後。同時左右手轉圈。雙手甩手鍛鍊，每一個動作30下，使雙肩活動自如。

（2）雙手懸吊。如利用單槓進行雙手懸吊，每次5~10分鐘，堅持鍛鍊。這兩種體療法的好處在於：用雙手的甩力活動，循序漸進，既不劇烈又能減輕活動時的疼痛，收到了活動雙肩、血液流暢的功效。而懸吊活動，用懸垂重力起到伸拉的作用。兩法並用，互相協調促進，達到治療目的。

做做「肩周炎操」

患肩周炎後左臂不能上舉，手臂下垂還能動。可做肩周炎操：兩腳分立，兩手下垂，按一二三四做四個動作，隨動作應聲喊出，協調氣血經絡。

（1）兩手向前平伸，帶力甩出，手心相向，手指伸直；

（2）手握拳，下臂曲收，上臂貼身；

（3）手指伸直，手心相向，用力上舉（伸），開始只能成丫型，隨時間移伸到90°；

（4）手指伸直不變，手掌分左右兩側砍下去，下垂貼身。然後還原。

每天做100次，再輔以甩手療法，前60°，後30°，緩慢鬆馳。如此鍛鍊一個月，手臂就可以伸直上舉了。

肩周炎患者一定要注意護理，睡覺時手臂要蓋好，不能露在外面，最好穿汗衫，不因露臂受寒，一有不適，再練即好。

壯腰腎、腎虛補方問答

做的時候，站、走、坐均可，但要求做的過程中動作要中斷，一定堅持搓到81次為止。每天做多少遍不限。無論有病無病，常搓腰，大有好處。腎

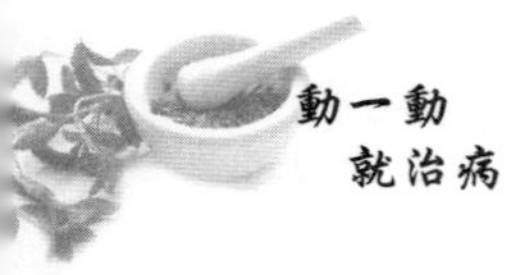

氣一足，百病消除。腰酸腿痛的，搓兩天就不疼了。因為腰為腎之府，腰痛與腎有密切關係，腎氣一足，腰就不疼了。

注意如下要領：

（1）搓腰時要想像自己的兩腎往一塊擠，這是關鍵。如果不加想像，只是用手背搓搓，只是皮膚摩擦而已，收不到固腎的功效。

（2）搓腰時，兩手背一定要對準兩腎，左手背要對準左腎，右手背要對準右腎，關鍵是對準後才往一塊擠，不是隨隨便便地左右來回搓，這樣也不起作用。

（3）搓腰時再累也要搓夠81次，中間不要停，目的是使命門發熱，命門發熱，全身得益。

滋陰補腎治療腳後跟酸疼

問：經常腳後跟疼，尤其冬天疼得更厲害，做家務事站久了也疼，這是什麼病呢？應如何解決？

答：此症多因久站傷筋而引起，不過冬天受寒也可以引起腳後跟疼。其病根還是因為腎虛、腎虧、腎水不足。有的因歲數大，動得少了，身體虛弱了，也會引起腳後跟疼痛。因為「不通則痛，通則不疼」，腳後跟痛也屬腎經不通。要使腎臟的功能增強，足少陰腎經暢通，可以用滋陰補腎的方法來解決。該方法動作如下：

先要說明的是，人有「內腎」「外腎」，男女不同。男子外腎是兩睾丸，女子是兩乳頭。因此，男女練這個功法時操作方法也不一樣。

男子兩睾丸通陰蹺、陽蹺，陰蹺脈要穴在內踝骨下面的照海穴。男子將注意力貫注到此穴上，想像兩內踝骨處的照海穴，守住這個穴道，這時內腎裏的氣自然會往上走，腎氣就上來了。外腎在陽蹺脈的要穴，叫申脈，是外踝骨下面凹陷下去的穴位。這樣一想像，自覺睾丸有往下降之感，氣就往上升了，可通內腎。

接著就是用手揉捏崑崙、太溪這兩個穴位（崑崙穴在外踝後方與足大筋前方的中間凹陷處，太溪穴在內踝後方與足大筋的中間凹陷處），用左手揉右邊，右手揉左邊，用手指點完就往裏一捏，然後揉這兩個穴位。兩個穴位

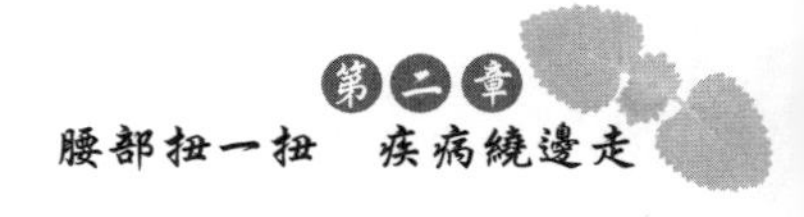

通了，整個腳後跟就不疼了。

女子的外腎是兩個乳頭，做這個保健法時先守膻中（膻中穴位於兩乳間胸骨柄內）。同時拿兩手心對著兩乳頭劃圈，覺得乳頭與手心熱了，腳心也熱了，氣就從腿往下走，一直通到腳。半個小時以後，再揉捏昆侖和太溪穴。男子將注意力關照在陰蹺脈的照海穴半個小時，一會兒腳後跟就發熱。

先觀注「內腎」，後觀注「外腎」，就能增強腎臟功能。

這種病男女老少都有，但病因不同。有時候，用腦太多也容易腎虧。青年人腳後跟疼往往因為性欲過度，過多地傷腎。病因雖各自不同，但都可以做此方法。每天早、晚一次。

提水保健法可治療腎虛腰疼

問：我動過手術後，下肢經常發麻、腰疼，中醫說是腎虛，請問用什麼方法可以解決這個問題？

答：用提水保健法，可較好地解決這個問題。

取站立式，兩腳分開與肩同寬。一定要十分準確地做到兩肩井穴與兩腳的湧泉穴垂直，只有對正了，才算真正是兩腳與肩同寬了。

重心放在兩腳之間，腰稍微彎曲，眼看地下井口。兩手交替做提水保健法，想像著從井裏提上一桶桶水來，促使腰部轉功。兩腳分虛實，全身放鬆，見汗為止。

動大手術後容易傷元氣，每天堅持用提水保健法鍛鍊腰肌，可使氣血旺盛，並可使因腎寒引起的疼麻症狀得以改善。

此法習練次數不限，可根據自身素質的強弱自行掌握。

築基升陽法可治療陽痿

問：我有陽痿、早洩，不大好意思上醫院看病，能否教我自己治療這種病的方法？

答：主要用築基升陽法，動作如下：

先行沐浴，毛孔擦抹乾淨之後，靜坐或躺好。開始時是用想像的方法將注意力貫注會陰。這時，會陰，百會穴會動。接著想「外腎」（即兩個睪丸），氣到了睪丸即往上送回。然後再想命門，可向命門導引氣機。想像由

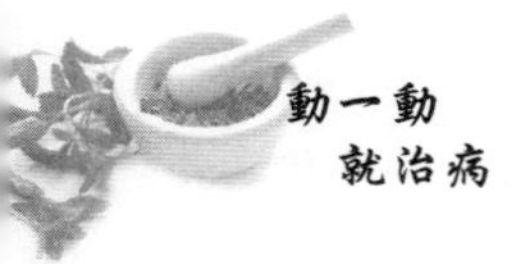

會陰—外腎—命門，這算一次，共做49次。

打通生死竅治療腎虧音啞

問：我每天早晨鍛鍊後感到聲音像堵在嗓子眼似的，一講話兩耳嗡嗡響，說話的聲音好像也嗡嗡響，休息一會兒就好，這是怎麼回事？

答：是中氣不足，每天鍛鍊不能過量，平時可用打通生死竅的方法來解決這個問題。

先讓自己靜一靜，坐好，注意力傾注於腹部肚臍與腰部命門之間，前後成一直線，左右兩側視線與前後視線交叉成「十」字。注意力圍繞這個「十」字開始先右轉圈，即從肚臍朝前一寸處開始，往右後轉到右側腰眼。稍停一會，再從右側腰眼，向前轉到肚臍為一圈。左右側各轉18圈。

開始做的時候，注意力從肚臍前伸8~10釐米左右。想一想就可以，不要超過8~10釐米，伸得太多會覺得氣抻得慌，感到氣不夠用，就會不舒服。注意力朝前伸，可將中氣引導出來，如果覺得拉得遠了，就往後收一收，像抻皮筋一樣，一收就轉，稍停後再轉，共轉36圈。

這個方法主要治中氣不足，引起中氣不足多由於腎虛。對於音啞、打嗝等症這個方法都可以治，一個接一個的打嗝，大多因為腎氣虛引起的。古人認為，臍內丹田為人體生死之竅，練之可補腎虧。

早晚各做一次，時間不限，不做收式，做後感到舒服，氣足了就行。

綜合治療　保護腰部

腰部是人體的中樞，它溝通上下，連通五臟六腑，對於人的生命活動，健康長壽有著重要的意義。經常進行腰部的鍛鍊，對於防止四肢麻木、腰腿疼痛、強腎固體均有明顯的效果。以下是一些特別簡單的腰部鍛鍊動作，如果有時間，可儘量多做一些這方面的練習。

屈腰擴胸

接上姿勢，身體平坐，下肢伸直併攏，下肢與上身成90° 角。開始上身

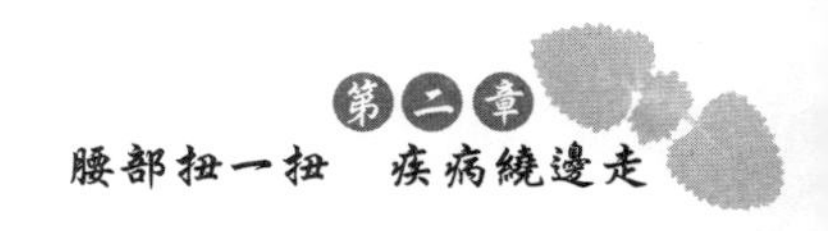

向前傾斜，同時慢慢呼氣，雙手指尖向足部趾尖伸去，盡量前伸，以手指能摸到足趾為最好，如摸不到，腰部可下彎幾次，使手指接近趾端。跟著上身向後仰，同時吸氣，在吸氣過程中，上肢向胸部收攏，收到胸口時，雙手握拳，做圓形轉動。然後用力將兩臂向左右兩邊伸開，雙拳放開使胸部得到擴張。此一動作完成之後，跟著做第二次上身前傾，雙手指尖伸向足尖，周而復始，進行10~20次。

作用：能靈活關節，開胸順氣，壯腰固腎，對四肢麻木、腰酸背痛有防治作用。

按摩髖骨

接上姿勢，身體仍平坐，用雙手掌根部，分別按在左右兩邊髖骨上，即大腿與胯骨連接處（即環跳穴），做圓形磨動順逆各30~40次。

作用：環跳穴是下肢的樞紐，是下肢的重要穴位，對腰腿酸痛、坐骨神經痛、下肢麻痹、半身不遂等症有輔助療效。

按摩腎俞

接上姿勢，身體仍平坐，用雙手掌心，指尖向下，分別按在背後脊椎兩旁（即腎俞），做上下來回抹動若干次。

作用：能壯腰強腎，防治腰酸背痛、遺精、失眠、陽痿、月經不調、帶下、耳鳴、耳聾、水腫等疾病。

按摩脊椎

接上姿勢，用右手掌心，横按在背後脊椎正中，指尖向左，然後用左手在背後握住右手四隻手指，兩手同時用力，緊貼脊椎，上下抹動50~60次。

作用：脊椎屬腎脈範圍，在它下部三分之一段內，有腰陽關、命門兩個穴位，是腎脈陽氣必經之關隘，是生氣出入通達維繫生命之處。它位於兩邊腎俞中間，按摩它，有增補腎陽，通利腰椎之效，對肝腎及泌尿生殖系統的疾病，有防治功效。

振動骶骨：

接上姿勢，面轉向床前，收腿盤坐，兩腳底對接，將盤腿盡量拉近腹部，然後用兩手掌心分別放在左右兩邊膝蓋上，用力將兩邊大腿向下壓動，

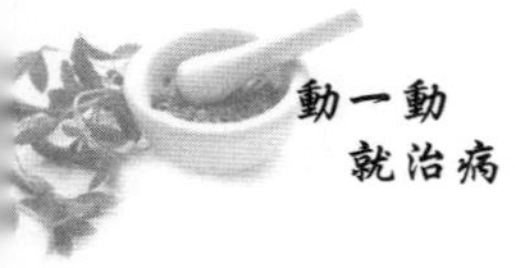

使胯骨、骶骨關節同時受到振動，按20~30次。接著將兩手握住兩邊四隻腳趾趾端，腰部盡量向下彎動，使頭部能接近腳趾，連續下彎四次，腰伸直一次，又再下彎四次，伸直一次。如此下彎伸直4~5次。

作用：骶骨關節，是單獨承受全身重量的大關節，是腰部活動的樞紐，是體重轉移到下肢的橋樑，加強腰骶關節的鍛鍊，能使韌帶肌肉筋膜小關節運轉正常，對腰肌勞損、腰背僵直、腰痛、肌筋膜炎、纖維質炎等症，有防治作用。（王篤之）

扭腰吸氣練瑜珈　獻給減肥女性

瑜珈瘦身體位法

瑜珈的體位練習是配合呼吸的韻律，圍繞脊柱、伸展身體，從而完成各種姿勢。方法上強調「動靜結合」，練習過程中把人的神、形、氣（精神、形體、氣息）結合起來，外練筋、骨、皮，內養精、氣、神。藉著瑜珈體位練習，可使腦細胞得到調整、改善和提高，有利於大腦控制、調整各部臟器的功能，尤其是內分泌系統。如此這般，減肥效果不但明顯而且持久，同時還有美體、美容的特殊效果。

瑜珈瘦身體位第一式：三角式——苗條腰部的最佳練習

（1）雙腳盡量分開直立，雙手向左右張開並伸展。面朝向左邊，同時將左腳掌轉向左，把上半身向左邊伸展，此時右大腿及身體右側應感到有拉扯的感覺。

（2）呼氣時把身體向左邊彎低，左手伸直按在地或腳背上，右手朝天伸直舉高，面朝天，眼望右手手指，保持深長的呼吸，維持動作十五秒。

（3）完成左邊後轉做右邊，可根據情況重複3~5次。

效果：伸展並收緊側腰部，刺激並按摩了腹部內臟，有助於新陳代謝過程，加強腿部力量。

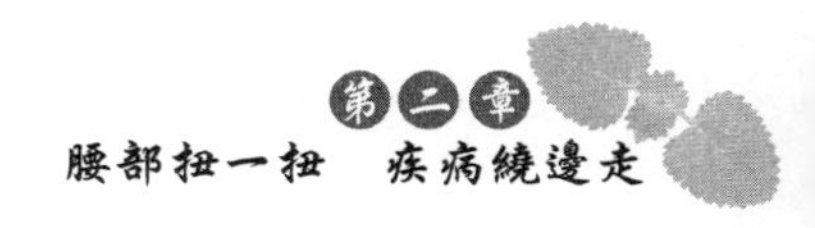

瑜珈瘦身體位第二式：虎式——苗條雙腿，美化臀部

（1）成跪姿，吸氣單腿向後伸，並抬起頭和頸部。

（2）呼氣低頭，腿向前滑動並去接近額頭，注意保持身體平衡。

（3）換另一側腿重複此動作，一側重複五次以上。

功效：健美背部，修長雙腿，緩解腰骶椎疼痛，鍛鍊大腿後側及臀部。

瑜珈瘦身體位第三式：上伸腿式——強化腰部，健美腹部

（1）仰臥，雙腿伸直，雙手放在身體兩側。

（2）吸氣，雙腿微微抬離地面一點，屏氣保持，堅持不住時隨著呼氣落下。

（3）再隨著吸氣依次把雙腿抬離距地面約呈30°角、60°角，直到呈直角，最後呼氣落下。

功效：能很好的收緊腹部肌肉，強壯雙腿，優美背部及腰部線條。

瑜珈瘦身體位第四式：飛蝗式——健美四肢、提臀、按摩內臟

（1）俯臥，雙手向前伸展，雙腳腳背著地。

（2）吸氣，然後在屏住呼吸的狀態下向上抬起雙手，上身、雙腿和頭也隨著雙手向上抬起。盡量只讓腹部著地，呼氣的同時收回動作。

（3）重複此動作三次以上。

功效：可以使下垂的臀部上挺，背部的線條也會更加完美，同時脊椎的左右兩側變得均勻。兩肩高度不同或者身體向一邊傾斜的人、兩腿參差不齊的人等都可以得到矯正。下巴的曲線也會更具美感。此外，扭身或者變形的扭身動作的所有種類都具有這些效果。

瑜珈瘦身呼吸法

瑜珈的深呼吸運動能增加體內細胞的氧氣吸收量，包括了脂肪細胞，使得氧化作用增加而燃燒更多的脂肪細胞。我們現在來學習一種最基本的呼吸法——收腹收束呼吸法。

（1）選擇一種能使你雙膝穩固地靠落在地板上的瑜珈姿勢打坐。

（2）兩掌放在兩膝上，放鬆，徹底呼氣，懸息。

（3）在懸息的同時，把腹部肌肉向脊椎方向收縮。盡量長久地保持這個姿勢。

（4）慢慢放鬆腹部肌肉，吸氣。

（5）休息，直到你感到有力量再做這個練習時為止。重複做3~5次。

收腹收束法可讓腹部肌肉得到強效鍛鍊，同時使腹腔內的器官得到按摩。這個練習可把橫膈膜向胸腔提升，把腹部器臟推向脊柱方向。它迫使生命之氣向上運行，消除經絡中的障礙物。做這個練習時要注意：孕婦、患有心臟病、胃潰瘍或十二指腸潰瘍的人不應該練習收腹收束法。在飽腹時，也不要做這種練習。

熟練了這種呼吸法之後，可以再練習另一種呼吸法——風箱式呼吸法。

把肺部當作鐵匠的風箱那樣使用，放鬆身體，舒適打坐。開始時呼吸應相當快速，但不要用力猛烈。用大拇指蓋住右鼻處，做腹式呼吸。急速、有節奏、有力地連續吸氣和呼氣，讓腹部擴張和收縮，做20次完整呼吸。然後，用大拇指蓋住左鼻處，重複做腹式呼吸20次。做完了一個回合，休息一分鐘，再做第二個回合。

這種呼吸法可使心氣平和，風箱式調息使人腹部肌肉、脾臟、肝臟、胰臟活動旺盛有力。它能促進胃腸蠕動，消除便秘。

瑜珈瘦身飲食注意事項

（1）細嚼慢嚥；

（2）睡前盡量不吃夜宵；

（3）飯量保持低於需要量（最好是八成）；

（4）吃飯時不喝水，飯後半小時才喝。

（王丹珠）

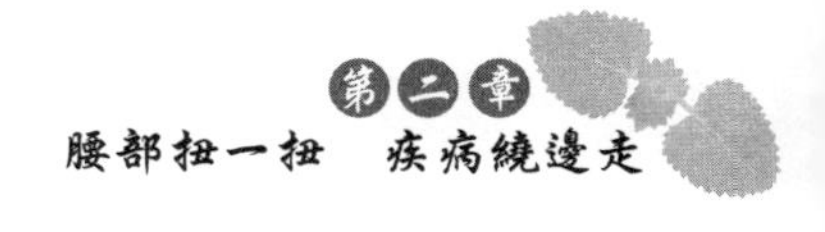

第三章

呼吸寧氣神　保肝又護心

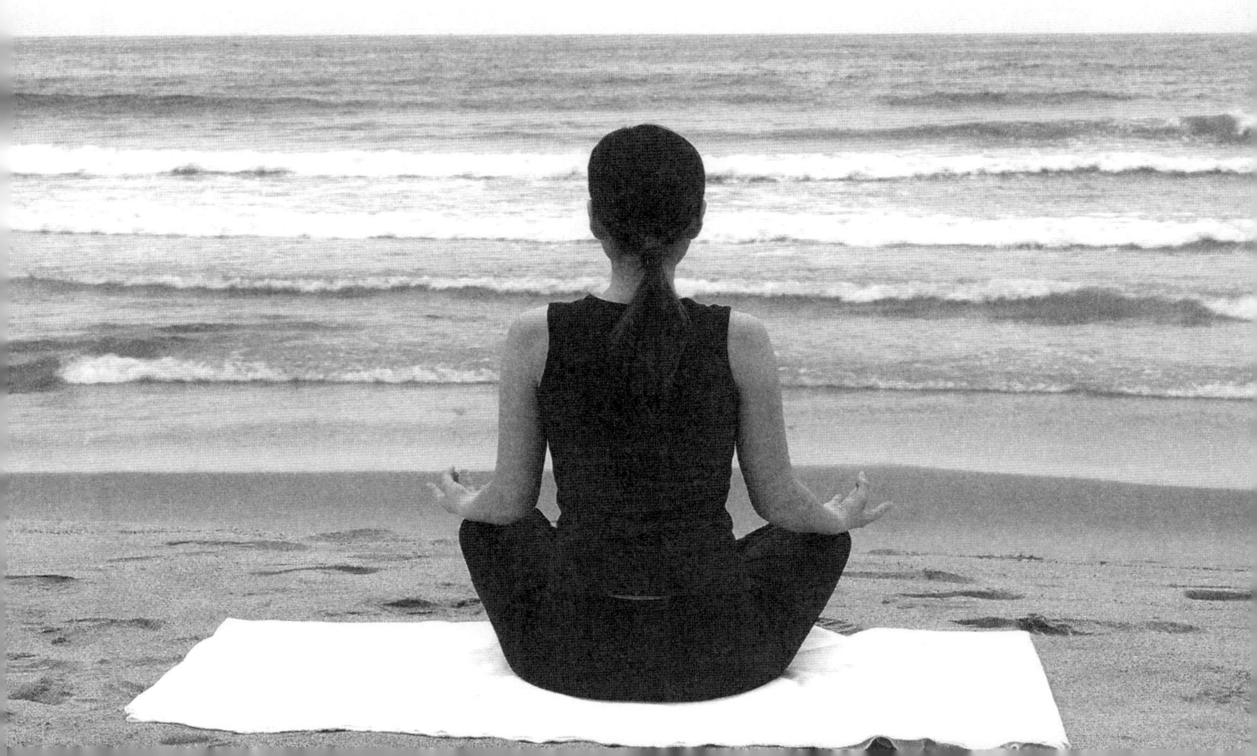

練氣通絡　壯腰強腎

常言道：「通則不痛，痛則不通，經絡暢通百病不生。」太極養生認為：「命意源頭在腰隙，力發於腰」。這就是說，一個人經絡暢通，腰壯腎不衰才有旺盛的生命力。大家皆知人體是由若干個系統組成的整體，其中神經系統就像司令部，經絡系統是總後勤，它保障給養供應，維繫人體整個生命活動正常運行。而習練該健身法，可以起到強身健體、延年益壽的作用。

預備式

仰臥，兩臂、兩腿平伸，兩眼輕輕閉合，自然呼吸，全身放鬆。

起式

（1）兩手指背靠近，拇指與食指捏成鴨嘴狀，對準小腹氣海穴，兩腿伸直兩膝靠近（越緊越好），進行深呼吸。先吸後呼，吸氣時會陰上提，舌抵上齶，吸氣要慢（深、細、勻、長），想像整個脊柱，上中下三田相通直達上頂百會穴。然後呼氣要慢（深、細、勻、長），這樣呼吸共9次，或9的倍數，一般36次，最多不超過81次。

（2）接上式，兩臂平伸，手心向外，五指成掌放於胯旁，兩手外勞宮穴與環跳穴相對應，兩腿平伸腳尖繃直，兩大足趾在下，手和足各以小指（趾）帶動，向外旋轉360°。旋轉的同時，將雙手五指逐個握成拳頭（順序是：小指、無名指、中指、食指、拇指），然後兩手、兩足迴旋（向內旋轉360°），迴旋時兩足大趾帶動，握緊雙手將五指逐個展開（繃直）（順序是拇指、食指、中指、無名指、小指）、外旋和內旋時配合呼吸，每呼吸一次，手足外旋、內旋360°，能很好的調節十二經脈的陰陽平衡，並促使氣血從手三陽經在頭部轉換交接至足三陽經，然後由足三陰經在胸部轉換交接至手三陰經。

（3）接上式，兩臂平伸，兩手成掌，手心向下置於臀下，以兩足跟骨、兩手腕骨和玉枕骨為支點。①想像整個軀幹（包括胯、腰、肩）為中心，沿天際繞地球大環轉，配合呼吸，每呼吸一次環轉一圈。正轉（順時針）9圈，反轉（逆時針）9圈，或9的倍數，最多36圈。②豎轉乾坤圈。接上式，變方向即變橫轉為立轉，仍以整個軀幹為中心，配合呼吸皆同①，正轉9圈，反轉9圈，或9的倍數，最多36圈。③平轉乾坤圈。接上式，變方向由豎轉變為平轉，想像配合呼吸皆同①，正轉9圈，反轉9圈，或9的倍數，最多36圈。通過本節橫、豎、平轉三維乾坤圈，從上、下、前、後左右四正四隅全方位將人體整個經絡系統全部疏通，並能很好的拉動擴展腹肌和膈肌，對壯腰強腎、擴大肺活量均大有裨益。

收式

（1）兩腿曲膝（蜷腿），兩腳心（湧泉穴）相對，兩手成掌按摩胸、腹部，實質按摩五臟六腑使之功能恢復正常。具體方法：男，兩手成掌從外腎開始，由下而上沿腹中線兩側四公分處往上按摩至乳中穴止，再由上往下沿腹中線按摩至曲骨止。女，兩手成掌從外腎（乳房）開始由上而下沿腹中線按摩至曲骨止，然後再沿腹中線兩側四公分處往上按摩至乳中穴止。這樣上下按摩共9次或9的倍數，最多36次。

（2）接上式，兩腿伸直，兩腳併攏，兩手放於體側，手心向下，進行逆腹式深呼吸3次或3的倍數，最多9次。吸氣要慢（深、細、勻、長），同時上提會陰，舌抵上齶，想像下、中、上三丹田相通。呼氣亦要深勻細長，並動一動雙手掌心及雙腳心。

（3）接上式，兩手重疊，男左女右，將手放在肚臍上，由小到大順時針環轉9圈，再由大到小逆時針環轉9圈。靜養片刻，兩手還原體側，兩眼慢慢睜開，結束。

（范承源）

齊氏氣功祛病方

患病之人如入苦海，無不想找到一個能快速治病、脫離苦海的妙方。通過多年研究和實踐探索，我找到了一個能快速治病的方法，我把它稱作「齊氏氣功快速自我祛病法」。這一方法既適合中老年人以及患有疑難病、慢性病病人的自我修練、祛病強身，又適合於各年齡層次的人快速健身強體。近

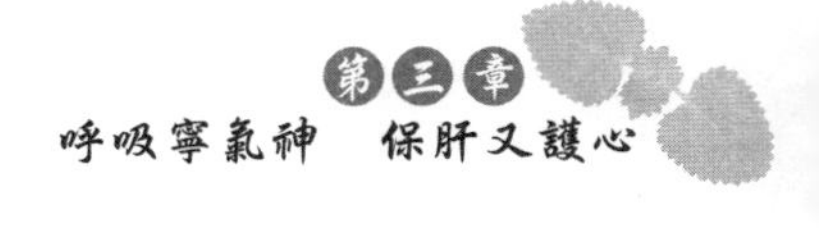

年來採用本法修鍊的人，都親身體驗到這種功法快速有效，在自然而然中治療自身的疾病。因為主體功法是臥功，任何人只要能仰臥均可以進行修練。

主體功法（浩源氣功第一臥功）

口訣：

閉目靜心身放鬆，

四肢稍分仰臥功，

掌心朝上查脊柱，

玄機奧妙在其中。

動作要領

（1）仰臥在床，頭抵枕，頸正，四肢稍分開，兩腳間距約與肩寬，雙手掌心朝上，置於身側。

（2）全身放鬆，意念歸一，雙眼微閉，舌抵上齶，靜躺數分鐘。

（3）呼吸自然，鼻吸鼻呼，不必計數。

（4）當感覺形體已放鬆，大腦已入靜後，開始將意念從頸椎第一節開始，逐一向下放鬆並整理。意念「調節脊柱，錯位整復」。

（5）當意念逐一下移時，可能發現在某一個脊柱處有疼痛出現，這就是該脊椎可能有錯位，意念力在此加強，調整已錯位的脊椎，約數分鐘後疼痛突然消失，錯位已調節至正常。

（6）繼續逐一檢查，直到全部查畢。

上述是主體功法預備式，其關鍵在於調整脊椎錯位，也是自我治療的第一步。

（7）繼續處於前面這種氣功狀態中，開始意守腰一至腰五脊柱部位和骶骨部位，體會這些部位的感覺約十分鐘。

（8）然後將意念上移至自己需要意守的部位，意守30分鐘左右。

（9）一般心肺疾患和胸部其他病症，可以意守胸一至胸四節段。腹腔內臟器官，如胃、腸、肝、膽、胰、脾等部位的疾患，可以意守胸五至胸八節

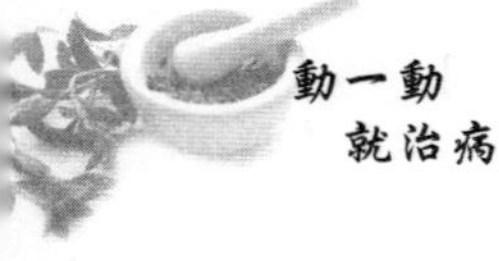

段。泌尿生殖系統疾病，如腎、輸尿管、膀胱、腎上腺、子宮、附件、前列腺等，可以意守胸九至胸十二節段。而外陰、肛門、直腸等疾病，可以意守胸十二至腰二節段。

（10）收功。如果病人自己尚能行動，收功是搓雙手，搓至發熱，然後摩面、雙耳、頭部即可。如果病人自己無法行動，他人可以幫其收功，用雙手輕拍頭部並幫其側身從頸椎一直輕拍到雙腳。

技術說明

（1）修練必須採用仰臥位，不能採用坐位。因為坐姿受重力影響，脊柱間較緊張，是無法進行脊柱錯位的整復的。如果這一步達不到，本功收效甚微。

（2）仰臥位全身放鬆後，就可以感覺四肢有脹麻或蟻爬感。這是氣血開始流通旺盛的緣故，也稱「得氣」，不必擔心。

（3）修練時應閉目，如果心猿意馬，則可以睜開眼睛，這樣可以排除雜念，稱為「利劍斬欲」。心靜後再閉目修練。

（4）初入此道者，可能意念較難集中，這是正常現象。對錯位的整復有人也許無能為力，局部疼痛加重，且一直無法復位，這時可以叫他人助功，也可以暫時收功，待下次練習時再用意念整復，隨功力增長，很快就會自我整復的。

（5）意守疾病相關脊椎時，不要操之過急，俗話講：「欲速則不達」，只要守住該部位就可以了，且意念不必太重。放鬆入靜之後，似守非守。即便是某一時、某一刻注意力轉移了，也不必洩氣，只要把意念重新調整到該守的部位就行了。

（6）初守脊柱時，許多人不習慣，也常定位不準確。可以在練功前將一塊膠布貼在要守的脊柱部位上，這樣在練功中就方便多了，也不會搞錯部位。

（7）有一部分人在練本功時反應較大，如果沒有不適的話，應該堅持下去；如果反應過快過大，實在難以支持，可以減少意守時間，也可以減低意守的力度。特別是一些身患絕症的病人，練此功時可能反應較大，自我調節

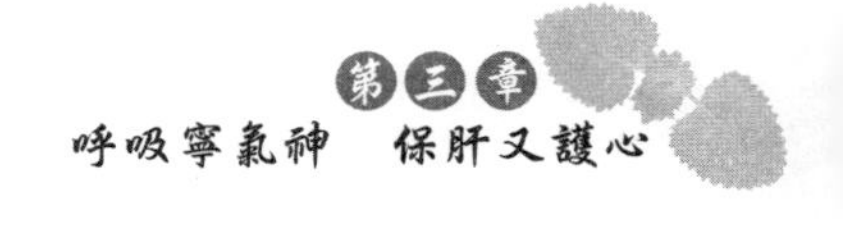

一下就可以了，因為痼疾只能用非常手段才能祛除。

功法原理

大多數氣功養生方法往往都強調意守下丹田，但在人體解剖中一直沒能找到什麼特殊的結構。只有在下丹田的後壁，相當於中醫「命門」穴處，有脊柱的下段。所以，我認為意守下丹田所產生的人體的生理效應，關鍵是刺激了人體脊柱下段中的脊髓。因為脊髓屬於中樞神經，它分管全身的內臟和軀體神經，再由內臟和軀體神經來調節全身的臟器以及軀體與四肢。如果將傳統意守下丹田部位朝前靠，落在任脈上，往往收效甚微；如果將傳統意守下丹田的部位往後靠，落在脊柱上，即在督脈上的話，那麼，不用數日就可以產生明顯的氣感，而且，對人體各處的影響也因意守的部位不同顯露出來。據此我放棄了傳統氣功意守下丹田的方法，採用意守脊柱相關部位來祛病強身。這也是主體功法的關鍵所在。

在練主體功法前的預備式中，我們先採用靜臥放鬆，利用自我氣功意念力進行自身脊柱錯位整復。首先糾正因日常生活中造成的脊柱錯位，然後再進行主體功法的意守修鍊。醫學界認為：心理——生理——形態三者可以互相影響。這種影響是兩方面的，或正（朝健康的方向發展）、或負（朝病理方向發展）。脊柱錯位是姿勢形態的負面效應，如果不及時糾正，長此下去，可以影響人體的生理功能乃至心理活動，產生疾病或者心理障礙。只要糾正了不良的姿勢形態，也就阻斷了不良刺激。正常人體脊柱承受的人體重力，靠脊柱的各椎骨間許多長短韌帶來支撐。在一般情況下，人體只要徹底放鬆，已錯位的椎骨可以借助韌帶的彈力進行自然復位，這也是我採用自我放鬆使脊柱錯位整複的理論根據。

按現代醫學解剖學的理論和我數年的經驗，內臟的許多疾病都與脊髓和脊柱有密切關係，這與中醫的全息療法的理論相一致。脊髓與全身的關係有下述一些規律：頸七以上節段與咽、喉、氣管有關；胸一至胸四節段與心、肺、食道、縱隔、支氣管有關；胸五至胸八節段與胃、十二指腸、空腸、回腸、結腸、肝、膽、胰、脾等有關；胸九至胸十二與腎、腎上腺、輸尿管、前列腺、子宮、附件等有關；胸十二至腰二可影響直腸、肛門、外生殖器、

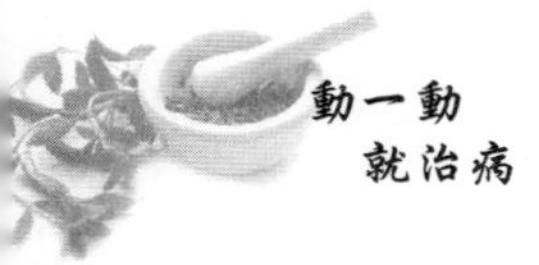

會陰等。

為了方便各位習練本功法，我將上述關係轉化為脊柱與相應內臟的關係：

（1）咽喉、氣管、食道上段部位的疾病，可意守胸一以上的各椎骨。

（2）心、肺、食道中下段、縱隔、支氣管部位的疾病，可意守胸一至胸五椎骨。

（3）胃、十二指腸、空腸、回腸、結腸、肝、膽、胰、脾等臟器疾病，可意守胸六至胸十之間各椎骨。

（4）腎、腎上腺、輸尿管、前列腺、子宮及其附件部位的疾病，可意守胸十一至腰三之間各椎骨。

（5）直腸、肛門、外生殖器、會陰部等疾病，可意守腰二至整個骶骨。

根據這個規律，如果有人患有某臟器的疾病，首先可以從上述有關脊柱查找有否錯位，如有錯位，應立即自我放鬆進行整複；其次在復位後的脊柱相關部位進行氣功意守，採用意念攻疾，往往會收到意想不到的效果。

（齊永）

運氣療病三法

運氣療病是氣功療法中最常用的方法，通過運氣可以疏通經絡，調動內氣，衝擊病灶，從而達到康復疾病的目的。

呼吸內視法

氣功的運氣，離不開注意力的導引，呼吸的配合及內視。所指內視，就是雙目微閉，讓目光散射穿透體內某部或病灶。此法適合於治療頭頸部以下的疾患，方法是：

（1）擺好靜養內功的平坐式或靠坐式的姿勢。

（2）放鬆、入靜。

（3）吸氣時內視丹田，呼氣時內視病灶，使病氣向外向下消散。如腹痛

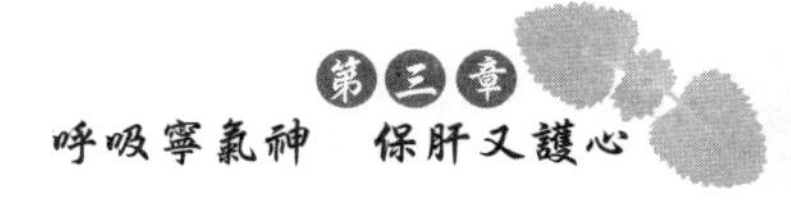

或胃痛，可用兩手勞宮穴前後重疊，勞宮穴正對痛點更為有效。其他部位則雙手平放大腿上，用注意力導引便成。

（4）一般用此運氣法，練功10~20分鐘，開始便能起到治療作用和使疼痛得到緩解。當然急性病或劇痛還是應該找醫生的。

筆者曾有一次不慎扭傷了足踝的關節，行路作痛但可以忍受，有意不用藥，晚上睡前用運氣療病。即吸氣守丹田，呼氣注意力貫注患處，半小時後疼痛大為減輕。次日早晨醒來，竟完全消除了傷痛，足見此運氣法之效。

丹田貫氣法

此運氣法適合於有高血壓疾病、神經衰弱、失眠和虛火上升症，即粵人所說的因精力透支，睡眠不足導致的頭脹痛、眼結膜充血、咽部不適、口腔炎，或在說話進食時年輕人多出現的自己咬自己的舌尖和口唇等症。

方法都是以靜養療法的最基本練習方法為基礎，只是在調息方面有少許的不同。

練習的姿勢，最好是站式，其次是坐式，如果採用臥式，效果則欠佳。

（1）擺好正確的練功姿勢，站式用自然站式、下蹲式或三圓式都可以。注意頭頸正直、下頷內收，舌抵上顎、含胸拔背、尾閭中正。

（2）用中指按揉丹田四次九拍（即三十六次）。

（3）上下全身放鬆1~3次。

（4）內視丹田默數十八息，一呼一吸為一息，可由一數至十八，逢單數吸氣，雙數呼氣。

（5）內視兩足底的湧泉穴，同時配合呼吸默數十八息，方法同（4）。

（6）吸氣時想著「氣」由湧泉穴沿著小腿內側、大腿內側、小腹兩旁（即足少陰腎經、足太陰脾經、足厥陰肝經循行的路徑）吸到丹田。初時練習可把足底作為一；小腿內側作為二；大腿內側作為三；小腹到丹田作為四。默數一時內視足底，默數二時內視小腿內側，如此類推便成。

（7）呼氣時內視「氣」由丹田沿著足三陰經，即小腹兩旁，大腿內側，一直呼到湧泉，方法同（6）。

（8）如是者反覆吸氣呼氣，而內視時將注意力集中在湧泉至足三陰經至

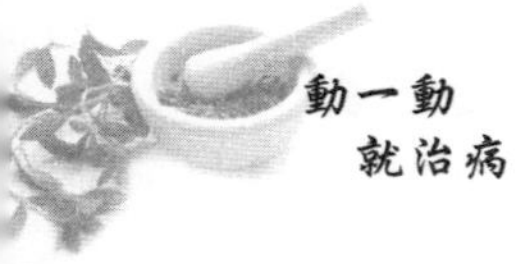

丹田之間，大概練習15分鐘以上。需要收功時，就內視氣由湧泉沿著足三陰經行到丹田，呼氣時內視氣由丹田向手足發散開去。

（9）搓熱雙手，按摩頭臉部。

此運氣法，主要是把氣集中到身體下方，使大腦及五官的充血減少，在湧泉穴和丹田穴之間逐漸形成一條「氣」道。初時並無感受，練習日多，自會發覺真的有一股「熱流」由湧泉到丹田，由丹田到湧泉，此時收效必大。

如果想驗證自己練習時的運氣法是否有效，可利用睡眠不足的早上，練功前看看自己雙眼的球結膜（即眼白）充血的程度。然後練功二十分鐘，對著鏡子照一下，會發覺雙眼球結膜充血減少了。這就說明已成功地掌握了丹田貫氣法。

中宮直透法

中宮直透法適合於治療中氣不足、容易疲勞、氣短，走路容易氣喘，講話沒有力氣，以及中氣下陷、腎氣不足、陽萎早洩、白帶過多等症。健康的人用此運氣法練功，有補氣固腎的作用。

除了治療中氣下陷，練功姿勢用特別的臥式外，其餘都應採用站式練習，而且雙膝微屈不超過腳尖，使兩腳湧泉穴連線的中點與前後二陰之間的會陰穴成直線關係。

1~4程序與丹田貫氣法相同。

（5）吸氣時內視氣由會陰穴（同時默數一）吸到丹田（默數二），再吸到兩乳頭連線內的中點，即膻中穴（默數三），再上到頭頂的百會穴（默數四）。

（6）呼氣時內視氣由百會穴、至膻中穴、至丹田穴至會陰穴，也是同時依次默數1、2、3、4。程序5、6反覆進行直至收功。

（7）收功吸氣時內視氣由會陰吸到丹田，呼氣時則內視氣由丹田向手足發散開去。

（8）搓熱雙手，兩手掌按著臉部、頭部如乾洗臉，做9~36次便成。

（林菁）

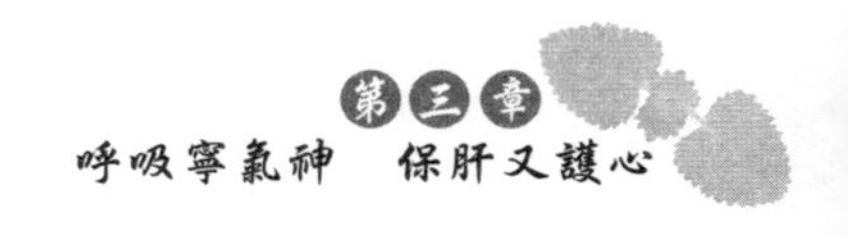

呼吸深長——踵息法體悟

肺呼吸與體呼吸

人有兩種呼吸法，即肺呼吸和體呼吸。肺呼吸是通過鼻腔吸入空氣，經呼吸道進入肺臟，通過肺泡交換氣體，將氧氣輸入到血液中（即外呼吸）；由血紅蛋白攜帶氧氣到全身各組織中，與細胞進行氣體交換（即內呼吸）後被利用。而體呼吸則是組織細胞通過皮膚與體外直接進行氣體交換。因為人體與外界進行氣體交換是由於氣體分子擴散的結果，而氣體分子的擴散是從壓力高的地方向壓力低的地方擴散的。所以，人體與外界的氣體交換與人體內外氣壓差有關。這種呼吸方法一般人不大在意，比較明顯的部位有掌心、腳心、腋下和會陰部。

絕大多數的養生術都要求人們採用腹式呼吸法。我想除了腹式呼吸有自我按摩增強消化吸收功能外，就是通過腹壓的強弱變化，從而使體內的氣壓也發生變化，以利於體內氣機的流動及與體外氣體的交換。這個功能好比風箱中的氣閥，氣閥的往來運動，使風箱的氣壓增高或減弱，從而使箱內的氣體隨之往復流動。採用腹式呼吸法，可有意識地調控氣機向特定方向流動，又如風箱的進風口和出風口，可以控制氣流向一個方向運動。

怎樣實行踵息法

什麼叫「踵息法」呢？踵即足後跟，息即呼吸。所以，踵息法也就是呼吸時注意力著眼於足跟呼吸的方法。這種呼吸法，道家也稱為「真人的呼吸法」。一般認為：「踵息法」是養生有素的人獨有的一種方法，與一般人的肺部呼吸法完全不同。《莊子・大宗師》中記載：「古之真人，其寢不夢，其覺無憂，其食不甘，其息深深。真人息以踵，眾人之息以喉。」這是說，一般人的呼吸很膚淺，不出肺臟，所以也有人稱其為：後天呼吸。而練功者的呼吸非常深長，吸氣時從無限遠處引氣進入體內，呼氣時則向腳下導氣至無限深處，所以也稱為：先天呼吸。本人通過十餘年的習練體會，感覺到「踵息法」是確確實實存在的。還有其他種種類似的皮膚呼吸方法，如掌息法，百會呼吸法、只是體呼吸的一種。而它們的區別，僅僅在於：一般的

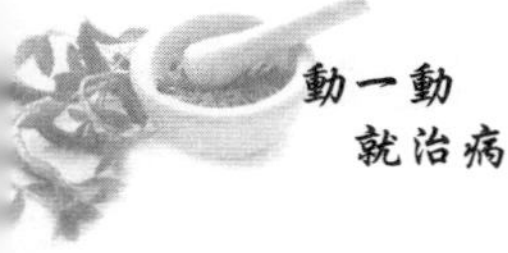

體呼吸，其功能非常微弱，沒有明顯的感覺，是不受意識控制的，是人的一種本能。而「踵息法」，則是通過有意識的鍛鍊，即呼氣時意在引氣從頭頂直達足底，甚至深入地下數米、數十米，乃至無限深遠處。吸氣時則導氣進入足底，上行至三丹田，根據個人身體決定，一般可到上丹田，甚至上升到頭頂無限遠。也就是所謂：「呼接天根，吸接地根」的呼吸鍛鍊方法。經過反覆的、不間斷的、單調的練習，這種由足底進出氣的體呼吸功能得到了明顯的加強，形成了一種氣血運行的通路。也可以說打通了足底到丹田間的經絡，這就是所謂的「踵息法」的形成過程。

從體呼吸鍛鍊到打通奇經八脈

其他類似的呼吸方法，都可以通過這種方法的鍛鍊，而達到加強某一部位的體呼吸功能，即出現「掌息法、百會呼吸法、會陰呼吸法」等等的呼吸方法。這類呼吸法是通過後天鍛鍊得到的，鍛鍊有素者能用意識自主地調控它。並且，由於氣的形態由無序化變為有序化，使其能量得到加強，在體內流動時，可以有明顯的感覺。好比電的極性處於無序化時不顯性，而正極與負極分開時，電流就會從正極向負極流動一樣。具有這種呼吸功能的人，就具有了打通中脈和奇經八脈的能力，可以較快地康復疾病，提高身體素質。

呼吸操對抗「老慢支」

慢性支氣管炎是老年人常見病，患病率可達10%~12%以上，誘因是機體對氣溫環境失去適應性，致使心肺功能失調。科學、持恆的體療鍛鍊，可提高患者全身的機能和體力，增強自身的抵抗力。「老慢支」，一般在病情穩定後就可進行體療。早期可做呼吸操，增加通氣量，改善缺氧，促進肺部血流，減輕心臟負荷。

第一節腹式呼吸：坐式，兩手垂於體側

（1）兩手按上腹部，稍用力內壓——呼氣。

（2）上腹部迎著壓力緩緩向前隆凸——吸氣。共兩組，每組10~12次，間歇20~30秒。

（3）提示：呼氣持續時間比吸氣長，初期呼氣與吸氣比例約1.5：1，漸次遞增為2：1，逐漸達到深呼輕吸要求。

第二節並腿站立，兩手位於體側

（1）站立，右腳邁前一步，兩臂側平舉，挺身——吸氣。

（2）右腿還原——呼氣。

（3）兩腳交換練習，重複8~10次。

（4）提示：挺身吸氣時，力求快速、深吸，並隨即閉氣2~3秒；腳部還原時，要求呼氣頻速緩慢、細呼。

第三節分腿站立（同肩寬），兩手垂於體側

（1）兩手體前交叉（手指互握）。

（2）兩手經體前向頭上方舉擺（掌心向上）——吸氣。

（3）兩手經體前弧擺下成預備姿勢——呼氣，重複8~10次。

（4）提示：兩手向上舉擺時，隨即挺身、抬頭，並及時快速吸氣，兩手擺落時，胸、肩、背部肌群宜放鬆，有舒展感。

第四節並腿站立，兩手位於體側。

（1）兩手側平舉，左腿上擺——吸氣。

（2）兩手在腿下擊掌一次（呼出「嗨」音），並還原成站立——呼氣，

（3）換右腿，同1、2，兩腿各重複7~8次。

（4）提示：擊掌與「嗨」音同時配合完成，呼氣與「嗨」音伴隨而出，聲、氣宜連貫、協調，有節律感。

第五節並踵站立，兩手垂於體側。

（1）兩臂經胸前平舉（掌心向下），橫似「划船」向前擺槳動作——吸氣。

（2）兩臂屈肘，引向胸側，狀似收槳動作——呼氣，持續劃槳1~1.5分鐘。

（3）提示：擺槳時上體須前傾；收槳時與上體後引動作宜一致，呼、吸氣配合連貫，有韻律感。

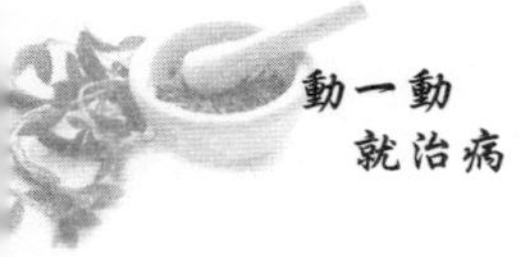

第六節分腿站立（寬於肩），兩手垂於體側。

（1）上體向右轉，左臂向右屈肘揮擺，貼靠於腹前，右臂甩揮至腰背部——吸氣。

（2）兩臂揮擺至體側成預備姿勢——呼氣。

（3）同1、2，方向相反，兩側各重複8~10次。

（4）提示：上體旋動時，兩腳不可離移地面，兩臂揮擺動作與呼、吸氣協調配合，腰、背部肌群與肩帶肌宜放鬆、舒張。

第七節預備姿勢同上。

（1）兩臂經體側上舉——吸氣。

（2）兩臂經胸前交叉，下擺垂於體側——呼氣。共2~3組，每組7~8次，間歇20~30秒。

（3）提示：揮舉的擺幅力求達到極限度，有弧度，擺落的擺速可漸次遞增。

第八節並腿站立，兩手垂於體側。

（1）兩手側平舉（掌心向上），挺身、兩眼平視——吸氣。

（2）深蹲下，兩手位於膝部——呼氣。

（3）原地反彈一次。

（4）還原成站立，重複5~6次，共兩組。

（5）提示：蹲立時力求腿部與臀部呈直角，蹲位成靜止後，宜閉氣2~3秒。

（仁良）

一呼一吸　祛病強身

細勻深長的腹式呼吸是中華養生保健學的重要內容，經常進行這方面的練習，可有效地增加橫膈肌的力量，使橫膈肌上下移動的範圍加大。故可明顯地起到對脾、胃、肝、膽等臟腑的按摩作用，促使氣血周流，增加消化液的分泌，幫助消化吸收，消除肝臟瘀血，促進靜脈血回流，有效地防治消化

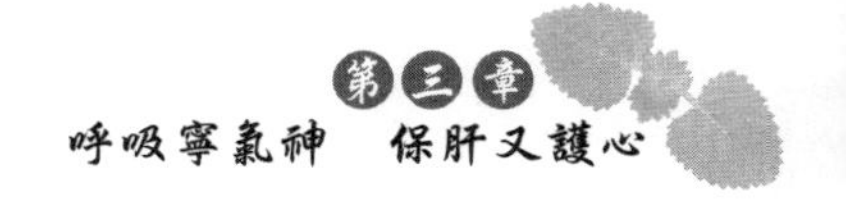

不良、胃脘痛、肝硬化、便秘等慢性疾病，對心肺功能的改善也有較好的作用。在進行細勻深長的腹式呼吸鍛鍊時，整個身心可逐漸進入一種舒適、自然、健康的狀態。

腹式呼吸鍛鍊法治病效果好

關於腹式呼吸鍛煉的醫療效果，我們曾做過多年多病種的臨床觀察。如我們對50例氣管炎、肺氣腫、潰瘍病、神經衰弱患者做了臨床觀察，總有效率為90％，其中對20例高血壓病患者的療效達95％。

典型病例之一：吳先生，36歲，中學教師。患消化不良、胃脘痛十餘年，稍吃多點或吃硬食時腹部疼痛加劇，致使消瘦無力，180公分的身高，只有60公斤體重，胃藥、健胃藥不知吃了多少，療效甚微。1991年5月開始練習「腹式呼吸」，每日早晚各練半小時，3個月後，一切症狀轉為正常。食多、食硬均無任何異常反應，體重明顯增加到71公斤，精神振奮，工作起來有使不完的勁兒。

典型病例之二：齊先生，50歲，開灤煤礦工人。患低血壓病15年（85／50毫米汞柱）、糖尿病6年，經常頭暈，睡眠不好，曾全休二年，多方治療並控制飲食無效。在失望之餘，開始練習了「腹式呼吸」，堅持練習2個月，每天練3遍，經醫院檢查血壓恢復到120／80毫米汞柱左右，糖尿病經幾次查尿均為陰性，收到顯著效果。

腹式呼吸鍛煉法的預備動作

（1）並步站立，周身放鬆，身體中正，舌抵上齶，嘴唇輕閉，兩眼平視前方。

（2）身體重心移到右腳，右腿半蹲；左腳向左開步，腳尖朝前，兩腳之間的距離與肩同寬；眼平視前方。

（3）將身體重心移到兩腳之間，兩腿伸直，身體中正，眼仍平視前方。

（4）兩掌疊於丹田，男女均左手在後。

（5）眼輕閉或平視前方，舌抵上齶，上下牙齒微合。將兩手垂於體側，眼平視前方。

第一式左手導引呼吸

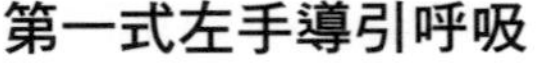

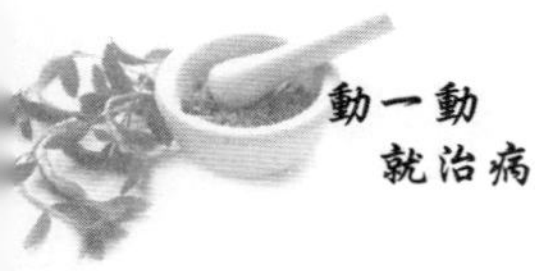

動作指南：隨著吸氣，提肛調襠，兩腿伸直；同時，兩臂內旋，兩掌分別向體側擺起，兩臂伸直，掌心朝後，兩眼輕閉。隨著呼氣，鬆腹鬆肛；雙腿微屈，周身放鬆，鬆腰斂臀，虛空心胸；同時，右手叉腰，大拇指在後，左手勞宮穴對準關元穴；兩眼輕閉，做細、勻、深、長的腹式呼吸。

要點提示：腹部的凸起與凹落，既要充分，又要自然，不能強習硬練；吸氣時提肛調襠，呼氣時鬆腹鬆肛，既要緊密配合，又要順其自然；兩腿下蹲時，要鬆腰斂臀，屈膝鬆胯，下蹲的深度因人而異，不要強求一致。

第二式右手導引呼吸

動作指南：隨著吸氣，提肛調襠，兩腿伸直；兩臂內旋，兩掌分別向體側擺起，兩臂伸直，兩掌心朝後；眼平視前方，隨著呼氣，鬆腹鬆肛，兩腿微屈；左臂先外旋，後內旋，使左手襠叉腰，拇指朝後；右臂外旋，右掌向裏擺移使勞宮穴對準關元穴；兩眼輕閉，做細、勻、深、長的腹式呼吸。

第三式雙手導引呼吸

動作指南：隨著吸氣，提肛調襠，兩腿伸直；兩臂內旋，兩掌分別向體側擺起，兩臂伸直，兩掌心朝後；眼平視前方，隨著呼吸，鬆腹鬆肛，兩腿微屈；兩臂外旋，兩掌向腹前抱氣後，疊於關元（男性左手在後，女性右手在後）；兩眼輕閉，做細、勻、深、長的腹式呼吸。

腹式呼吸鍛鍊法的結束動作

（1）兩腿伸直，兩手垂於體側，眼平視前方。

（2）身體重心移到右腳，左腳向右腳併攏成並步站立勢，眼平視前方。

腹式呼吸鍛鍊法的注意事項

（1）講究全身放鬆：全身放鬆，姿勢才能自如；姿勢自如，呼吸才能平穩；呼吸平穩，氣機才能升降正常，氣血流暢。

（2）強調呼吸有法，即採用細勻深長的腹式呼吸。根據個人具體情況，既可採用順腹式呼吸，亦可採用逆腹式呼吸。不論採用哪種，均應鼻吸鼻呼或口呼，不可出入有聲，用力過大。

（3）注意發揮靜與動相結合的效果。此腹式呼吸鍛鍊法的「動」，主要表現在動作過程中的換勢上，動作簡易，重在舒適和協調，保持精神與形體

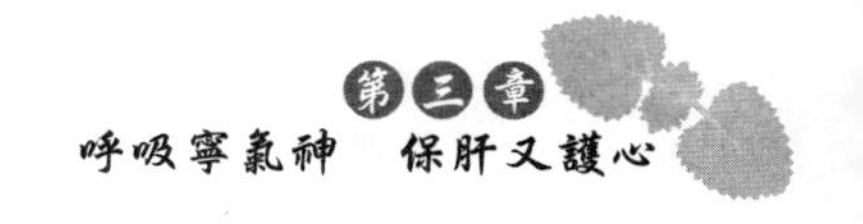

合一。

（4）練習此腹式呼吸法還可以與八段錦、易筋經、五禽戲等古代養生術相結合進行練習。以求「內練一口氣，外練筋骨皮」的綜合效果。因為從陰陽學說的觀點來說，動屬陽，靜屬陰，陰陽互濟，方能相得益彰。

（5）進行腹式呼吸法的鍛鍊不難，難在養生。只練不養，不如不練；只有養鍊結合，身體方能健康。（張德廣）

正確呼吸　健康要素

最近，美國健康學家進行了一項最新專題調查，發現任何一個國家，城市人口中最少有一半以上的人呼吸方式不正確。其典型表現為：呼吸太短促——往往在吸入的新鮮空氣尚未深入肺葉下端時，便匆匆地呼氣了。另據調查，習慣於「短暫呼吸」的人，大部分屬長期端坐在辦公室的「白領階層」。正因為他們正襟危坐時，胸腔受到壓迫，他們的呼吸往往只是依靠上肺，而並非橫膈膜。

專家們強調，正確的呼吸方法應是心平氣和。於是，較充足的氧氣便有可能深入到肺葉的所有角落。此外，在安靜時，每次呼氣的時間，應是吸氣時間的兩倍。同時，盡量少用嘴，而多用鼻來呼吸。實際上，一旦改變了錯誤的呼吸方式，許多人的哮喘、支氣管炎、高血壓、心臟病、頭痛病、憂鬱症、月經紊亂等疾病，就會有一定程度的減輕。（文清）

長壽秘訣——放開肚皮呼吸

一個人不吃飯，一般可以活10天左右，一個人不呼吸，只能存活6~15分鐘。特別是大腦細胞，缺氧超過6分鐘，腦細胞就會因缺氧而壞死，產生不可逆轉的病變。

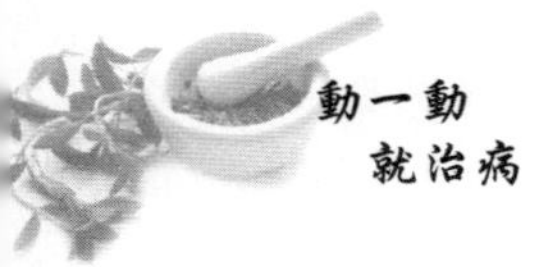

現代城市人所處的環境普遍缺乏氧氣，許多人工作或讀書看報、逛街購物時間一長就會出現胸悶、氣短、記憶力減退、疲倦、頭暈、頭痛等症狀。長此以往，就會導致多種疾病的發生。因此，現代人最需要呼吸的練習，需要多學會幾種給內臟和細胞充份供氧的方法。

放開肚皮呼吸

明代養生家冷謙的《修齡要旨》中，有「一吸便提，氣氣是臍，一提便咽，水火歸見」之句。意思是說：吸氣後便提肛，每吸一口氣時肚臍都要前後運動，提肛後吞嚥口中產生的唾液，如此常久鍛鍊便能產生內在的、可以增強人體免疫能力的能量。這裏所講的一系列呼吸過程，包括了腹式呼吸、提肛和吞津（唾液）等內容，吸氣到肚臍，呼氣時肚臍前後運動，幾百年來，在中國傳統養生界一直被視為長壽秘訣。

傳統養生有調息之說。調息的主要內容就是進行腹式深呼吸，不管是順腹式呼吸（吸氣時小腹放鬆，呼氣時小腹收縮），還是逆腹式呼吸（吸氣時小腹收縮，呼氣時小腹放鬆），都是深吸氣時有意識的放開小腹鼓蕩呼吸。

別讓中下肺長期閒置

腹式深呼吸運動對強身健體、益壽延年的作用，用現代生理學解釋可以使人一目了然。原來人類所習慣的胸式呼吸方式，使佔全肺約3／5的中下肺部肺泡長期處在廢用狀態，不參與或很少參與氧氣和二氧化碳氣體的交換，沒有充分得到開發，到老年時還易感風寒而得氣管炎、肺氣腫、肺心病。

如果吸氣時用腹式深呼吸，而使中下部肺泡得到開發利用，不但能吸入更多的氧氣，而且還會通過腹壁的前後運動、膈肌的上下運動，而使腹內胃、腸、肝、膽、脾、腎等器官得到運動。這樣更有利於加強這些臟器的氣血循環和發揮它們的正常功能，預防和治療多種慢性疾病。

嬰兒從出生後吸入第一口空氣到站立行走之前，一直在進行全肺腹式呼吸，嬰兒的啼哭有發揮全肺潛力的作用。可是等到學會走路，身體經常處在直立狀態以後，就逐漸變成了胸式呼吸，造成了肺的某些部位的偏用和偏廢，吸氣不深，只應用了肺的中上部分交換氣體，而下部閒著。這樣長年累月偏用偏廢的結果，造成了肺上部過耗（得肺結核病，一般病灶在肺的中上

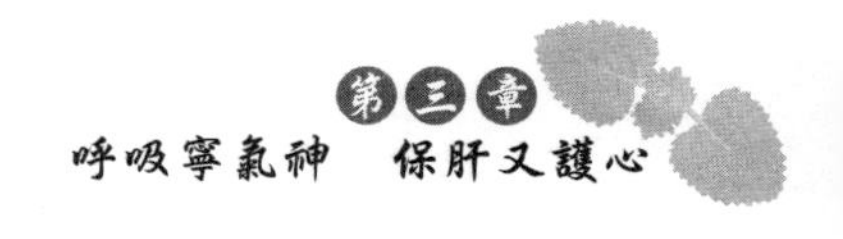

部），肺底過滯，肺活量過小，人體氧氣供應不足。

學會利用呼吸的活力

逆腹式呼吸初學者不好練習，順腹式呼吸則人人能做，只要放開肚皮深吸氣便行。這樣就可以解決人體缺氧問題，起到強身健體、益壽延年的作用。美國從事延緩衰老研究的學者霍華德．希爾，在其所著的《九個長壽的秘訣》一書的「第七個長壽的秘訣——怎麼利用呼吸的活力」一章中，就講到了腹式深呼吸。他的觀點和主張同中國古代養生理論不謀而合，從而也證明了中國古代養生理論符合現代科學。

坐辦公室的腦力勞動者，如果每天做5~10次腹式深呼吸，就可解決缺氧問題。深呼吸開始前，做幾次快速短促的呼吸，把肺內淤積的氣體呼出，再做深呼吸運動。深呼吸時把氣吸滿後要屏住氣停一會再呼出，以便氧氣溶入血液中。但屏氣時間不要過長，不要超過兩秒鐘，這樣反覆做10次或更多些。一般可在工作間隙或工作之後，或感到缺氧，如胸悶、頭昏、周身乏力時，隨時做腹式深呼吸運動。另外，睡覺前可靜臥床上練習，看電視時可坐在沙發上練習。這樣就可以改善缺氧症狀，恢復精力。值得注意的是，進行呼吸練習時應本著順其自然的原則，勿著意用力。若感到身體不適，應停止練習。

呼吸是生命存活的必要條件，生命離不開氧氣，腦力勞動者每天做10次腹式深呼吸運動，就能最大限度地將體內廢氣排出體外，吸入更多的氧氣，促進人體的新陳代謝和自我更新過程，增強自己的活力。

山楂的妙用

山楂的營養成分極其豐富，它含有糖類、胡蘿蔔素、維生素C與維生素B_2、枸櫞酸、山楂酸、煙酸、蛋白質、脂肪、鈣、鐵等成分。其中維生素B_2和鈣的含量，在水果中居於首位。

現代藥理研究證明，山楂有擴張血管、增加冠狀動脈血流量、降血壓、降低血清膽固醇的作用。此外，對痢疾桿菌、大腸肝菌均有抑制作用。中醫認為，山楂味酸甘，有健脾開胃、增強消化之功，尤善消化油膩肉積、小兒乳積；又能破氣散瘀；炒炭兼可止瀉痢。《本草綱目》載：山楂能「化飲食、消肉積、徵瘕、痰飲、痞滿吞酸，滯血脹痛」。故而，山楂對多種疾病均有較好療效。

（1）**治冠心病、高脂血症**：山楂、荷葉適量煎水代茶常飲。

（2）**治小兒消化不良**：生山楂、炒麥芽各10克，水煎服。

（3）**治高血壓**：鮮山楂10個，搗碎，加冰糖適量，水煎服。

（4）**治產後瘀血、留滯腹痛、痛經**：山楂30~50克，水煎濃汁，去渣加紅糖，一日服二次。

（5）**治痢疾**：山楂60克，茶葉9克，生薑3片，水煎沖糖服。赤痢用白糖，白痢用紅糖，每日1劑，分2~3次服。

（6）**治老年骨質疏鬆症**：山楂、大棗、蓮子、苡仁各適量，煎取濃汁，去渣，然後加入粳米，冰糖煮粥而成，頻服或頓服。（陳訓忠）

抗大腦疲勞——鼓蕩呼吸法

長期從事閱讀、書寫、計算、思考等腦力勞動者，由於長時間連續工作，或工作過於緊張、操勞過度、休息不足而引起不適症狀。如頭暈腦脹、煩悶心悸、心怠意惰、乏力懶言、不思飲食，甚則失眠、腰腿酸軟等，這些症狀使人煩惱倦怠，但又不值得去休養和治療，長期下去，積勞成疾，極易引起神經衰弱、胃病、高血壓、冠心病等疾患。若能及時應用鼓蕩呼吸法進行鍛鍊，則可起到立竿見影的效果。

中醫認為「遍身毛竅皆暗隨呼吸以鼓蕩」，所以毛孔又稱「氣孔」。長時間腦力勞動，一則心氣渙散，氣血暗耗，二則營衛遲滯，毛孔閉阻。本方法可以使毛竅開合有序、經絡通暢、營衛調和、心神內斂，從而消除煩勞，恢復體力。長期應用此法，還會起到防病強身、增壽延年的作用。

下面是鼓蕩呼吸法的具體方法：

端坐，雙手手心向下平放膝上，周身放鬆。此時不去想未完成或將要去完成的工作、學習任務，排除周圍環境的干擾，意注胸部中丹田。片刻後，

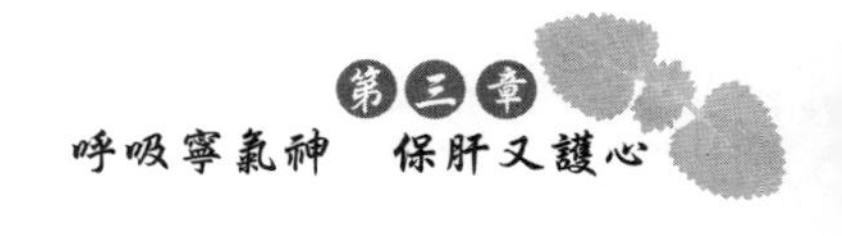

開始注意調整呼吸，使其均勻和緩，不要刻意追求深長。此時注意力要隨呼吸而體驗皮膚毛孔的細微開合，即吸氣時隨著胸廓張起，皮膚毛孔張開，吸入自然界之清氣；呼氣時胸廓壓回，同時由皮膚毛孔將體內濁氣排出，然後毛孔關閉。反覆均勻呼吸，胸廓如同風箱，周身毛孔如同穴道，一同起伏開合。時間長短隨機而定，一般5~10分鐘為宜。結束時，全身及胸中已充滿清氣，用注意力將內氣引至下丹田。具體方法是：吸氣時意想下丹田，呼氣時體驗胸中之氣沿任脈下行至小腹。至感覺小腹充實、發熱而止。初練時小腹無明顯感覺，也可不必待發熱，但向下引氣不得少於三次呼吸。此時，睜開雙目，會感到頭腦清醒，周身舒適，精神為之一振。（韓文治　韓文領）

吸足清新之氣練好呼吸操

呼吸每時每刻都貫穿在我們的生命活動中，但一般的情況下，我們往往忽略了它的存在，就像我們平時並不注意空氣、陽光一樣，但空氣和陽光是我們賴以生存的基礎。呼吸是身心之間、意識和潛意識之間的紐帶，是情緒控制和不隨意神經系統工作的總開關，是代表精神活動的生命運動形態。正因為我們平時對呼吸不重視，一些疾病才紛至遝來，一些精神的壓力才干擾了我們的身心平衡。如果從現在開始對呼吸重視起來，並有意識地強化這方面的訓練，生命就一定會向我們展示出全新的面貌，身心健康就會引領著我們邁向人生的新天地。只要我們的注意力轉向自己的呼吸，身心就會自然放鬆。如果加上默念，就能和自身的精神層面發生更深入的接觸，健康的陽光就會普照我們生命的每時每刻。

審視呼吸操

審視呼吸操是一種默念鍛鍊，它能幫助你放鬆。如果你已養成經常做的習慣，它將給你帶來無窮的好處。審視呼吸操一般要求每天做15分鐘，也可以隨自己的意願延長時間。

審視呼吸操的目標，是將自己的注意力集中在呼吸週期上，並進行觀

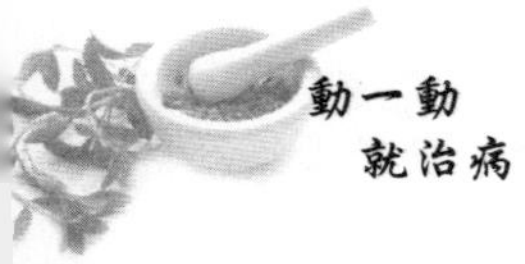

察。不管呼吸有何變化，即使變化很小，也要緊緊跟隨。這是默念的一種基本形式，一種放鬆的方法，是通向身心和諧的初階。具體方法如下：

（1）以舒適的姿勢坐著，挺胸，微閉雙眼，鬆開衣服。

（2）集中注意力於自己的呼吸，讓注意力跟隨呼吸的週期，盡可能留意由吸氣階段進入呼氣階段的轉換點。

逆序呼吸操

有人經常問我：「如果你有可能只需告訴人們去做一件事就能增強自癒能力，那將是什麼呢？」我會毫不猶豫地回答：「去鍛鍊你的呼吸吧！」

呼吸是周而復始、無頭無尾的，但人們習慣性地認為呼吸是從吸氣開始，呼氣結束。現在，請倒過來看，在做完五分鐘的審視呼吸操後，試行逆序呼吸操。做時仍把注意力集中在呼吸動作上，不要去影響它，但現在要把呼氣作為每一呼吸週期的開始去體驗，時間只要一分鐘。我想你會發現，逆序呼吸竟如此不同。當你開始呼氣時，你覺得自己是在更大程度上參與了呼吸，而不是被動地在體驗呼吸。

做逆序呼吸是有生理學依據的：當你控制呼氣的能力大於吸氣的能力時，你就可以利用肋間的隨意肌把空氣壓出你的肺部，這個肌肉系統比用於吸氣的肌肉系統有力得多。當呼出的空氣越多，自動吸入的空氣也越多。呼吸越深越好，最簡單的辦法是把呼氣想像為呼吸週期的開頭部分，而不管吸氣部分。

逆序呼吸操會幫助你提高肺活量，改善你的健康狀況。要求每天做一分鐘，當你想做或感到無聊時也可以做。一種可供選擇的辦法是在做完五分鐘的審視呼吸操後，緊接著就做逆序呼吸操。

想像呼吸操

想像呼吸操的重點是發揮想像力，學起來可能難一些，要多花些時間。

做這種呼吸操，最好採取仰躺的姿勢。

（1）閉上雙眼，兩臂緊貼身旁，把注意力集中在呼吸上，但不要影響它。

（2）每次吸氣時都想像是宇宙在向你送氣，每次呼氣時都是宇宙從你那

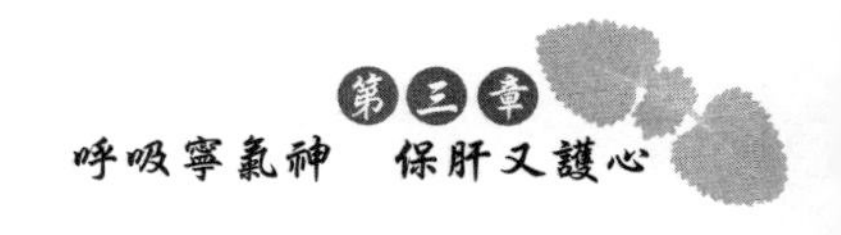

裏抽氣，即想像你是呼吸的被動接受者。當宇宙向你送氣時，會覺得氣息貫穿全身，甚至達到手指和腳趾。

（3）維持這種訓練達10次呼吸循環，每天鍛鍊一回。

想像呼吸操要求每天做一次，每次做十個呼吸循環。也可以在任何地方，任何時間做，最方便的是晚上就寢時或早晨初醒時躺在床上做。

鬆弛呼吸操

鬆弛呼吸操是一種古老的呼吸法，具體內容如下：

將舌尖抵在上門齒內側，然後沿牙齒向上滑動，停留在齒槽頂部，即牙齒與上頜之間的軟組織上，在整個練習過程中都保持這個位置不變。現在完全用嘴呼氣，發出「呼呼」的響聲。接著用鼻無聲地吸氣，默數四下，然後屏住呼吸默數七下，最後用嘴帶響聲地呼氣，默數八下。這樣就完成了一個呼吸循環，重複做四個呼吸循環後恢復正常呼吸。如果你呼氣時難以保持舌頭的位置，你可以撅起嘴唇，這樣你很快就能掌握要領。要知道，呼吸的快慢並不重要，重要的是保持吸氣，屏息和呼氣之間的時間比例4、7、8。這將決定於你能舒適地屏息多長時間，然後相應地調整你的計數。隨著不斷地練習，呼吸速度會減慢，這是鍛煉的目的。每天做這項練習至少二次。每次做四個循環。熟練後每天做八個呼吸循環。

這種鬆弛呼吸操在任何地方都可以做，但如果坐著做，則要保持背部平直。夜裏醒來，這種呼吸操還能幫助我們重新入眠。具體說來，常練鬆弛呼吸操能增加副交感神經系統活動的比例而減小交感神經系統活動的比例，減輕內心的焦慮，使消化、循環和別的系統的功能更協調。它還是高血壓、手冷症、過敏腸炎綜合徵、良性心律不齊、焦慮症、恐懼症及其它許多常見症的特效療法。

激勵呼吸操

激勵呼吸操，來自傳統的瑜珈，這種呼吸操的主要作用是提神而不是放鬆。因此當你感到昏昏沉沉或精神不振時，可用此法保持清醒。

（1）舒適地坐著，背部平直，眼閉合，舌尖抵在牙齒與上頜之間的軟組織上，注意整個呼吸過程中始終保持這種姿勢。

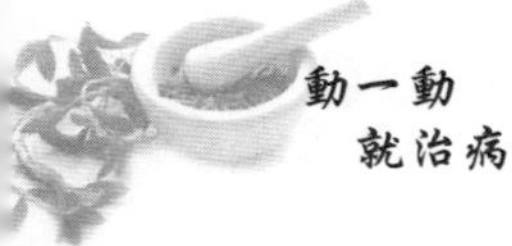

（2）嘴微閉，用鼻子迅速吸氣和呼氣，吸氣和呼氣應該均勻而短促，你應該感覺到鎖骨正上方的頸根部和橫隔膜處的肌肉在用力。你可以把手放在這些部位去感覺這種運動，胸部應像風箱一樣迅速而機械地運動著。呼吸的頻率一般要每秒鐘三次，以感到舒適為度。

開始階段，做15秒鐘，然後就可以恢復正常的呼吸了。下一次做時，把時間延長5秒鐘，直到做滿一分鐘。這是一項真正的鍛鍊，你會感覺到參與呼吸運動的那部分肌肉的疲勞。當然，那部分肌肉也會因為這種鍛鍊而變得更有力。此外，你還會逐漸有別的感覺，比如當恢復正常呼吸時，你會感到有能量貫穿全身的那種微妙而確定的運動。我的感覺是全身在振動，在刺痛，特別是雙臂，而且頭腦清醒，疲勞感消失。這不是換氣過度（它會由於呼出過量二氧化碳而導致生理變化），而是激勵中樞神經系統的一種方法。一旦能把風箱呼吸的時間堅持到一分鐘，可用它代替咖啡或茶來提神。

開車中想睡時，這種呼吸法最有用。寒冬在野外工作時，也可以用此法來暖身。用之越多，越會體驗到它所產生的能量。

練五種呼吸法要循序漸進

五種呼吸法在學習階段應每週學習一種，全部學完後，根據自己的時間，來合理安排自己每天的練習時間。

當激勵呼吸操達到快速做1分鐘的水準後，你就可以在任何時候做。此呼吸操，無論如何每天至少做一次。做鬆弛呼吸操前，做激勵呼吸操會進一步提高默念的深度，五種呼吸操可按照以下順序進行練習。

早晨：激勵呼吸操，鬆弛呼吸操，緊接著是審視呼吸操，然後是逆序呼吸操。

就寢前：想像呼吸操（10次呼吸循環），緊接著是鬆弛呼吸操。做完全套呼吸操所需的時間不會超過10分鐘，但對你的健康卻大有好處。記住，呼吸操的效果要靠每天的鍛鍊，要靠日常逐步的積累，才能達到預期的效果。

（（美）安德魯．韋爾）

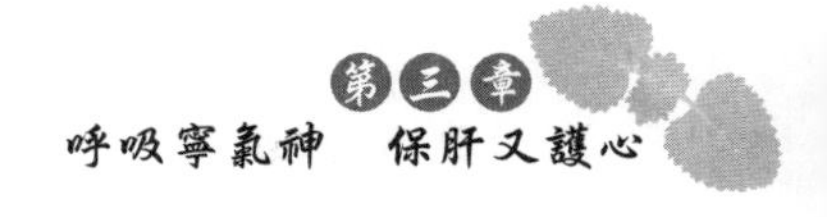

降糖靜功

作為一種重要的輔助手段，氣功治療糖尿病有悠久的歷史。隋代巢元方的《諸病源候論》就載有「消渴氣功宣導治療法」，適用於以口渴多飲、小便不利為主要症狀的患者。動功六字訣是利用默讀六個字的功法，現在也被廣泛應用到糖尿病的治療中。有人系統地觀察了20例糖尿病患者練氣功前後血脂、血糖、血清胰島素、胰島素釋放指數及C-肽的變化情況，結果表明氣功確有一定的降血糖作用。空腹及服糖後半小時這兩個時間的血糖值，經氣功鍛鍊後顯著下降。實驗者還觀察到18例胰島素釋放減少或大致正常的糖尿病患者，在氣功治療後，口服葡萄糖耐量試驗的空腹及二小時時相的胰島素釋放指數則明顯上升。所有這些結果均提示，氣功鍛鍊在促進靶細胞對葡萄糖的利用方面可能起一定作用。氣功對胰島素、血糖具有較好的調節作用，練功後可使血糖下降。

降糖靜功，是從放鬆功基礎上衍化發展而來的一種臨床上常用的功種。心靜體鬆是氣功鍛鍊的基本要領，對治療糖尿病具有一定的功效。鍛鍊時運用循序放鬆的方法，把整個身體調整得輕鬆、自然、舒暢，解除緊張狀態，促使心神安寧，經絡疏通，氣血調和。

練功要領

鬆靜自然：「鬆」即自己感到輕鬆愉快，使身體和精神放鬆，這是練功的第一要領。「靜」即閉默無聲，與「動」是相對應的。「鬆」與「靜」是相輔相成的，「鬆」常是「靜」的先行，而「靜」又可以使「鬆」加深。但「靜」不宜過深，避免睡著或受涼。

意氣相合：這需要經過一段訓練之後才能達到。練功時，用意念活動去影響呼吸，漸漸使意念的活動與氣息的運行相互融合，使呼吸隨著意念活動緩慢進行。在鬆靜的前提下，逐步將呼吸調整到自然、緩和、柔細、勻長。

動靜結合：動靜結合，是中國醫學理論體系的一個特點。只有動靜結合才能相得益彰，起到調和氣血、平衡陰陽的作用。

上虛下實：練功時上身放鬆，使意氣停留到下部。若下體充實，上體也自然能夠虛靈、頭腦清醒。故練功時注意鍛鍊上虛下實很重要，但以舒適為度，不宜勉強。

功法實踐

姿勢：臥式、坐式、站式中任選一種（或交替做亦可）。一般來說臥功最易放鬆，其次是坐式。

①臥式：分仰臥式和側臥式兩種。仰臥式時仰躺在床上，枕頭高低以舒適為度。兩臂放在身體兩側，放鬆，手指微曲，或虛握兩拳，放於大腿兩側或兩手交叉相握輕放在小腹上。兩腿自然平伸，雙腳自然分開。兩目輕閉，意視兩腳上方。側臥式時左右側臥均可。以右側為例，右肩向下，面向右側躺臥。右腿平伸，左腿彎曲輕放在右腿上。右手自然地放在眼睛前方的枕頭上，手距離面部約為20釐米左右，左手輕放在左髖上。兩眼輕閉，意視兩腳前方，口微閉。

②坐式：分普通坐式和自然盤膝兩種。普通坐式時坐在床邊，或椅子等其他物體上，兩腿自然分開與肩等寬，雙足穩實著地，使下肢屈成90°。上體端正，腰背放鬆，肘臂微曲，肩胛自然稍向下沉，手心向下，自然輕放在兩大腿上。頭向前傾，兩眼微閉，上下牙齒似接非接，舌尖自然抵住上齶，使之輕鬆愉快。自然盤膝時坐在床鋪上或地下，把兩腿盤起來，一般是兩小腿交叉。上體端正，鬆肩，曲肘，虛腋（即肩臂放鬆的姿式），兩手相合，輕輕地放在靠近小腹的大腿根部。

③站式：有自然站式與抱球站式兩種。自然站式時身體自然站立，兩膝微屈，兩腳平行分開，腳尖微向內收，同肩寬，平均著力。上體端正，腰脊放鬆，肩肘自然稍向下沉。虛腋、曲肘，兩臂自然下垂，稍作外撐，掌心向下，五指分開，微彎曲，意如輕按水上的浮球。抱球站式時在自然站式的基礎上，兩手作環抱狀，兩手之間相距約為尺許，掌心向裏，手指微曲，五指之間各稍離開，形成抱球式，兩手的高度為低不下臍，高不過乳。

呼吸

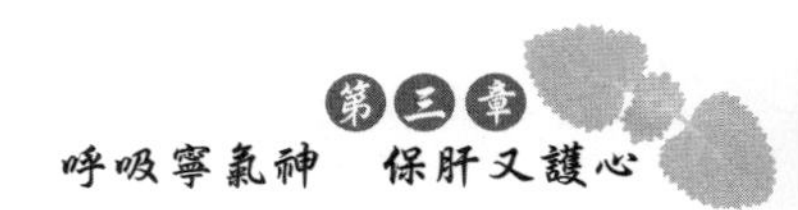

①自然呼吸：即與平時一樣的呼吸，注意鼻呼鼻吸應自然、柔韌、緩和、均勻。

②深長呼吸：在柔和、均勻的基礎上，逐步達到深長的程度。

意守

即把思想集中在身體的某一部位。一般有意守丹田法，意守命門法，意守湧泉法等。

①意守丹田法，又有上、中、下之分。上丹田指「印堂穴」（指兩眉間連線中點）；中丹田指「臍中穴」的裏邊，臍內一寸三分處；下丹田指「關元穴」，在臍下三寸處。上丹田不宜意守，一般不用。意守中丹田久之覺得丹田處有熱感，即達到固本歸元的效果，所以意守中丹田，能增強脾胃功能，有助消化吸收。糖尿病人如有飲食不佳、腹瀉消瘦等，可意守此處。下丹田是重要的穴位，意守此處可增強身體的抵抗力，故能強身壯體。

②意守命門法：「命門」位於第二、三腰椎棘突之間，也稱「後丹田」，是督脈上的一個重要穴位。命門在中丹田之後，在意守中丹田的基礎上，再意守命門，意守完了仍要將意氣歸於中丹田。

③意守湧泉法：湧泉穴在腳心稍前方凹陷處。可使氣下行，頭腦清醒，兩腿有力。練功後將意氣收回中丹田或下丹田。糖尿病人如發生眩暈、下肢麻木沉重時可意守此處。也可默念「靜心練功，身體健康」，或其他愜意的聯想。

特別提醒

（1）初學氣功一般是入靜難，開始先練習幾次，擺好姿勢後微閉二目或留一線之縫，寧神調息，開始放鬆，使之逐漸入靜。練功時要選擇舒適、安靜的場所，避免嘈雜干擾。

（2）練功時間要留有餘地，不要勉強延長。當準備收功時，要把意念收回中丹田或下丹田，隨後輕搓兩手，接著活動一下身體即可收功。

（3）練功前15分鐘應停止一切活動，有大小便者及時排除，消除雜念，以利入靜。同時放鬆腰帶，以利肌肉放鬆。意守要集中思想，排除雜念，否

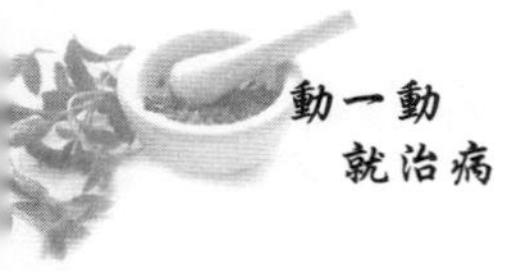

則不能入靜，達不到練功目的。

（4）練功時「靜」的程度不要過深，過深則易睡覺和受涼。

練功時一旦有不適的感覺時應停練，活動一下再練，直到無任何不良反應時，即可堅持練下去。

氣功不是萬能的，不可能根治糖尿病。所以，糖尿病患者既要堅信氣功的療效，又不能迷信某種功法，尤其不能在練功中盲目樂觀，貿然把治療糖尿病的藥物停下，否則會帶來嚴重後果。（蔡樹濤）

按摩心靈——練氣又練心

按摩是啟動生命動力的一種有效方法。按摩可以使人體氣血運行有力，經絡、神經、淋巴系統疏達通暢。經穴按摩可以清除衰亡的上皮細胞，改善皮膚呼吸，有利於汗腺和皮脂腺的分泌，增加皮膚光澤和彈性。

研究表明，按摩後可以增加白血球總數，白血球的吞噬能力及血清中補體效價有所增加，紅血球總數有少量增加。按摩使局部組織氧需要量增加，氮和二氧化碳排泄量增加。手法可引起部分細胞蛋白質分解，產生組織胺和類組織胺物質，加上手法的機械能轉化為熱能的綜合作用，可促使毛細血管擴張，增加局部皮膚和肌肉的營養供應，使肌萎縮得以改善，並加速損傷組織的修復。同時降低血壓，減輕心臟負擔。

按摩後血清中嗎啡樣物質的含量升高，按摩還有助於清除體內的自由基。

巧用呼吸按摩

（1）古人講：「萬物以氣相射」，人體需要與自然界中各種物質不停地進行交換，生命才能維持和強旺。呼吸就是一種交換形式，吸入氧氣呼出二氧化碳，其實質就是氧化營養物質，釋放能量。當細胞利用吸入的氧，把一些物質分解成二氧化碳和水時，這些物質中蘊藏的能量便釋放出來。因此，呼吸是維持新陳代謝不可缺少的條件。

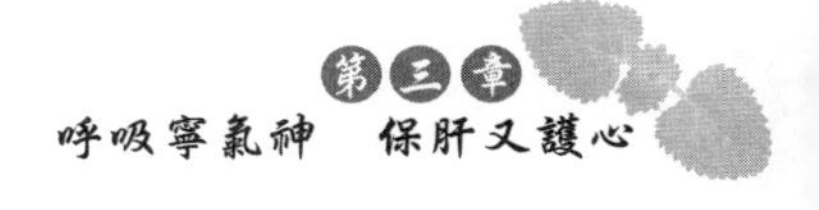

（2）肺主氣，心主血。中醫講：「氣為血帥，血為氣母」，呼吸與心動頻率是息息相關的。呼吸可以影響心動，心動可以影響呼吸。《黃帝內經·素向·平人氣象論》中講到：「人一呼脈再動，一吸脈亦再動，呼吸定息，脈五動，閏以太息，命日平人，平人者不病也」。這就是說，只有保持一定的呼吸頻率，才能保證身體健康。

（3）體內的物質交換和運動是要靠一定的壓力才能完成，血壓與氣壓又是相輔相成的，呼吸的深度又是決定氣壓的前提條件。所以說，肺「主治節，朝百脈，通調水道」。

（4）按五行講金（肺）生水（腎），肺主氣，腎主納氣，二者一「母」一「子」，「母親」強壯，「孩子」才有可能健康。腎為生命之根，腎臟功能正常，生命才會旺盛，呼吸之氣對生命起著至關重要的作用。

呼吸對人體如此重要，可是現實生活中的人們並不像買補品或「靈丹妙藥」那樣重視呼吸，更不知道怎樣的呼吸才對人體最有益處。下面我們把呼吸的四相進行分述，以便更好的運用。

（1）風相：有聲為風相；

（2）喘相：無風但結滯不通為喘相；

（3）氣相：無風也不結滯但出入不細為氣相；

（4）息相：綿綿密密，似有似無，微微進出為息相。

這四種相之間也沒有絕對的界限，生活當中由於種種原因也不可能總保持一種形式，有的人習慣胸式呼吸（吸氣時胸腔隆起），有的人則習慣腹式呼吸（吸氣時腹腔隆起）。腹式呼吸可以對腹部經絡、血管、神經等起到良好的按摩作用，是一種有利於養生的呼吸方式。養生愛好者應掌握好腹式呼吸，有意識地每日定時進行腹式呼吸，以達到利用呼吸按摩臟腑的目的。呼吸應以息相與腹式呼吸為主，盡量保持慢、深、勻、長。《莊子·大宗師》裏講「真人之息以踵，眾人之息以喉」，這說明呼吸深度是影響壽命長短的重要因素。

精神按摩更貼心

大多數人由於缺乏醫學理論和養生保健知識，只知道「物質第一性」，

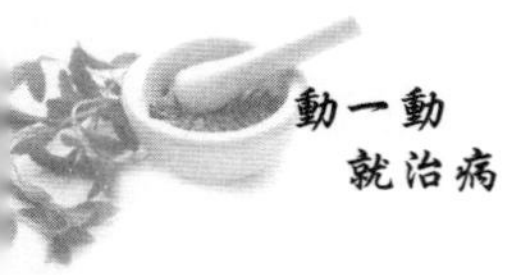

所以有了病馬上尋「靈丹」，找「妙藥」，甚至把所有的希望都寄託在藥物、醫療器械和醫生身上。當然這是必不可少的，但是我們還應該懂得「精神變物質」的道理。

精神是一個廣義的概念，在這裏只談七情。七情，即喜、怒、憂、思、悲、恐、驚。這些情志活動，是人體的一種心理反應，能夠控制在適度範圍內，一般是不會致病的。但如情志過度的興奮或抑制，就會傷及五臟而造成五臟的病症。反之，五臟有病也能引起情志方面的變化。

七情與五臟的關係是：暴怒傷肝，過喜傷心，憂思傷脾，過悲傷肺，大恐傷腎。但因心主藏神，所以又都與心腦系統有關。

七情致病，主要表現在氣機的變化方面。如怒則氣上，可致胸悶作痛，氣息急促，怒視目赤，面色青白，甚至吐血或昏厥。若氣鬱不伸，還可出現咽喉似有物阻，咯不出、嚥不下。鬱怒過甚，加之思慮不解，還可能造成精神病。思則氣結，可致氣機不暢，脾胃呆滯，而引起不思飲食，神呆失眠，甚至如癲如癡等病證。悲則傷肺，肺傷則氣消，面色慘澹，神氣不足，垂頭喪氣，歎息連聲，偶有所觸，即淚湧欲哭。恐則氣下，暴然受恐，可致小便失禁，所以說「恐則傷腎」。驚則氣亂，暴受驚嚇，立時目瞪口呆，彷徨失措，內動心神，神志被擾，則心慌意亂，情緒不寧，所以心虛之人易驚。過喜則氣緩，可出現氣短不續。由於情志抑鬱還可以使氣機壅滯不暢，鬱而化火，又叫「五志化火」。如臨床上遇到的肝火、心火、胃火、肺火、腎火等，這類的火能灼傷本髒的陰血津液，引起虛火上炎，或是通過外邪引動而發病。

只要心理上有了想不開的事，相應的生理上就有了癥結。如果心理上的癥結解不開，久而久之，生理上的症狀就會表現出來。現代醫學研究已充分證實，相當大的一部分疾病都屬於「心身疾病」，即由不良的心理狀況而導致的生理性疾病。

現實生活中，關於心理影響生理的現象很多，每個人幾乎都有不同的體會。有人遇到不順心的事不能解脫，甚至說：我越想越生氣，我都不敢想，一提起這事我就傷心等等。夢就更能反映這類問題，很多人都做過恐懼、惱

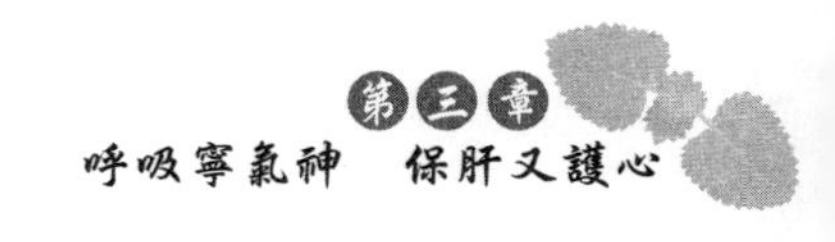

怒、驚嚇、悲痛之類的夢。當惡夢醒來時，那種不好的情緒還在繼續，五臟六腑還在動盪不安。這些事實使每個人都能體會到心理給生理造成的巨大影響，所以，在進行藥物治療的同時，更要注意精神按摩。

精神按摩要法

（1）要有良好的精神寄託，不能無所事事，渾渾噩噩，因為肉體為精神而存在，無事則生非。

（2）精神要集中，做事要專一，不能思維偏狹，愛鑽牛角尖，想入非非等等，會擾亂臟腑機能的有序化運行。

（3）自私是致病的總根源，心底無私天地寬，心胸狹窄，則不能心平氣和，氣滯則血瘀，氣和則脈通。

（4）要善養浩然之氣，無私才能無畏，懼怕將導致人的免疫功能嚴重降低。

（5）想好事就有好事，心中有好的念頭，大腦當中呈現好的圖像，身體內的七個腺體（垂體、甲狀腺、胸腺、胰島、腎上腺、卵巢、睾丸）就分泌有益物質。

（6）大腦當中的圖像要經常「下放」，意守下丹田（臍下1.5寸），因為神到意到，意到氣到，氣到血到，上虛則神明，下實則腎氣固，想什麼地方什麼地方就能量充足。

（7）生理上要有鬆有緊，馳張適度，進行適當的運動和休息，這樣體內的能量才能在補充與消耗之間保持平衡。

（8）要善用情緒，《中庸》上講：「喜怒哀樂之未發，謂之中，發而皆中節謂之和，中也者天下之大本也，和也者天下之大道也。致中和，天地位焉，萬物育焉。」這就是說，各種情緒的運用要有節制才是人體自然的本性。

（9）以情制情，人體就像一個流水線，五臟是這個流水線上的各個環節，五臟生五志，五志化五情。情志如果運用得當，很快就能扭轉五臟功能失衡的狀況。

（10）進行心理按摩時，最好不要說話，一定要用心用腦，集中精力。

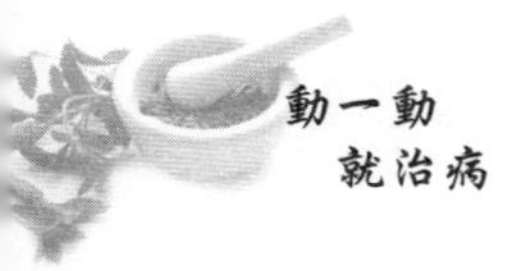

這樣才能感覺、觀察和了解體內能量的變化，以便及時調整治療思路與手法，保證生物場的強度與有序性，提高治療效果。（張文凱）

呼吸之門——從胸腹呼吸、丹田呼吸到體呼吸

善養生者，應當首先調節好日常呼吸，讓大自然的清新之氣透達全身。然而這還遠遠不夠，真正的養生家還應當開啟丹田呼吸、開啟體呼吸，由此而呼吸真氣，超越自然壽命的局限。

古人認為，呼吸的氣息有四種形態：一為風，二為喘，三為氣，四為息。有聲為風，無音為氣，出氣為息，氣不暢為喘。在入靜時，「守風則散，守喘則結，守氣則勞，守息則定。」只有「氣出入綿綿，若存若亡」同時胸腹開合依舊的息，才最有益於健康與長壽。

善養生者，呼吸真氣

深、長、柔、細，微弱而綿綿不絕的呼吸，最宜於養生。將一根羽毛放在鼻孔前，「鴻毛可以不動」。人們日常的呼吸大約在每分鐘24次左右，而入靜後深長柔細的呼吸減為每分鐘1~2次。要想把日常呼吸調為體呼吸，需要一個鍛鍊過程。在這個過程的操作中，要以「勿忘勿助」為準則。既要主動去調整呼吸，又不可故意憋氣，勉強去做，一定要順其自然。練功入靜過程中出現的胸悶、頭暈、勞累等不適，多與呼吸氣息的操作不當有關。

入靜呼吸形式的高級形態是「胎息」，即體呼吸。胎息有兩種解釋，一是氣息自臍中出入，如古人所說：「初學調息，須想其氣出從臍出，入從臍滅，……如在胞胎中，故曰胎息。」古人指出胎息是為了在呼吸形式上返老還童，他們認為胎中的嬰兒是以臍呼吸的。《攝生三要》中說：「人在胎中不以口鼻呼吸，惟臍帶繫於母之任脈，任脈通於肺，肺通於鼻，故母呼亦呼，母吸亦吸，其氣皆於臍上往來。」胎息的第二種解釋是體呼吸，即遍身皮膚呼吸，毫毛呼吸。此時肺呼吸已近停止。如《蘇沈良方》中說：「一息自往，不出不入，或覺此息，從毛竅中八萬四千雲蒸霧散，無始已來。」胎

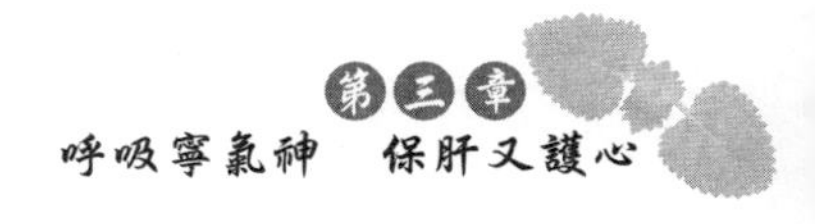

息的兩種解釋或可以看作是它的兩階段或兩種形式，前者是初步的，後者是從前者進一步發展而來的。唯有到達體呼吸階段，人體才可以自如地採納天地日月星辰精華之氣，古代養生家將體呼吸稱為真息。

從人們日常的自然呼吸過渡到胎息需要一個鍛鍊過程，這個過程的操作大體可分為三個依次進行的階段，即胸式呼吸，腹式呼吸和體呼吸。

導引胸式呼吸向下發展

入靜呼吸操作的第一步，即是將自然的胸部呼吸向深、長、柔、細的方向引導。在氣息操作中已經談過，其操作的準則是要用意不用力。但在呼吸形式操作最初的時候，完全不用力難以做到，可以以意為主，稍稍用一點力。用力到何種程度為恰到好處呢？如古人所說：不澀不滑，即使出入的氣息通暢自如而又稍有約束。

待胸中的氣息出入調勻之後，就可以引導氣息向下發展，從胸式呼吸逐步轉為腹式呼吸。這個轉變不可一蹴而就，而要循序漸進，一般可採用分段下降的方法。例如先下降到心窩部膻中穴處，待此處氣感充實了，氣息出入穩定了，再向下延伸到臍部，最後到達丹田。在此氣息逐步下降的過程中，胸式呼吸可能先過渡為胸腹式混合呼吸，此時的呼吸胸部和腹部均有起伏。

在胸式呼吸向腹式呼吸過渡的階段，由於呼吸尚淺，呼吸氣息的深、長、柔、細都是相當有限的，不可過高要求。呼吸只有深才可能長，而長才能更柔更細。這一階段的呼吸操作，只要能做到節奏平穩，氣息調勻且逐漸下降就可以了。

發現腹式呼吸的支點

腹式呼吸時可見腹部起伏，它可以分為順腹式呼吸和逆腹式呼吸兩種。順腹式呼吸是吸氣時腹部隆起，呼氣時腹部縮回。逆腹式呼吸與此相反，吸氣時腹部回縮，呼氣時腹部膨出。一般從胸式呼吸逐漸過渡到腹式呼吸，都是過渡到順腹式呼吸。故逆腹式呼吸的操作常需經過專門訓練，難度較順腹式呼吸大一些。就入靜的目的來說，不必去專門選擇腹式呼吸的順逆，只要是自然的循序漸進形成的，無論順逆均可。

在強調排出體內濁氣時要多做逆腹式呼吸，因為逆腹式呼吸對振奮內氣

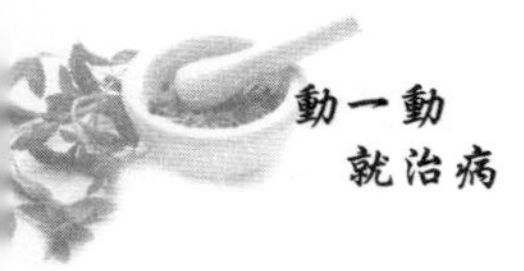

的運行更為有利。例如氣運行小周天時，常以逆腹式呼吸法，吸時內氣上行百會，呼時下行丹田。訓練逆腹式呼吸法可從一開始就著重注意呼氣，而不去理會吸氣，意念在呼氣時引內氣下行，聚於丹田。久而久之，呼氣時腹部充實膨起，吸氣時則放鬆縮回。

無論是訓練順腹式呼吸還是逆腹式呼吸，操作中都切忌故意挺肚子。腹部的膨起或回縮是氣息吐納自然形成的，不必人為造作。操作時只在吐納上下功夫即可，腹部只是配合。納氣深而多時，腹部自然膨起，而隨著腹壁回縮的壓力，氣息也自然排出。

初形成腹式呼吸時，往往覺得整個腹部都在呼吸，如胸式呼吸時整個肺葉都在舒縮一樣。漸漸地，隨著氣息調整原深、長、柔、細，就會有一個比較局限和明確的呼吸支點形成。這個點就是腹壁膨出後回縮時，四周壓力向內聚點的中心點。以後吸氣便入此點，呼氣從此點出。這個點便是丹田。這個點的呼吸便是丹田呼吸。丹田呼吸，是在腹式呼吸的基礎上形成的。因為丹田是在臍內三寸，丹田呼吸也就是臍呼吸，即胎息的初級形式。

形成腹式呼吸且有了明確的呼吸波動支點，即丹田呼吸形成之後，入靜的調息操作才剛剛開始。胸式呼吸的操作，是為了形成丹田呼吸。入靜要求的高級呼吸形式是胎息，而丹田呼吸是進入胎息的開始。

讓呼吸在丹田生根

要將丹田呼吸操作至深、長、柔、細，需要持久的功夫。第一步是要丹田這個呼吸支點穩住，使呼吸真正在丹田生根。然後再充實丹田，使丹田的氣感漸漸加強，這需要長時間的積累，非一朝一夕可以完成。在丹田逐漸充實的過程中，它的範圍可能有所增大，例如最初丹田呼吸支點只有豆粒大，以後可能增至棗大，甚至雞蛋大。這既與功力的深淺有關，也與各人生活條件不同有關，不必強求一律。丹田呼吸怎樣才算真正確立起來了呢？那是在丹田氣機已經充實發動，丹田呼吸已經由被動轉為主動的時候。此時呼吸不必再用意識將氣息送入或引出丹田，丹田已完全自主地把握呼吸波動節律了。丹田開則氣入肺部為吸，丹田合則氣出肺部為呼，不需要有意識地對它進行操作了。當對丹田的開合有了體會之後，腹部的膨出和回縮逐漸趨於

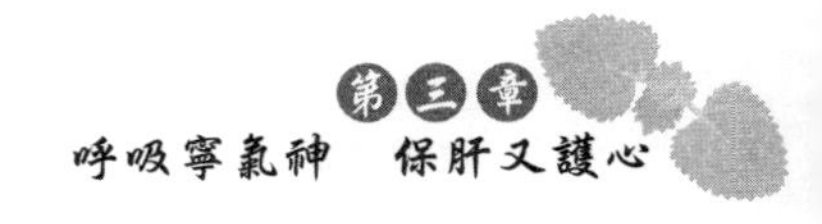

平息，運動幅度越來越小，最後已無外在的起伏感覺。此時呼吸的深、長、柔、細已經形成，已達出入綿綿的境界。呼吸自然婉轉，沒有間斷停頓和轉折的痕跡。有的書稱這種呼吸為「潛呼吸」。達到了這種潛呼吸階段的腹式呼吸，便可以向胎息過渡了。

啟動體呼吸

體呼吸的意境是周身毛孔開合，內外渾然一體。這裏的胎息指體呼吸，而不是指臍呼吸。臍呼吸作為胎息的初級階段，與丹田呼吸是相等或相當的。故以上介紹丹田呼吸時，胎息的初級階段即已經開始了。這裏談的是胎息的高級階段。

體呼吸或毫毛呼吸與胸式呼吸及腹式呼吸最大的不同之處是呼吸的通道在主觀感覺上不再經過口鼻。胸式呼吸及腹式呼吸，包括丹田呼吸，儘管呼吸的支點變了，但氣息的出入還都要經過口鼻。體呼吸就不同了，它要求氣息從遍身毛孔出入，避免使用口鼻。體呼吸最初形成時，呼吸的支點還可以保留在丹田，但氣息是通過周身毛孔直接向丹田聚散，不再經過口鼻。在主觀感覺上，感覺周身毛孔開合，氣息往來其間，而口鼻已無氣息出入了。

氣息自口鼻出入向遍身毫毛出入的轉化是如何完成的呢？原來，在潛呼吸的基礎上，一方面，口鼻出入的氣息越來越弱，漸至似有似無，時有時無，趨於停止；另一方面，隨著丹田氣感的充實，內氣向周身瀰散，整體的氣感已經形成，且有瀰散出體外與外界大氣融為一體的趨勢。漸漸的，終於氣息自口鼻的出入近於停止了，而氣息自毛孔與外界的交換成為自然，體呼吸就此形成。在操作的時候，只要不斷加強丹田的氣感，它自會向周身、向體外瀰散，而口鼻出入的氣息也自會逐漸減弱，順此一增一減的趨勢因勢利導，體呼吸的目標就會自然而然地達到了。

體呼吸在最初形成的時候，丹田可以為呼吸支點。此時主觀感覺上周身的其他部位似乎已不存在，身內身外的界限已經模糊不清，彷彿天地間只有丹田這一點存在。它在微微地開合，一切都渺渺茫茫，恍恍惚惚。體呼吸進一步發展，則丹田這一點也將逐漸消失，只覺得內外渾然一體，都是連成一片的氣。丹田的開合已經全無，身體好像完全氣化了，主觀感覺上無所謂什

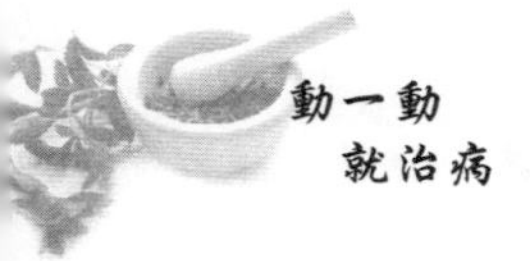

麼呼吸了。彷彿內外都是氣，均融為一體了，還交換什麼呢？這便是混沌，便是天人合一。

調息的高層次，與調心的高層次都是緊密聯繫在一起的。意和氣此時已經合二為一，共同構成了入靜的高級階段。調息和調心的操作大都同步，故要時時注意它們的協調性。頭腦中滿是雜念時呼吸不容易深、長、柔、細，更不用說胎息了；而呼哧帶喘的呼吸也絕不可能與恬澹虛元的心境同時出現。

（林輝）

邁進寧靜之門——平息浮澡

現代人的毛病在於浮躁，似乎連飯都吃不踏實。如何重新找回內心的平靜，已成為現代社會治癒所有疾患的良方。其實創造寧靜的方法並不神秘，只需人們耐心去嘗試一兩回。

呼吸的藝術

呼吸與精神的健康有著密切的關係。觀察自己的呼吸，你將發現當你的呼吸短促和浮淺時，你會心神不寧；當你的呼吸深沉時，你的心情將會變得平靜而安寧，你的腦子會變得敏銳，注意力會集中。當這種寧靜變為無限時，生命的光芒便會顯現。

引發內心的音樂

隨著心情通過練習靜坐而變得愈來愈平靜時，將會聽到內心發出一種音樂之聲，聲音興許會因人而異：嗡嗡的蜜蜂聲，潺潺的流水聲，低沉的長笛聲，悅耳的銅鑼和吹號角聲，或者是所有這些聲音的混和，這些聲音既寂靜又和諧。別去追求這些聲音。假如什麼也聽不見，就坐著欣賞無聲的肅靜。

展開內心視力的翅膀

隨著注意力集中在呼吸上的訓練日漸深入，你或許會看見體內閃爍的白光、藍光，甚至星星、銀河或者宇宙等。

要十分小心，修身養性的目的不是為了聽見或者看到這種現象。這些只

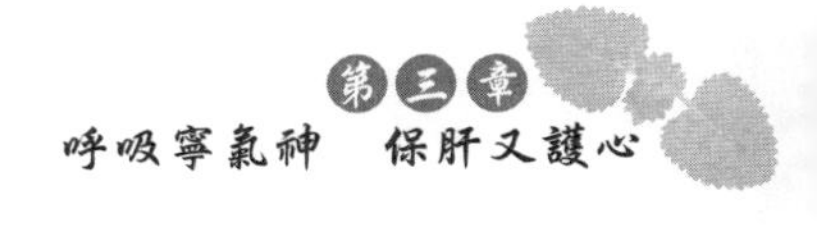

不過是當你沉浸在寧靜中的一種自我體驗。真正屬於你心靈上的感受將會出現，這取決於你的性情。如果你修身時的感受與別人的不一樣，請別擔心。

凝視浩瀚的空間

當你放眼眺望天空、廣闊無垠的沙漠或者海洋時，可想像這些浩瀚的空間就是宇宙的外在表現，然後把這些想像融化在你的腦海之中。隨著你的思想融匯了浩瀚的空間，外在和內在的現實便合二為一。你將感到整個宇宙都沐浴在溫暖的陽光之中。

人人都熟悉遙望天空或者海洋時所產生的那種感覺，那是一種寧靜襲上心頭之感。儘管你不能馬上感到那種最終狀態，但是它對心靈的益處是顯而易見的。

從飲食的愉快中誘發歡樂

當陶醉在美味佳肴的歡樂之中時，人應該對這種歡樂本身的狀況進行深思。最大的愉快便會隨之產生。

無論你從事什麼活動，只要你全身心地撲在上面，你的心情就會保持平靜和滿足，無上的至樂將會呈現。這一本領如果能化成日常生活的自然習慣，就能夠使人在這個充滿競爭的世界上遊刃有餘，得心應手。從而能穿透人生障礙，步入光明之路。

（敬一靜）

豐胸縮腹呼吸法

作為中年的女性，您的腰變粗了，骨盆變寬了，臀部變大了，乳房下垂了，種種身體上的煩惱一股腦地湧上。生孩子是個原因，但肯定不是全部。建議您檢查一下自己是用什麼方法呼吸的。您可能從來沒有注意過這個問題，可它卻是令您身體變形的秘密。

重新改變您的呼吸

腹部一鬆一緊，一起一伏，用下腹部吸進空氣，又用下腹部呼出空氣，您是不是總用這種方法呼吸？答案一般都是肯定的。可是您的這種方法是錯

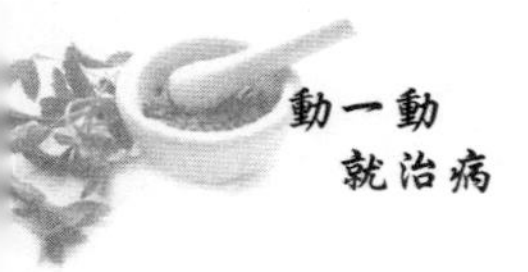

誤的。因為，這不利於你的健康和美麗。

總是用腹部呼吸，腹部會更加突出，導致內臟下移，胸廓變形，骨盆變大，乳房下垂，胸部平坦，沒有曲線，會形成溜肩，姿勢也會變差。

塑造良好形體的呼吸方法是：身體站直，用鼻子吸氣，腹部收緊，雙肩向後擴，背挺直，胸廓上提，再用鼻子慢慢呼氣。注意腹部要一直收緊，這就是胸腔呼吸法。剛開始可能有些難，但是它是一種使身材健美的呼吸方法。

吞吐之間見神奇

如果您能夠改變錯誤的呼吸方法，而採用胸腔呼吸法，您將會看到一些神奇的變化。您的身體線條會更美麗，而且可以改變便秘、腰疼，肩膀僵硬等不適。

因為姿勢正確，內臟也會處於正確位置。

乳房位置正常，向上挺起。

腰部變柔軟，腰疼也會消失。

腹部的健康狀況改善，便秘將不再糾纏著你。

腹部收緊，腰部曲線明顯，顯得更加纖細。調整骨盆，塑造勻稱的身材。

膝蓋大腿間的縫隙變小，腿部曲線更柔美。肩部不再僵硬。

在吞吐之間，就可以擺脫大腹便便的尷尬。

正確的姿勢

坐在高椅子邊緣，腳面與小腿成90°，小腿與大腿成90°。「先將臀部收緊」，這是坐和躺時的要求。因為，一般來說，坐的時候坐骨會變寬，臀部變大。想要將臀部變小的人，一定要將臀部收緊再坐下。應該用手將臀部肌肉按向內側。這樣，背脊會伸直，臀部會變小一圈，坐姿也更漂亮。

收緊腹部，兩隻胳膊打直放在腿上，兩肩向上抬，肩胛骨向後擴張，兩眼平視，頭部有被上拉的感覺。內臟上移，胸部擴張，是便於進行胸腔呼吸的姿勢。先練習這一基本姿勢。試試看，吸氣，一、二……再呼氣，一、二……

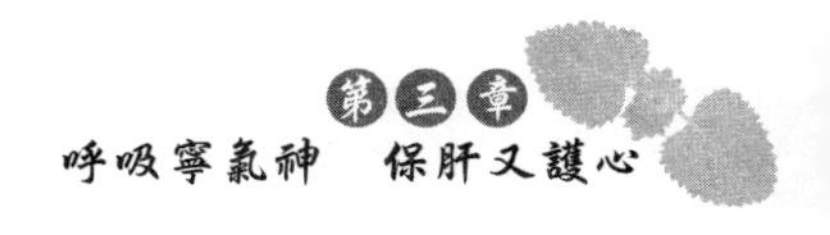

簡單易行的呼吸操

（1）轉腰肢：雙腳分開站立，寬度約肩寬的1.5倍。腳尖朝向前面，背脊伸直，上身不要用力，以腰為重心做旋轉運動。腕部放鬆，配合上身的運動擺動。

（2）拉耳朵：按照前一個站姿，雙手分別牽住耳朵上部向上拉，同時做胸腔呼吸。

（3）聳肩膀：站立，肩胛展開，兩臂自然下垂放在身前，將兩手的中指用塑膠掛衣夾子夾住，一邊刺激它，一邊兩肩往上抬，用胸腔做深呼吸。

（4）側展身：兩腳分開，與肩同寬站立，右手貼著耳朵舉過頭頂，使勁向左擺動，同時，盡力伸展側腹，上身筆直地向左傾。左手也同樣進行，向右擺動。這個運動使整個上半身成順時針轉動，可以使胸部和肩部變柔軟。身體通過鍛鍊舒展開，感覺也特別舒服，精神倍爽。練過幾分鐘後，兩手交換再做。

（5）S形旋轉：坐在椅子上，兩臂重疊環抱，兩手抓住肩胛，肘部上抬至齊肩高。保持這個姿勢，頭部直立，慢慢地用肩膀畫S，連續做5次，再交換兩臂上下位置做5次。這一動作具有擴展胸部，便於呼吸的效果。有點感覺了嗎？其實，作為一種呼吸方法它是非常簡單的事。只要你習慣了，就會不知不覺地使用它。讓我們用輕鬆的姿勢和心態來試著用胸腔呼吸。下腹收緊，用鼻吸氣，肩部上抬，肩胛展開，再由口呼氣，下腹部仍然要保持緊張狀態。

小小的提醒

呼氣比吸氣更重要。如果空氣不呼盡，人體內會殘留大量沒有交換的空氣，身體會緊張，呼吸也將變淺。在胸腔練習過程中，要將空氣呼盡。因為這樣不會使身體處於不必要的緊張狀態，所以能盡快掌握胸腔呼吸法。

呼吸的節奏要適合自己的速度，不應勉強自己過快或者過慢。不要一開始就吸入太多空氣，胸腔不夠大的人會將空氣吸入腹部。應該慢慢地、循序漸進地增加呼吸量。

為什麼你總是做不好

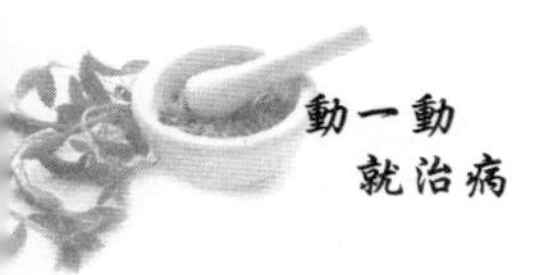

只要記住要領，用胸腔呼吸是很簡單的。也會有無論如何練習都做不好的情況。檢查一下自己，是不是有下面一些情況。

姿勢不對。是不是有點駝背呢？這樣的姿勢，不管怎樣下腹都會吸入空氣。呼吸時，請注意背部打直。

太過疲勞。過於疲勞，會使人無法保持正常的姿勢。為了消除疲勞，請好好休息。

上半身和下半身比例失衡。骨盆變形嚴重的人，用胸腔呼吸會困難一些，平時多注意有意識地練習胸腔呼吸。不妨每天做做調整上、下半身比例的練習：

雙腳平行，分開站立，與肩同寬。手心向上，放在頭頂，交叉握住。用鼻子吸氣，直到胸部完全擴張。充分吸氣後，嘴微微張開，一瞬間將氣全部呼出。同時，猛地向下擺動肘部，收緊胸側。這時，面部朝前，雙手握緊成拳，手腕朝前。連續做5次。爭取一有機會就做這種練習。

胸罩太緊。過緊的胸罩會妨礙胸腔呼吸，使胸部無法挺起。而且，如果胸部裹得過緊，會導致下腹式呼吸，腹部就會突出。所以，請選擇合身的內衣。

（康康）

五種呼吸法——讓生命增強活力

呼吸是生命活動的根本。呼吸的作用，不僅僅是吸進氧氣，呼出二氧化碳，還能廣泛影響體內的各級神經活動，從而能有效地調節人體的生理功能。如果我們要追尋健康，必須先學會正確的呼吸，尤其是把握好深呼吸。

平時人們每分鐘呼吸16~18次，深呼吸要求每分鐘在10次以下。呼吸降低後，耗氧量和耗能量大大減少。耗氧量減少，血液中的氧濃度升高，黏度下降，血流加快。深呼吸頻率降低後，進入人體的氧氣相對減少，使人體處於自我控制的低氧環境中，能啟動人體的多種調節功能，促使毛細血管大量開放，能有效地疏通患病部位長久閉塞的氣血。

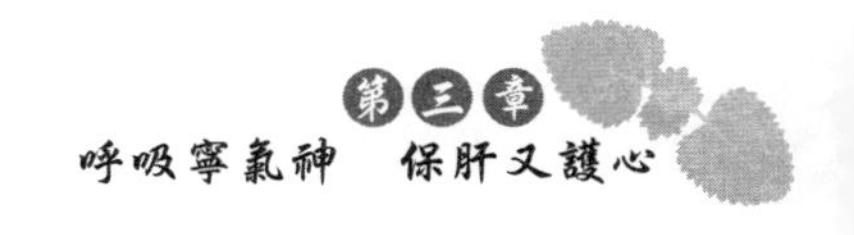

呼吸不但控制全身的氧氣動線，還控制身體的淋巴動線。淋巴液是一種類似血液的液體，包括著白血球，可以保護我們的身體，抵抗細菌和病毒。身體中的淋巴系統主要有兩種方法使其活化——運動和深呼吸。適當的身體運動配合深呼吸運動，可以促使淋巴液的分泌加快。

深呼吸還和交感神經、副交感神經活動，以及正負離子的產生有關。當交感神經活躍時，陽氣上升，血壓、心跳、呼吸、性欲增強，壓力和緊張度加劇等。與此同時，身體還會產生正離子。相反，當陰氣上升，負離子便會產生。陰氣和負離子刺激副交感神經系統，引起血壓下降、心率和呼吸放鬆、性欲減退等。而輕柔細長、緩慢的深呼吸，可以克服一般深呼吸的缺點，增強其優點，使正負離子的產生達到一種平衡。

人類所習慣的胸式呼吸方式，使佔全肺約3／5的中下部肺泡長期處在廢用狀態。如果吸氣時用深呼吸，而使中下部肺泡得到開發利用，不但能吸入更多的氧氣，還會通過腹壁前後運動，腹肌的上下運動，而使腹內的胃、胰、肝、膽、脾、腎等器官得到運動。這樣更有利於加強這些器官的氣血循環，發揮它們的正常功能，預防和治療多種慢性疾病。

深呼吸法——是讓空氣慢慢進入肺和腹部，使氣體在肺和腹部的組織中徹底交換

科學的呼吸方法為：「吸——停（屏氣10~20秒鐘）——呼」的呼吸形式，它可使副交感神經興奮性增強，也可使腸鳴次數增加，有利於消化吸收，從而有益於健康長壽。

此法可採用坐姿、站姿或臥式，在早晨或晚上練習：

（1）雙手手掌用力搓擦，發熱後，將雙手掌心朝下，放在腹部肚臍兩側，閉口，用鼻吸氣；

（2）開始慢慢呼氣，雙手輕輕下壓，呼氣時收緊腹部，以便把空氣從腹部和雙肺排出；

（3）呼氣完畢後，開始慢慢吸氣。擴張胸部，由胸部向外擴展，腹部收緊。

（4）當肺部充滿空氣，屏氣片刻，不讓空氣排出或進入腹部，而讓肺裏

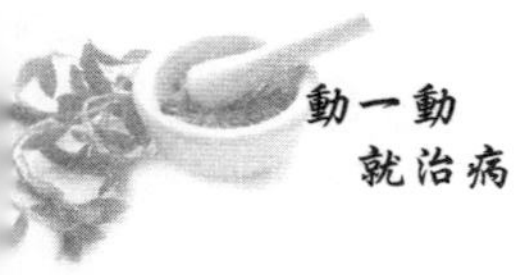

的空氣充分進行交換；

（5）然後慢慢地收縮胸部壓迫肺，同時，慢慢地放鬆腹部，使之成氣球狀。這一系列的動作把空氣從雙肺推向腹部；

（6）讓空氣在腹中停留片刻後，慢慢地收縮腹部，讓空氣從口中呼出；

（7）一呼一吸完成為一息。最初，你一次僅能做2~3次，經過逐步練習，應該能做到12次。堅持練習，便可以做到一邊緩慢呼吸，一邊輕鬆自如地擴張和收縮腹部。

注意：婦女在懷孕期不要練習此法，因為腹部的擴張和收縮會引起該部位的不適。

呼吸放鬆法——是治療癌症不可忽略的一種方法。

具體做法是：

（1）仰臥，雙腿微微分開，手臂放置體側；手掌稍稍朝上，閉上雙眼，均勻呼吸。

（2）吸氣時，感覺新鮮、乾淨的空氣、精氣和能量進入身體，滲透全身。

（3）呼氣時，感覺一切毒素和廢氣被排出體外，重複三次。

（4）再吸氣時，開始感覺空氣從腳趾進入身體，從腿骨向上流動，進入肺部。

（5）吐氣時，想像空氣離開胸部，經過腿部到腳趾，通過腳趾排出體外，重複三次。

（6）現在想像空氣通過手和手臂進入胸部和頭部。

（7）吐氣時，想像空氣通過手和手臂排出體外，重複三次。

注意：先分別掌握手和腿的動作，然後將手臂和腿的呼吸合起來同時練習。如無法採取臥式（在工作時或旅途中），可以閉上眼睛採用坐姿練習，但脊柱一定要直，手臂和腿要放鬆。

呼吸補瀉法——是最簡單的調整陰陽之法

身體的精氣有陰陽之分：陰氣性消極、平靜、沉緩；陽氣性積極、刺激、強健。如何調節和平衡陰陽兩氣呢？最簡單的方法是深呼吸。深沉、長

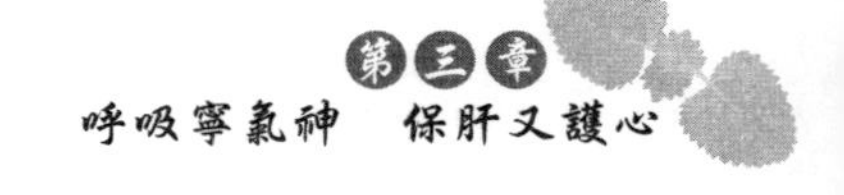

久的吸氣產生陽氣；深沉、長久的呼氣產生陰氣；屏著呼吸平衡陰陽兩氣。所以，當需要振奮精神時，吸氣數15下，屏氣數10下，呼氣數5下。當需要放鬆時，吸氣數5下，屏氣數10下，呼氣數15下。用這種方法呼吸，在任何不利的環境中，你都可以保持積極或沉著的態度。

鬆弛呼吸法——是放鬆身心的調整法

將舌尖抵在上齒內側，然後沿牙齒向上滑動，停留在齒槽頂部，在整個練習中都保持這個位置不變。先用嘴呼氣，發出呼呼的響聲；接著用鼻無聲地吸氣，默數4下；然後屏著呼吸默數7下；最後用嘴響聲地呼氣默數8下。重複做5~10次，接著恢復做正常呼吸。

鬆弛呼吸法能增加副交感神經系統的活動，減少交感神經系統的活動，減輕內心的焦慮，使消化、循環和別的系統的功能更協調。它還是高血壓、手冷病、過敏性腸炎綜合徵、良性心律不齊、焦慮症、恐懼症及其他許多常見病的新療法，又是一種最有效、最省時的放鬆方法。

鼻竇（祖竅）呼吸法——是讓記憶力提高的呼吸法

大腦的功能不僅是記憶和學習，還能調節身體運動、激素分泌、內臟功能、皮膚毛髮生長等功能。「用進廢退」，多動腦有利於全身健康，故每個人都應該講究用腦、養腦。鼻竇呼吸法（祖竅）尤其能活躍大腦的思維，有利於打開智慧的大門。

所謂鼻竇（祖竅）呼吸法，就是呼吸時專注於自己的鼻竇和副鼻竇。其優點表現在：

（1）空氣直接進入大腦：腹式呼吸是把新鮮空氣吸進肺裏，再進入血液循環，然後送到大腦。而用祖竅呼吸法，卻能使新鮮空氣直接進入大腦，令人頭腦清新、耳聰目明、精力充沛。

（2）啟動松果體：當用祖竅呼吸法，大腦松果體被啟動，增加了激素分泌，調整內分泌系統，調節新陳代謝，促進消化液的分泌，提高消化吸收能力，改善精神狀態，這有利於身心健康，延緩衰老。

（3）精氣神合為一體：在意守鼻竇的基礎上，進行鼻呼鼻吸，逐漸進入氣功態。氣功態是一個自我調節機體狀況的過程，可強化人體內在的潛能，

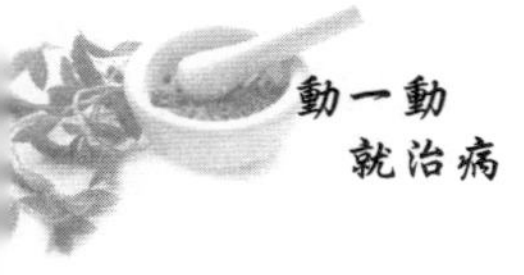

增加大腦活動的有序化程度和腦細胞活動頻率，同時也能祛病健身。當我們用祖竅呼吸的時候，注意力都集中在祖竅上，耳朵在聽祖竅的動靜，眼睛、鼻子都向祖竅集中，這就是內視和內聽。加上鼻腔內的新鮮空氣，這三種東西融合在一起，就是精、氣、神合在一起。天長日久就會形成一種能量團，向全身輻射。這時候，我們的精神和肉體都會變得非常健康。

鼻竇（祖竅）呼吸法具體操作：可採用一個舒適的姿勢坐好，也可以用站式或臥式。先讓自己安靜下來，然後把眼簾垂下來，保留一條縫，以剛好看到自己的鼻尖為準。似看非看，直到鼻竇內（祖竅穴）微微發脹，再讓自然光從雙眼瞼入腦。然後，閉目內視祖竅穴內虛空境界，等候口中津液充滿時，嚥入臍下氣穴。用祖竅呼吸時，用意念引導呼吸引起體內的開合。呼氣時任其自然，意念始終在丹田中，做到雜念不生、靜至無我時收功。

上述五種呼吸法，可按所需選擇應用，其優點是能有效地增進健康。我們應該把它作為生活中的一部分，堅持不懈地鍛鍊，永保健康安樂。（吳葆祥）

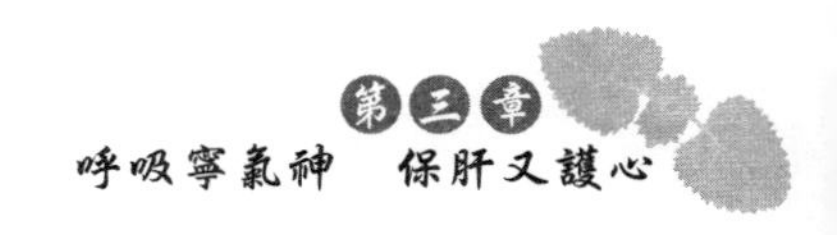

第四章

常做健身操　不被疾病擾

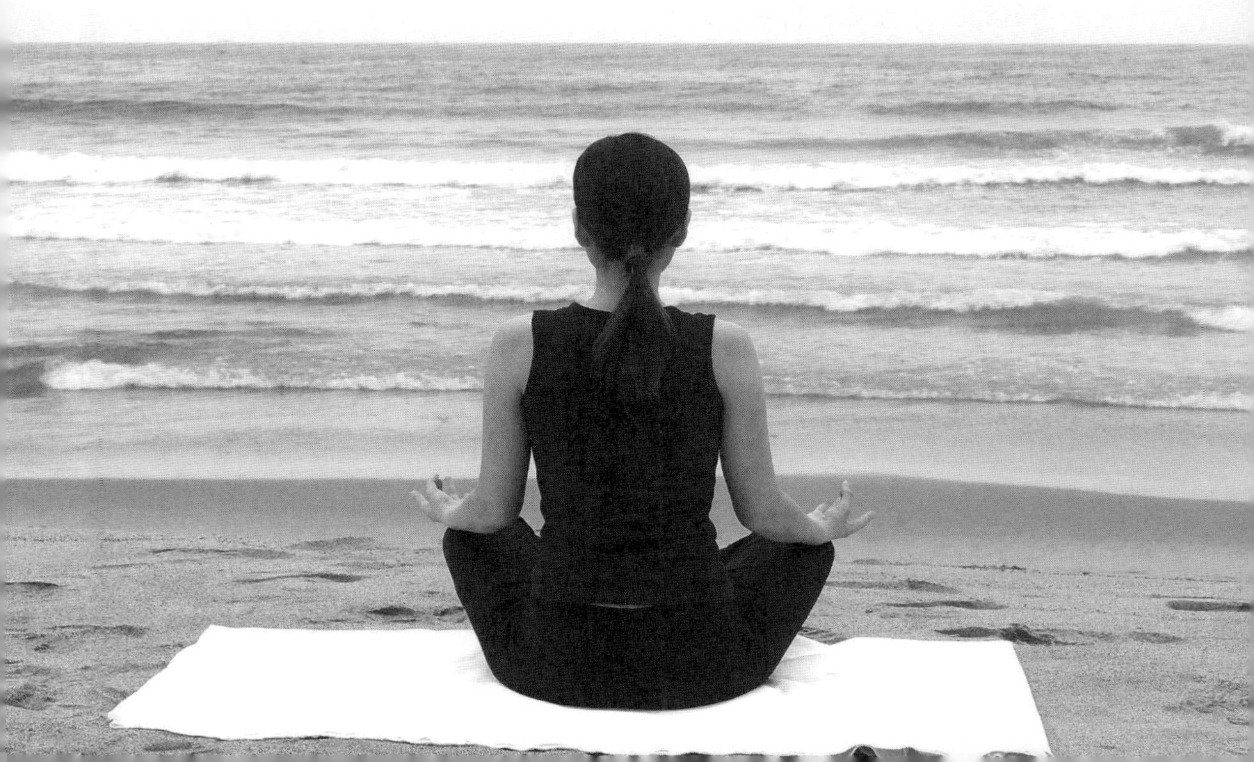

易筋經五印健身操

易筋經五印健身操，是在傳統的易筋經和紅砂手的基礎上改編而成。其主要作用是疏通經絡，強筋壯骨，充盈氣血與精髓。五印，指雙手手掌印、雙腳腳掌印、頭頂印，故稱為五印。這套操主要是對人體的「筋」及其他組織進行一緊一鬆的鍛鍊，全身的皮肉筋骨以及手三陰經、手三陽經、足三陰經、足三陽經、任督兩脈和其他運行氣血的組織都得到一緊一鬆的牽拉，使這些組織逐漸變得更加柔韌而富有彈性，有利於疏通經絡和氣血運行，能增強和改善各臟腑組織以及脊椎、頸椎的功能。這對增強體質、體能和機體免疫力，對防治各種老年慢性病很有益處，對預防和改善老年人因筋骨萎縮造成的身長縮短、行走不穩、頭重腳輕等狀況也很有幫助。

做操前應排淨大小便，著寬鬆的衣褲和鞋襪，調整身心，以輕鬆自然的心態和姿態進行操練。練操時鬆和緊都很重要，鬆的時候要身心都放鬆，緊的時候應用內力漸緊。即用力柔軟均勻，不要用僵勁兒，這樣才能剛柔相濟，內外渾圓，收到理想的健身效果。飯後一小時內不宜做操。

每天堅持練操1~2遍，持之以恆，就能收到理想的健身效果。

預備式一　循環搖臂拍腰腹

動作：兩腳分立與肩同寬，兩臂自然下垂，雙目前視，呼吸自然，全身放鬆，稍用意想著臍腹部。然後以腰為軸，用兩肩帶動雙臂前後甩動，同時雙手掌心向內拍打腰腹部（用力要以舒適為度）。拍打一次為一個節拍，共做兩個八拍或者四個八拍（在後面第一節至第四節的各節動作做完之後，重複做這一動作兩個八拍）。

預備式二　提踵顛背顫全身

動作：接預備式一，兩腳分立與肩同寬（或者兩腳跟稍靠，腳尖自然分開，成立正姿勢），兩臂自然下垂，雙目前視，呼吸自然，全身放鬆，兩腳跟緩慢提起後下落，腳跟與地面輕輕一震（震顫強度要以舒適為度），腳跟一起一落為兩個節拍，共做兩個八拍或者四個八拍（在後面第一節至第四節的各節動作做完後，隨預備式一之後重複做這一動作兩個八拍）。

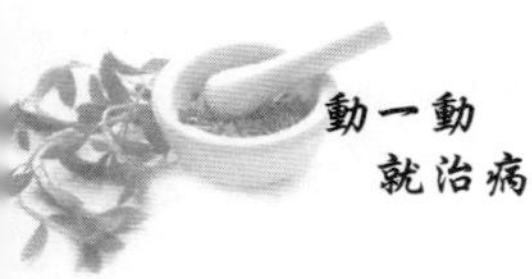

第一節　一緊一鬆手下按

動作：接預備式二，兩腳分立與肩同寬，兩臂自然下垂，手指微張並稍翹起，掌心向下，舌抵上顎，雙目前視，呼吸自然，全身放鬆，稍用意想著臍腹部，雙掌用內力下按，同時雙腳五趾微張並踏地平實、頭上頂，意想自己呈頂天立地的姿態（注：手掌、腳掌和頭頂向用力方向如按印一般，故稱為五印）。稍停，全身逐漸放鬆。一次下按——放鬆為兩個節拍，重複這一動作，共做兩個八拍或者四個八拍。

第二節　一緊一鬆手前按

動作：接預備式二，兩腳分立與肩同寬，兩臂向前平伸，手指微張並稍翹起，掌心向前，舌抵上顎，雙目前視，呼吸自然，全身放鬆，稍用意想著臍部，雙掌用內力前按，同時雙腳五趾微張並踏地平實、頭上頂，意想自己呈頂天立地的姿態；稍停，全身逐漸放鬆。一次前按——放鬆為兩個節拍，重複這一動作，共做兩個八拍或者四個八拍。

第三節　一緊一鬆手上按

動作：接預備式二，兩腳分立與肩同寬，兩臂向上伸直，手指微張並稍翹起，掌心向上，舌抵上顎，雙目前視，呼吸自然，全身放鬆，稍用意想著臍部，雙掌用內力上按，同時雙腳五趾微張並踏地平實、頭上頂，意想自己是頂天立地的姿態；稍停，全身逐漸放鬆；一次上按——放鬆為兩個節拍，重複這一動作，共做兩個八拍或者四個八拍。

第四節　一緊一鬆手側按

動作：接預備式二，兩腳分立與肩同寬，兩臂向兩側平伸，手指微張並稍翹起，掌心向外，舌抵上顎，雙目前視，呼吸自然，全身放鬆，稍用意想著臍腹部，雙掌用內力外按，同時雙腳五趾微張並踏地平實、頭上頂，意想自己呈頂天立地姿態；稍停，全身逐漸放鬆。一次外按——放鬆為兩個節拍，重複這一動作，共做兩個八拍或者四個八拍。

第五節　左右轉身手側推

動作：接預備式二，兩腳分立與肩同寬，兩手小臂前屈向上提至胸前，掌心向前，舌抵上顎，雙目前視，呼吸自然，全身放鬆，稍用意想著臍腹

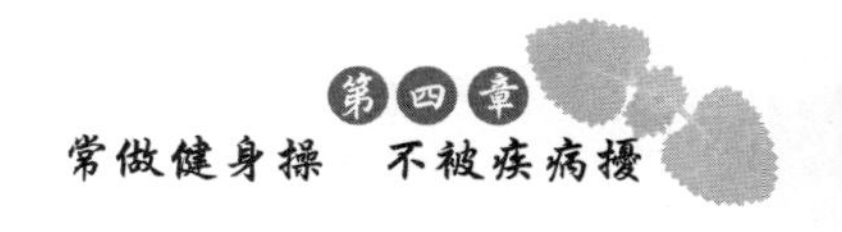

部，上身向右轉，同時雙掌逐漸用內力向兩側外推、雙腳五趾微張並踏地平實、頭上頂，意想自己呈頂天立地姿態；稍停，上身轉回至面向前方，同時兩手回收至胸前，掌心相對，全身放鬆；稍停，上身逐漸向左轉，同時雙掌逐漸用內力向兩側外推、雙腳五趾微張並踏地平實、頭上頂，意想自己呈頂天立地的姿態；稍停，上身轉回至面向前方，同時兩手回收至胸前，掌心相對，全身放鬆。一次右轉——放鬆——左轉——放鬆為四個節拍，重複這一動作，共做兩個八拍或者四個八拍。

（葉華強）

美容腰纖健身操

為了自己有一個健康健美的身材，許多人都想有一個標準的腰身。而除了審美和心理的原因外，還要保持腹肌強健，腹肌支持並保護人體的若干主要器官，增進這些器官的效率。腹腔和骨盆腔中有肝、膽、胃、腸、胰、脾、膀胱和腎。這些器官要靠膜來保持位置，發揮功能，而膜則要由強健的腹肌來支持。

結實的腹肌對下段脊柱有較好的支持，有助於避免乃至消除腰痛。

日常生活中做少許加強腹部的體操，可以鍛鍊和保持結實而平坦的腹部。這些體操的目的不在取代節食或者其他減肥的體操，而在輔助它們。開始之前，需注意幾點：

不論做任何體操，都該先過問醫生。開始時可做多少，須視年歲和體況而定。開始時不要心急。這些體操有簡易的，也有比較難的，應該循序漸進。最初試做其中的一半，只重複做一次；然後再試做另一半，也只重複做一次。做體操後第二天若覺得渾身僵直或疼痛，那就是做得太多了。

逐漸減少一天中所做的動作項目，增加每一動作的重複次數，以不勉強為度。我現在已能做到八項動作，每項重複做十二次，不過我從事鍛鍊已很久了。要是你不能全做，那麼就揀能做的做，其他的將來再說。如果一項動作似乎太難，或會引起渾身疼痛和僵硬，就不要去做它。鍛鍊幾個月後，再試試看

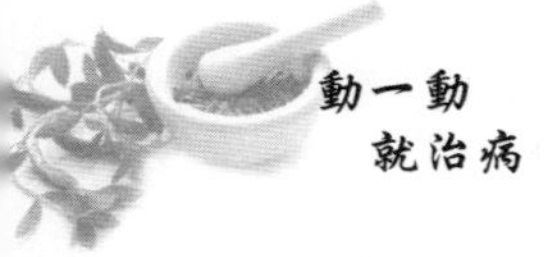

是否能加上那項動作而不致使肌肉過度疲勞。如果不能，還是不要做。

體操要每天做。雖然任何方便的時候都可以做，但如果每天早上一起來便先做體操，半途而廢的可能便會較小。

在開始前，先放鬆腹部，平肚臍處量一下腰圍。然後盡量收縮腹部，再量一次。將兩次量的尺寸記下，以後每月這一天量一次。你可能只要幾星期便會覺出腰力增強了，不過，僅一兩個月你也許看不出腰圍是否已經減縮。應繼續努力，不要放棄。

（1）仰臥，兩臂上伸觸及地面，臀部貼地，蜷起兩膝貼近胸部。伸直一腿使其接近地面，但不要著地。將腿收回再使膝部靠近胸部，同時伸直另一條腿。再將這條腿收回，這動作很像踏腳踏車，兩腿各伸直四次。

（2）你平時呼吸，吸入空氣時胸部擴展，呼氣時胸部放鬆（使它縮小）。但是，你不妨把氣完全呼出後，再擴胸吸氣。

在練習時，先深吸一口氣，感覺胸部的擴展。然後再專注於擴展胸部，不要去想吸入空氣。你會發現無須用力吸氣，也能把胸部擴至最大。最後將氣完全呼出，繼續保持呼氣，同時擴展胸部。假使你這個動作做得正確，肚子便會自動內縮。然後試行下一動作：

站立，兩腳分開與肩齊寬，雙手叉腰，用力將氣完全呼出，繼續呼氣擴胸，使腹部向內緊縮，保持姿勢六秒鐘。放鬆，恢復開始姿勢。

（3）仰臥，弓腿，膝蓋朝向天花板，兩腳平放地上，兩手手指交叉，抱住頭後。坐起時呼氣，將頭垂入兩膝之間。躺下，恢復預備姿勢時吸氣。將兩腳伸在沉重的傢俱如五屜櫃或沙發椅下面，有助於使兩腳位置不變。

（4）站立，兩腳分開，略寬於兩肩，兩臂向兩側平伸，和地面平行，肘挺直而兩腳不動，慢慢扭轉上身，盡量右擰。接著做伸展動作將右臂轉向右後，左臂由左旋轉至右，讓身體彈回至開始時姿勢，同時兩手叉腰。重複同一動作，但擰腰向左。

（5）兩腳岔分站立，但要以舒適為準。兩手臂上舉，保持手肘勿彎曲，雙手距離與肩同寬，迅速彎腰向前向下，同時雙膝彎曲，雙手由兩腿間通過向後伸，盡量能觸及身後遠處的地面。而後抬起上身，恢復預備姿勢。

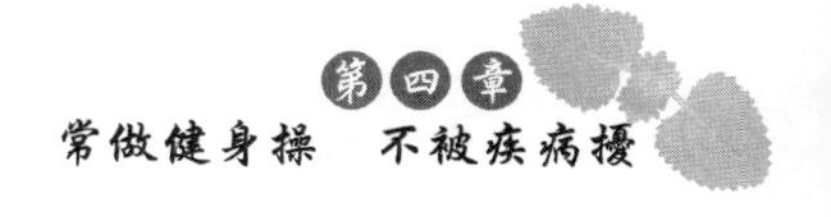

（6）俯臥，雙手在腰部以上靠近身體兩側按地，雙肘向上，手指向前。雙腳不離地，盡量抬高頸、肩、胸，呈向後彎腰姿勢。保持雙手雙腳的位置不變，提臀，使身體呈人字形。由手腳承受全身重量，臂腿挺直，緊收腹部，保持這一姿勢六秒鐘。臀部放低，恢復到彎腰的姿勢，繼而恢復到預備動作。

（7）坐地，弓腿，膝蓋向上，腳平放地上（最好能像做第三項動作那樣，將腳塞在重物下面），雙手手指交叉抱住頸後。上身後仰，使後背與地面成45°角，同時盡量先左後右兩側扭腰。然後將身體向前，恢復坐姿。再做一遍，但此次先向右扭，再向左扭。

（8）站立，雙腳分開與肩同寬，雙手叉腰。抬左手過頭觸及右耳。再向右彎腰，右手貼著右腿側儘量下伸，盡量使左側伸展。不可前俯或後仰以求右手能更向下移。恢復預備姿勢，再向左彎腰，做同樣動作。

（9）站立，雙腳分開與肩同寬，雙臂下垂，臂肘挺直，推右髖向外並向上。右腳離地，右腿不可側移，也不可故意抬起右腳，只是順其自然。右髖高抬，嘗試用右髖骨觸及右肋骨。恢復預備姿勢，向右再做一次，然後，向左做同一動作。

（10）仰臥，併腳，腳背下壓，將手臂過頭直伸貼地，雙臂與肩同寬，雙肘不要彎曲。抬起雙腿，伸直，抬時保持腿腳挺直，然後慢慢放下雙腿，恢復起始動作。

（蔡岩　孟偉）

健康快樂懶漢操

預備式：仰臥，兩手自然置身體兩側。

第一節　伸展運動

（1）脊柱伸展，曲腿抬臀，下頷用勁內勾，拉動脊柱。一勾一鬆為一次，反覆32~36次。放鬆時不必還原。

（2）兩臂伸展，十指交叉向外翻掌，向下（足的方向）用勁做伸縮運

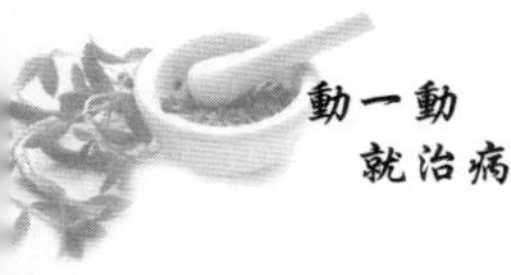

動，反覆32~36次。

（3）雙腿伸展，兩足併攏，用勁勾足，用力蹬出，一蹬一鬆，反覆32~36次。

第二節　關節鬆動

（1）聳肩兩臂彎曲，用力聳動雙肩，32~36次。

（2）抖肘兩臂彎曲，用內勁使肘部做一鬆一緊的抖動，32~36次。

（3）曲腕逐步彎曲手，邊數數邊用勁，32~36次。

（4）握拳用勁將雙拳握緊放鬆，32~36次。

（5）聳胯用勁聳動胯關節，32~36次。

（6）揉膝用內勁使膝蓋上下滑動，32~36次。

（7）勾足彎曲踝關節，隨數數漸彎漸緊，32~36次。

（8）勾趾用勁勾緊十趾，隨數數漸勾漸緊，32~36次。開始忌用猛力，防止抽筋。

第三節　脊柱揉搓

（1）脊椎揉搓：頭前勾，繃直頸椎，做向左向右的上下拉動，32~36次。注意：不擺頭。

（2）頸椎揉搓：兩臂伸直，置於身體兩側，握拳，左右向下（足的方向）用勁做衝拳動作，32~36次。

（3）腰椎揉搓：兩腿伸直，勾足，兩腿反覆做蹬緊、放鬆動作，32~36次。

第四節　胸腹蠕動

（1）提升小腹：兩腿平伸微開，用內勁將小腹的下部提升至臍部（感覺），32~36次。

（2）下腹蠕動：用內勁抖動下腹部，32~36次。

（3）上腹蠕動：兩腿微曲，用內勁抖動上腹部及胸部，32~36次。

懶漢操四節，至此告一段落。

注意事項：①每一動作前吸氣，不宜做呼吸的可自由呼吸；②初做此操動作不宜過量，以免拉傷；③凡未說明變換形體的，均為預備式；④有些動

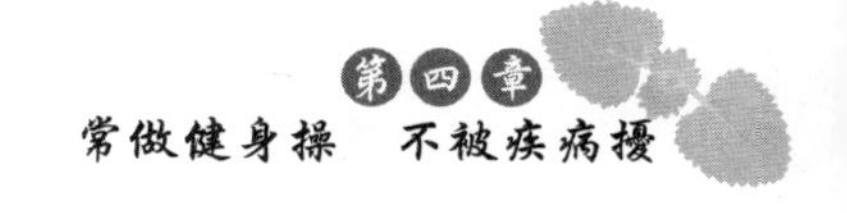

作，如無能力做可以省略。

呼吸平穩後，即可起床或睡覺。睡前醒後均可做此操。每次約15分鐘，一天至少一次。（周宗旭）

新懶漢操

讀者認為，「懶漢操」的確為缺乏戶外活動能力的人們（如老年人、病人和殘疾人等）開闢了一個新的活動空間，還提出了請作者再編出針對久咳不止、肩周炎、耳鳴、頭暈、腰椎肥大等疾患的運動療法。只要持之以恆地在睡前醒後進行「懶漢操」的鍛鍊，一般就可取得強身健體，抵禦疾病的作用。這些動作既可以獨立進行，也可合併到「懶漢操」一起做。

第一式：轉肩可抗久咳不止

這是從一個朋友那裏得來的方法。他是自幼落下的病根，咳嗽60多年。去年他來我家作客，居然容光煥發，一聲不咳了。我很奇怪，便問他：「吃了什麼仙丹妙藥？」他說：「哪裏有錢吃藥！完全是誤打誤撞！因為肩臂痛，便天天轉肩，轉來轉去覺得神清氣爽，不知怎麼就把這老咳病止住了。」於是我請他示範一下，他邊說邊做，簡單極了。或睡、或坐、或站、或走路均可做轉肩操，方法是：

兩臂前伸（與身體軸線成垂直方向），用內勁使雙肩依次由上到前、到下、到後、到上轉動30~40下；再反過來，依次由上到後、到下、到前、到上轉動30~40下。就這麼簡單，每天堅持轉動數次，最低不能少於一次（重症應增加次數）。這確實是一件神奇的事，久咳的朋友們不妨試試，您一定受益匪淺。

第二式：伸展雙臂可抗肩周炎——睡前醒後在床上做

預備：跪床一頭，兩掌平置膝前床面。

動作：雙掌沿床面向前滑出，掌帶動臂，帶動身體向前匍匐（掌不離床面），盡量伸到鼻尖觸床面，然後雙掌拉回還原至預備式。反覆做30~40

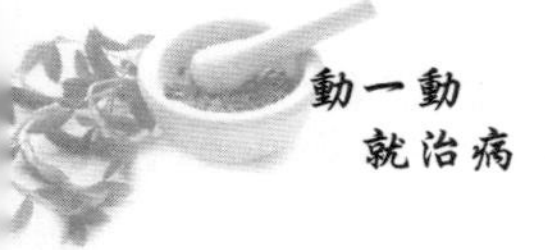

下。每天不少於一次，多則效果更好。注意：不可用力過猛，防止拉傷。

如果伴有肩臂疼痛，可加做兩臂扭動伸展運動。這種伸展與《懶漢操》中的「兩臂伸屈」，略有不同。方法是：仰臥床上，兩腕交疊，兩手背相貼，十指交叉，扭緊雙臂向前伸展。如左臂痛，則左手背在上，左手拇指壓右手拇指，十指依次交叉，兩臂向右扭緊，同時向前盡力伸出、放鬆……反覆30~40下；如果右手臂疼痛，則右手背在上，右手拇指壓左手拇指，十指依次交叉，兩臂向左邊扭緊，同時向前盡力伸出、放鬆……反覆做30~40下。每天不少於一次。此外，還可加做轉肩動作。

這種方法，有極明顯的止痛效果。

第三式：搖頭抗頭暈、耳鳴

預備：仰臥床上，兩腿伸直，雙手十指交叉置於腦後（兩掌心貼後腦）。

搖頭：頭向左擺至左手，壓緊耳輪，再向右擺至右掌，壓緊耳輪。反覆30~40下，每天不少於一次。恆久堅持，效果甚好。

注意：搖頭時不要移動雙掌，不要過猛，過猛會加重頭暈頭痛。

第四式：抗腰椎肥大引起的腰腿疼痛

除練好《懶漢操》中的聳胯和腰椎揉搓之外，再加兩個按摩動作，方法是：

仰臥，兩腿微曲。兩掌交疊墊腰椎下（掌心貼床面），擺動兩腿牽動腰部擺動，即可達到按摩效果。反覆30~40下；然後兩掌交疊下移至尾椎下，兩胯帶動臀部擺動30~40下，每天不少於一次。持之以恆，疼痛自然消除。

（周宗旭）

糖尿病保健操

運轉太極

動作要領：

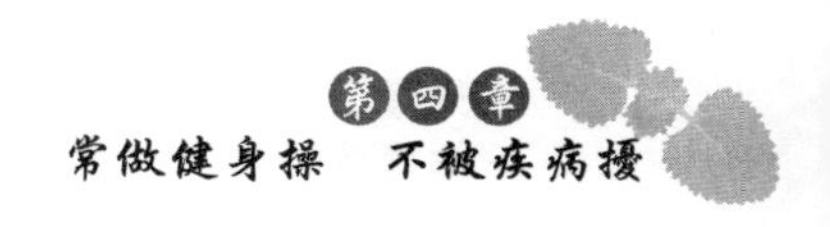

①左右運轉——兩手腹前抱著模擬氣球（想像兩手抱著一個虛擬的氣球，以鍛鍊右腦的形象思維），兩腳分開與肩等寬，以腰帶動兩手，做立著的橫八字往返運動，身體也隨之左右轉動，做九次。

②上下運轉——兩手抱著模擬的氣球捧至頭頂前上方，沿左下右上的方向運行，向下到兩膝部位，身體隨手的動作自然轉動與起落，順時針三圈，逆時針三圈。

③渾圓運轉——兩手抱著模擬的氣球，做橫豎斜方向的交錯隨意揉球運動，帶動全身自然運動。

④吞球——把模擬的氣球吞進中脘穴區域（心口窩下面，肚臍上面，身體的裏面，是中脘穴周邊內外的區域，不僅僅是穴位），然後吐出來，反覆進行九次。

重點難點：全身整體性的做協調運動，不能只是手臂運動。

循經點竅

動作要領：接上一節

①點按運行——兩手回收，中指點中脘，揉轉，正反各三次，然後點按三次；繼續沿身體的中線上升至膻中，左手轉掌心向上，向前下方45°伸出，右手，沿肋弓經期門、膻中，至左側雲門穴。

②震顫左內——沿左臂內側向下輕輕震動，經曲澤、大陵、勞宮等穴至指端。

③震顫右外——弧形轉掌，左手掌心向下，沿右手指端、手背，繼而沿右臂外側向上輕輕拍打，經外關、曲池、臂臑、肩髃到右頸根部（想像著震顫到頭部上端）。

④震顫右內——向下至右側雲門穴，同時右手轉掌心向上。左手沿右臂內側向下輕輕拍打，經曲池、大陵、勞宮等穴至掌指端，弧形轉掌，右手轉掌心向下，沿左手指、手背向上輕輕拍打，經外關、曲池臂臑、肩髃至左側頸根部。

⑤運行左臂——兩手回收至膻中，轉右手掌心向上，向前下方45°伸出，同時左手沿肋弓經期門、膻中，至右側雲門穴。

⑥震顫左外——弧形轉掌，右手掌心向下，沿左手指端、手背，繼而沿左臂外側向上輕輕拍打，經外關、曲池、臂臑、肩髃到頸根部（想像震顫到頭部）。向下至左側雲門穴，同時左手臂轉掌向上，右手沿左臂內側向下輕輕拍打，經曲澤、小陵、勞宮等穴至掌指端。

⑦震顫右臂——弧形轉掌，左手轉掌心向下，沿右手指，手背向上輕輕拍打，經外關、曲池、臂臑、肩髃至右側頸根部。

⑧點按運行——兩手收回膻中，點按。中線上行，印堂部位揉轉，正反各三圈，點按，依次至百會、玉枕、身柱、命門揉轉點按，然後身體綣曲向下，逐漸曲膝下蹲，兩手經環跳，虎口張開對腿兩側（四指在腿後，大拇指向前），向下輕輕拍打。經足外側，逐漸手的十指對準腳十趾輕輕拍打（點按手勢如發電報狀）。沿足內側、腿內側，輕輕拍打至肚臍，揉轉、點按，向後沿腰帶拉開到命門，兩手心在腰部部位揉兩腎，並輕輕震動，然後再依次揉轉、點按京門、大包，最後回到中脘，揉中脘正反各三圈。

重點難點：揉轉的過程中，精神狀態透到穴位的裏面。

整理臟腑

動作要領：兩手下落至腹前，指尖對著身體，手心微含，不用力，好像水推著一般，沿體前上升，至胸前再回落，彷彿用一把梳子在梳理著內臟。反覆梳理五次，隨之兩手重疊在肚臍上，閉目休息片刻。

重點難點：上下梳理的時候，不要用力，要跟做遊戲一般，很輕鬆自然。

輕擺龍頭

動作要領：接上一節，左手捋著右手，將五指逐節舒展開，兩手變叉腰，右腿收回，兩腳併攏。

①頂頭：用右側頭骨（民間健身法稱之為青龍角）向右上方上頂，帶動身體向右傾斜。隨之，左腳墊步跟上，用左則頭骨向左上方上頂，帶動身體向左傾斜，右腳墊步向左跟上。重複三次。

②轉頭：頭部向左轉動，轉至極限，略停；再向右轉，轉至極限，略停留。重複三次。

③點頭：頭、兩肩、尾閭同時向膻中集中；然後頭、兩肩、尾閭同時向背後身柱穴集中。重複三次。

重點難點：①頂頭的時候用青龍角帶動。②點頭的動作，要加上縮脖子，而且需要各部位往一起集中。把這兩個重點提煉出來，反覆做，直到熟練為止。

抓指涵定

動作要領：接上一節，鬆開叉腰兩手，掌心向上前伸，大臂抬起，與肩平，向兩側外展，體側成一字立掌，掌指向上，掌心向外。掌心用力外撐，同時腳心用力往下踩，手指和腳趾用力回翹，連續加力外撐三次（要內裏用力，不要猛然間用力，而是一點點用力）；然後深吸氣，同時以命門為中心，手心、腳心和百會穴同時向命門回收集中，好像命門有吸力，把全身都吸進去了一般，憋氣4~15秒鐘；進而呼氣放鬆，從命門放鬆到全身各個部位。重複三次。然後隨意運動兩臂，以便放鬆兩臂，運化兩臂的氣血。

難點重點：全身用力往命門集中的時候，膈肌會隨吸氣下降，此時，會陰要向上提，牙齒緊咬，命門放鬆（向身後盡量地突出來一些，哪怕一點點就可以了）。

仰背躬腰

動作要領：兩臂上舉，大臂夾著耳朵，然後兩臂、兩手帶動，向前俯身，整個脊柱從頸椎開始，逐節向下彎曲，兩手俯在腳前，連續下按三次；隨之體左轉，在腳的左側下按三次；然後體右轉，在腳的右側下按三次；身體轉正，身體逐節伸直，帶動兩臂、兩手也隨之起來；身體向後仰，兩臂、兩手也向後，手心斜對著天空，重複三次；體左轉，向右後仰三次；身體右轉，向左後仰三次。恢復中正。

難點重點：彎腰和直起的動作，重點是脊柱的逐節運動，脊柱逐節運動的幅度，以自身能承受為限度，不可強行使力，切記！

搖轉尾閭

動作要領：兩手自然下落變叉腰，兩腳分開與肩等寬。身體微下蹲，髖關節放鬆，以尾閭順時針轉圓帶動骨盆也順時針轉動，轉九圈；隨之，以尾閭逆時針轉圓帶動骨盆也逆時針轉動，同樣轉九圈。

重點難點：以尾閭帶動，要求胸部以上和膝蓋以下不動，圈要轉的圓潤、輕鬆、自然。

前踩後踏

動作要領：兩腳併攏，左腳向左前邁出，身體模擬（想像、模仿）原地走路的樣子，隨著重心的一前一後的移動，兩腳同時做踩踏的動作，九次；左腳收回，兩腳併攏，右腳向右前邁出，身體模擬原地走路的樣子，隨著重心的一前一後的移動，兩腳同時做踩踏的動作，九次；右腳收回，兩腳併攏，左腳向左後邁出，依然模擬原地走路的樣子，隨著重心的一前一後的移動，兩腳做踩踏的動作，九次；左腳收回，兩腳併攏，右腳向右後邁出，身體模擬原地走路的樣子，隨著重心的一前一後的移動，兩腳做踩踏的動作，九次。

重點難點：模擬的時候，不要太拘謹，平時如何走的，現在就如何走。

周身搖擺

動作要領：接上一節，右腳收回，兩腳併攏，兩臂自然下垂，全身放鬆，以胯部的前後擺動帶動全身，如小孩撒嬌狀，做一分鐘左右前後擺動，要自然放鬆地做。隨之，中指點勞宮，兩手握拳，配合吸氣，將腳跟提起，分三次提到最高點，然後兩手經腋下向斜前方甩出，伴隨呼氣，併發「去」字音，同時腳跟自然下落。

重點難點：全身要放鬆，肩部不使勁。

整理臟腑

動作要領：兩手下落至腹前，指尖對著身體，手心微含，不用力，好像水推著一般，沿體前上升，至胸前再回落，彷彿用一把梳子在梳理著內臟。反覆梳理五次，隨之兩手重疊在肚臍上，閉目休息片刻。

重點難點：上下梳理的時候，不要用力，要跟做遊戲一般，很輕鬆自然。

（劉全軍）

預防感冒——轉頭操

日常生活中，感冒、氣管炎等外感性疾病很會鑽空子，身體虛弱者稍不小心，這些疾病就會光臨。在實踐中我們發現，轉頭操對改善頭頸部血液循環，提高上呼吸道免疫力有較好的作用，對治療外感性疾病也有一定效果。

據對感冒患者習練轉頭操情況的觀察：五例感冒患者有三例未服任何藥物，僅做轉頭操，3~5天皆癒；二例配合藥物，四天皆癒；七例慢性氣管炎患者用同樣方法治療三個月，肺活量的平均值由2443毫升提高到3450毫升，其中1例基本痊癒；四例咳嗽明顯減輕；二例雖仍咳嗽，但感冒次數由全年患多次減少到1次。可見，轉頭操對防治感冒有一定的效果。下面就向大家介紹一下「轉頭操」的練法。

左右睡枕

（1）兩腳開立與肩寬，身體正直，兩手叉腰，拇指朝後，目平視遠方。

（2）身體不動，頭向左慢慢傾倒至最大限度，同時呼氣，呈瞌睡狀。然後頭慢慢豎起，同時吸氣，一般做7~9次。接著頭向右傾，動作與次數同上。

要點：頭側傾時，鬆腹鬆肛，腿不能屈，頭豎起時五趾抓地，收腹提肛。

俯仰天地

（1）兩腳開立，身體正直，兩掌相疊置於臍下小腹部，眼平視遠方。

（2）身體不動，頭徐徐低垂，同時呼氣，下頦盡量觸及胸骨。然後頭徐徐後仰，觀天至最大限度。此式共做7~9次。

要點：頭低垂時鬆腹鬆肛，上體不能前俯；頭後仰時五趾抓地，收腹提肛。

回頭望月

（1）兩腳並立，兩臂自然下垂，目平視遠方。

（2）左腳向左開一步，略寬於肩，兩臂向左右劃弧同時掌心向後。當兩臂與肩平時，掌心轉至朝前上方，頭向左轉至最大限度，同時吸氣。

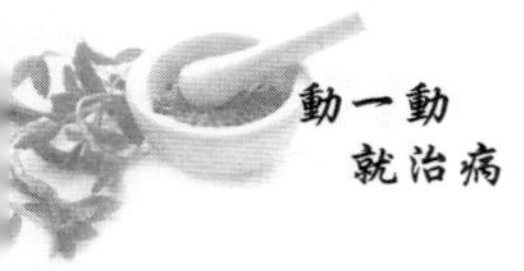

（3）兩腳不動，兩臂繼續向上、向前劃弧交叉於胸前（掌離胸約30釐米），掌心均朝裏，左掌在裏。頭轉向正前方，同時呼氣。

（4）兩腳不動，頭再向左後轉到最大限度，左臂向左下方劃弧；同時旋轉手臂使掌心朝外（右掌不動），左大拇指和食指向右前方，食指尖朝上，手臂至肩平時翻掌屈臂向前上方劃弧，交叉於胸前，同時吸氣。

（5）左腳向右腳併攏，兩腿伸直，同時使兩掌心朝下按於體側，眼平視遠方，同時呼氣。

（6）以上動作，反方向再做一遍。此式做7~9次。

要點：吸氣時項直垂肩，收腹提肛，呼氣時鬆腹鬆肛。注意食指指尖。

青龍擺首

（1）兩掌心貼扶在腰後脊柱兩側，掌指朝下，眼平視遠方。

（2）身體不動，低頭由右前下方開始，向左、向後（轉仰頭）、向右旋轉一周。頭低垂時呼氣，頭後仰時吸氣，然後頭轉成正直姿勢。

要點：低頭旋轉時鬆腹鬆肛，仰頭旋轉時收腹提肛，身體不能前俯後仰、左傾右斜，注意力放在大椎穴。

練習轉頭操的注意事項

（1）持之以恆，循序漸進：持之以恆——通過體療促進人體內因向好的方面轉化，要有一個過程；循序漸進——對於重度肺氣腫和肺心病患者來說，運動量應由小到大，量力而行，甚至可以採取坐式。

（2）發燒、痰多以及哮喘發作時不宜做轉頭操，須服藥治療。

（3）做完第一式，可原地踏步16次，做完第二式可原地後撩小腿16次，做完第三式可原地高抬腿16次，做完第四式可原地踏步16次。（張廣德）

消除皺紋——伸展操

產生皺紋的原因有兩方面：外因有氣候寒冷、乾燥和日曬導致的肌膚乾裂，各種皮膚疾患，吸煙酗酒、空氣污染，常用有害的化妝品以及沐浴不當

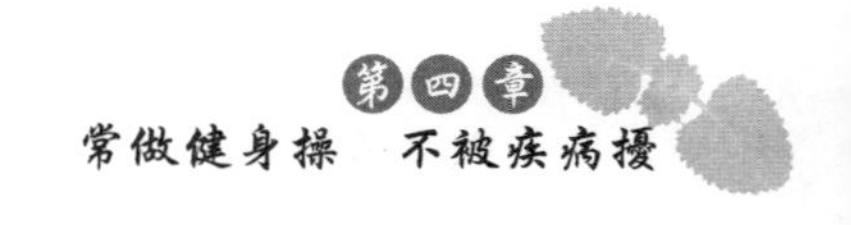

等；內因有便秘，貧血、陰虛症，肝功能低下，生理機能減退，體弱、營養不良、飲食偏愛、睡眠不足，性生活過頻等；此外，由於每個人的生活條件、經歷不同，即使同年齡的人，皺紋差異也很大。人的面部以前額皺紋為最明顯，主要是前額肌肉收縮過多。

皺紋形成的過程分為四個階段。洗臉後，面部皮膚出現繃緊感，失去嬌嫩光澤，即進入了第一階段：乾燥期。此時，如用具有潤濕效果的化妝品，適當用橄欖油塗布皮膚加以按摩，面部皮膚又可恢復青春。倘若隨其發展，即進入第二階段：硬化期。此時，膚質失去了彈性，黯淡無光，用化妝品補救，作用不大，只能靠營養和顏面按摩加以改善。第三階段為鬆馳期，脂肪積存於皮下，小皺紋清晰可見。最後一個階段是定形期，此時，很難糾正復原，只能依靠化妝品彌補了。如果不失時機地在第二、三階段，做「消除皺紋伸展操」，將會收到顯著的消皺效果。具體方法如下：

（1）將雙手放在下頜處，沿下頜邊緣輕輕用力將皮膚向上拉，直拉至太陽穴處。然後再由下向上重複這一動作，進行3次。

（2）用雙手魚際肌挾住鼻子，然後外移雙手心遮住雙頰，朝太陽穴斜上方滑動，復原，進行3次。

（3）雙手放在鼻子上，拇指與四指展開成直角，依此形狀通過眉間，向前額斜上方滑動，直至拇指運行到太陽穴處止。拇指與其四指的指中間部分接觸到皮膚，手掌懸空不觸及面頰。

（4）先將右手五指張開，伸入前額上方頭髮中，直至伸到指根處，再用力抓起一把頭髮，朝斜後方向上拉起。不要用力過猛，宜勻柔。重複3次。

（5）按上法，張開雙手五指，插入兩鬢頭髮中。至手指根處，雙手各抓住一把頭髮，輕輕用力朝斜上方拉。重複3次。

（6）將雙手由頸部向上伸入頭髮中，運行至頂，將頭髮輕輕用力向上梳拉起，復原。重複3次。

消除皺紋伸展操，需時3分鐘，最好在早晚洗臉後進行。（王豔）

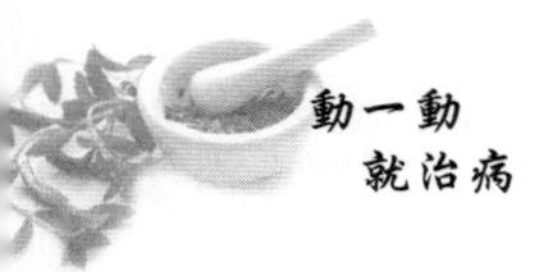

對症鍛鍊——四種醫療操

要治好一些原因不明、醫藥難以奏效的慢性病症，最終要靠啟動、調動起人體固有的抗病機能。傳統養生方法，在此領域中可謂獨領風騷。下面介紹的健身體操，是在廣泛吸收了中華傳統養生方法的基礎上，編創的一種現代健身體操。該體操簡捷明快，適合當今快節奏的生活。且針對性強，便於對症下「操」，這樣能較快地取得理想的康復效果。

腰痛治療操

本體操對於腰背之肌肉具有強化之效果，亦可培養出脊椎的安定性及機敏性。

抬腳踏步

①直立挺胸，兩手握腰際，拇指應按在腎俞穴。

②將左腳抬高，慢慢移動重心，即刻向後踏。

③如此同一要領，左右腳反覆做。每步幅度60~70釐米，每分鐘走30步。

④每次後退時，應以拇指揉搓腎俞穴。

擺臂後退

①站直挺胸，兩手自然下垂。

②擺動雙手後退走。

③進行此動作時，應注意胸部須挺直。

扭轉捶腰

①兩腿適度張開站立，全身放鬆，兩手自然下垂。

②扭轉身體，並使雙手自然隨之敲捶腰部。左右各12~24次。

本體操練習次數為每日2~4次，每次以20分鐘為最佳，應避免飯前30分鐘練習。練習時，如有局部疼痛並逐漸惡化時，應暫緩練習，以防炎症擴大。

此外，如有急性炎症或熱出血時，應避免練習。

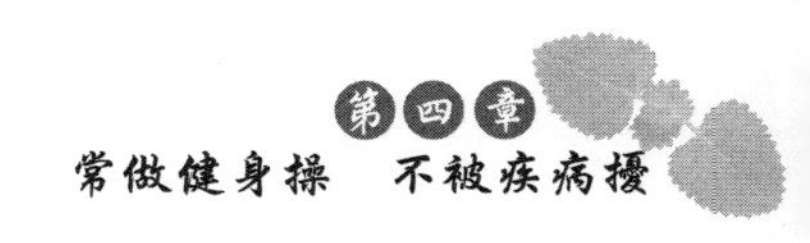

坐骨神經痛治療操

當坐骨神經屬於炎症或急性時，應該立即就醫。若已變成慢性者，此醫療體操可減緩疼痛、預防惡化。

睡姿抬腿

①仰臥，兩腿膝蓋交互屈曲。

②兩腿平放，再左右交互向上抬直。盡量使腳與地面呈90°。

坐姿前傾

①坐在椅子上，兩腿伸直，腳跟貼地，腳尖朝上，雙手置於兩膝上。

②腰部徐緩前傾，兩手隨之沿腿滑下。盡量緩慢練習，至可達腳尖的程度。

站立前踢

①站立，兩手放於腰際。

②雙腿保持挺直交互向前踢。

③兩腿跨開，交互屈曲。

落枕治療操

肌肉極度疲勞或睡高枕、長時間低頭工作、運動不足，或者急揉、轉頭使肌肉受到壓迫，都會產生頸部、肩部的疼痛，其中尤以睡眠中落枕而導致扭頭最為常見。

頭部運動

①將拇指緊壓痛處揉擦，再用手掌在痛處肌肉按摩。另將頭部向痛處轉或向前後屈曲，使頭部放鬆且較容易轉動。

②雙腳分開站立，與肩同寬，兩手握於腰際。

③頭部緩慢下垂，再徐徐向後仰，恢復原姿勢。

打拳運動

①雙腿分開站立，兩手握拳放於腰際。

②身體向右轉的同時，將左手握拳，向右前方揮打出去，停留一秒鐘即恢復原姿勢。

③相同姿勢更換為左邊。反覆12~16次。

上提運動

①雙腳分開站立，兩肘彎曲放在腰部前方，手掌朝上。

②保持上述姿勢，身體慢慢往上提。

③手掌提至胸前時，反掌再向上升，將手肘盡量伸直，再恢復原來姿勢。反覆12~16次。

便秘治療操——轉腰運動

（1）兩腳張開與肩同寬，腳尖朝外呈八字型。

（2）雙手放於腰際，上身挺直，兩膝蓋稍微屈曲，以不超出腳尖為宜。

（3）以肚臍為中心，將腰由左→前→右→後的順時針方向轉，盡量不要動及肩膀與膝蓋。

（4）再同樣由右→前→左後轉回。

（5）腰部再次由左→下→右→上之順序轉。

（6）再由反方向右→下→左→上轉回。由步驟3到步驟5，反覆20~200次，視個人身體狀況加減運動量。

練習此體操的時間，最好以早起時或睡前及三餐中間來練習，應避免飽腹或空腹時練習。

此外，腸結核、大便有血膿、眩暈或貧血時，須暫停此體操的鍛鍊。

（黃萍）

永享青春——虎豹操

我們都或多或少看到過虎、豹伸展四肢的神勇（通過動物園、電影、電視等）。這種伸展活動對它們來說生死攸關：沒有最佳的力量、肌肉和關節韌性，沒有良好的反應能力，沒有完美無缺的聽力、嗅覺和視力，它們就無法生存下去——叢林和沼澤的生存條件不允許衰老。

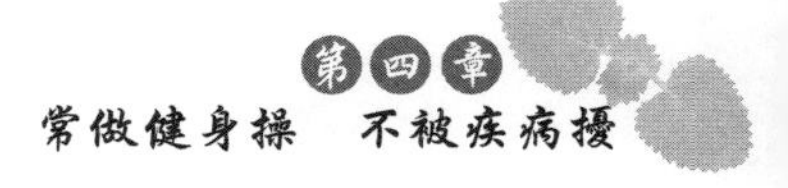

我們對虎豹伸展軀體及四肢的情況進行了長期研究，然後，結合人的生理、心理特點編了一套不費力就能完成的虎豹體操——虎豹在伸展四肢的過程中從不費力氣，顯得輕鬆自然。

與慣常的伸展運動（要求保持某種姿式不變的伸展體操）相反，這是一套自然、舒緩、柔和、漸進的體操，經常習練，能使人反應敏銳，軀體各個關節柔韌，減少功能性疾病的發生，像虎豹一樣充滿生命的活力。

虎豹蹬腿

跪下，雙腿略微分開，手臂伸直，手掌平放地面。

用鼻子慢慢吸氣3~5秒鐘。

呼氣5~7秒鐘，同時向右後方伸展右腿，腳尖用力壓在地毯上，腳後跟向後蹬，手臂向前伸展，額頭靠在地上。

吸氣3~5秒，恢復原位。

再次呼氣時，向左後方伸展左腿。反覆做5次。

虎豹伸臂

坐在腳後跟上，用鼻子慢慢吸氣3~5秒鐘。

手臂向前伸展，呼氣5~7秒鐘。

吸氣3~5秒。

在呼氣5~7秒時，右手臂盡量向前伸展，越遠越好。

吸氣3~5秒，放鬆張力。

呼氣5~7秒，伸展左臂。

每個手臂重複伸展5次，然後雙臂向前伸展，同樣吸氣，同樣呼氣。

虎豹拱背

四肢著地，雙腿分開，背伸直，手臂撐直，手掌平放地面，與雙膝平行，脖子伸直，與背水準。

用鼻子慢慢吸氣3~5秒鐘，腹部鼓起。

用鼻子或微張開的嘴呼氣5~7秒鐘。

盡量彎背，像一隻發怒的貓一樣。

雙臂用力向下推，頭自然下垂在雙臂之間。

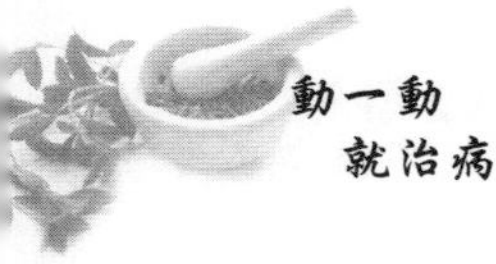

盡量收腹，擺動骨盆，盡量收縮臀部。

虎豹縮臀

仰臥在地上，雙腿和雙臂分開。

用鼻子慢慢吸氣3~5秒，握拳。

腳尖向內彎，腳後跟向外蹬。

盡量伸展手臂和腿，用力收縮臀部，腰部向地毯上壓。

呼氣5~7秒鐘，放鬆。反復做10次。

虎豹擦背

自然仰臥，腿彎曲，雙膝在胸前分開，脖子和肩膀放鬆。

吸氣3~5秒，呼氣5~7秒，在沙地、地毯上、床上做一些左右或上下運動的自由擺動。很多貓科動物用這種方式自我按摩背部。

練習持續時間：2~4分鐘。

最後，兩手、腿自然伸直，兩手自然重疊，靜養2~4分鐘。如此，我們的虎豹體操就結束了。

（陽尚洪）

四肢百骸健身法

我父親年輕時患過肺病；後來被針灸誤傷，左腿肌肉壞死，連做手術三次，幾乎不能行走；60歲時還得過腎炎、高血壓……然而，已年近九旬的父親，現在卻身體硬朗，精神矍鑠，記憶超常。之所以有今日，除得益於心胸寬廣，常年堅持練形意拳外，還有一整套獨特的四肢百骸療疾健身法。現將此法介紹如下：

降壓法

30年前老人的血壓曾高達200／130毫米汞柱，但他用此法配合服藥卻治好了。方法是雙腳分開，與肩同寬，十腳趾抓地；兩手半握拳，前三後七用力，前後甩臂72次，每日3~4次。甩臂時要提肛，舌抵上顎，注意力隨手之擺動由上而下。附近仿效者十數人，均獲得滿意效果。

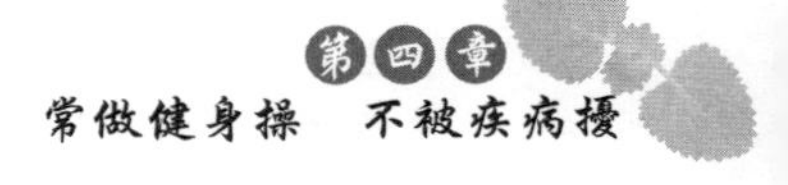

固腎法

腎為先天之本，腎不足則腰酸腿軟，乏力失眠。父親得腎炎後除用藥物外，兼以體療。方法是提肛，雙手拇指捏腎（脊柱旁平臍處外三指），向後退步慢走，注意力在後腦勺。每天早晚各一次，每次99步。久練可固腎強精壯陽。

強肺法

父親一直不沾煙酒，早年肺病不醫而癒。鍛鍊的方法是每天早上練習「洗髓真經」：面對晨曦方向，回環雙臂，深呼吸36次，吸長呼短，吸慢呼快，以增強肺泡彈性，提高肺功能。

護腿法

父親高壽，步履穩健，下蹲起立如常人，與他向來十分注重護腿有關。其一，父親平日起居一直謹防雙腳受寒，尤其腳心；其二，下蹲起立每天總量應不少於36次，要突出一個慢字；其三，每日步行距離不少於2.5公里。

健脾法

年長之人，十有八九便秘。防治的辦法是揉腹：每天晚上上床後，雙掌相迭，繞臍正反旋轉各36次。如此長期堅持，利於消化，絕不便秘。

養心法

老年人往往性情怪癖、多疑，易怒，不能控制自己的感情。父親除講究知足常樂，一切問題向前看外，還十分注重養心：第一，清晨站樁養心——每天早上站樁20~30分鐘，姿勢為形意拳「三體式」，兩腳間隔半步，膝扣襠合，取雙重心，左掌看斜似正，看正似斜，食指與鼻尖、前腳尖成一平面，右手為鷹爪，護於心前。同時提肛，舌頂上顎，意守丹田，並用意念轉小周天。每隔約10~15分鐘調換一次。第二，晚上盤腿養心——上床後，雙腿盤坐，頭頸正直，閉目，提肛，兩手合十於胸前，用逆腹式呼吸，調勻後默念「九九八十一」共九次，約30分鐘止。晚上盤腿過後，可即刻就寢。以上諸法貴在一「恆」字，長期堅持必受其益。

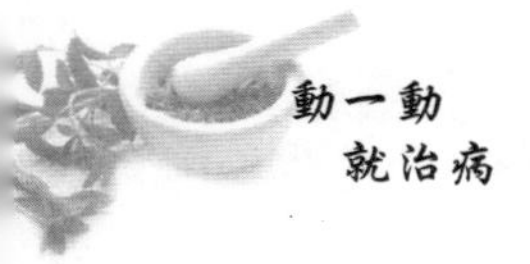

眼睛保健法

眼居五官之首，是人體最重要、最精巧，最完善的感覺器官。得了眼病，就像霧裏看花，水中望月，生活常常是這麼模糊，怎麼才能還我一雙慧眼呢？

保護視力的日常措施

養目：平時注意膳食均衡，做到粗細搭配，葷素搭配，保證微量元素和維生素的補充，多吃新鮮蔬菜和水果以及海產品等，少吃糖果及甜食。

極目：早晨在空氣清新的地方，自然站立，兩眼先平視遠處的一個目標，再慢慢將視線收回，到距眼睛35公分的距離時，再將視線由近而遠轉移到原來的目標上。如此反覆數次，然後再進行深呼吸運動，對調節眼功能有一定好處。

熨目：每天早晨或睡前，取坐姿或立姿，閉目，兩手掌快速摩擦發燙，而後迅速按撫於雙眼上，這時眼睛會感到有一股暖流。如此反覆數次，可通經活絡，改善眼部血液循環。

浴目：以熱水、熱毛巾或蒸汽薰浴雙眼，每天1~2次，每次五分鐘左右。可在洗臉、喝熱水時進行，也可單獨將菊花、竹葉之類的中藥水煎取汁，趁熱薰眼部，待水溫後再以藥水洗眼，有清熱明目之功。

運目：站立於窗前，順時針方向或逆時針方向依次注視窗戶的上、下、左、右四個窗角，可舒筋活絡，運轉眼球，改善視力。每日早晚各做5~10分鐘。

補目：中醫認為，肝開竅於目，肝得血而能視，食用動物眼睛可以睛補睛，以臟補臟。因此多吃動物肝及睛，可有效地保護眼睛。如豬肝雞蛋湯、洋蔥炒豬肝、枸杞燉動物眼、瘦肉燉豬睛、香菇魚頭等。

舒緩眼睛疲勞的妙方

我們常常會感到眼睛疲勞，但又不是睡眠的時間，這時我們可以利用穴

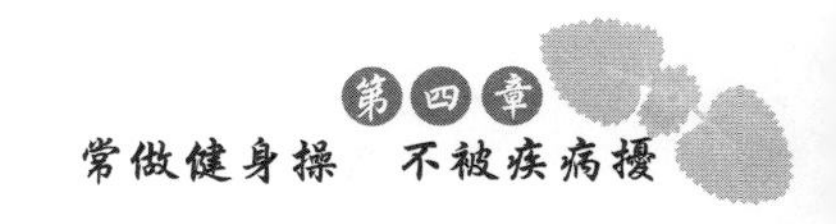

位的按摩法，來舒緩眼睛疲勞的症狀。在我們的拇指上有三個相鄰接的穴位，分別是明眼、鳳眼、大空骨，明眼、鳳眼能夠改善眼睛疲勞和急性結膜炎，大空骨則可改善一切眼睛不適的症狀。

平時眼睛容易疲勞的人，每天要刺激這三個穴位兩次。刺激的方法是，用另一手的拇指和食指夾住，以拇指的指甲分別對這三個穴位施以刺激，只要以稍微感覺到疼痛程度的力氣來指壓即可。這是項簡單的按摩方法，在休息時，均可自行操作。眼睛疲勞往往不容易入睡，不過，如果施以上述的刺激來消除眼睛的疲勞，便可輕易地入睡。以上的方法，還可以控制老年性的白內障。

眼睛的按摩保健

採取坐式或仰臥式均可，將兩眼自然閉合。然後，依次按摩眼睛周圍的穴位。要求取穴準確，手法輕緩，以局部有酸脹感為度。

揉天應穴：用雙手拇指指腹輕輕揉按天應穴（眉頭下面、眼眶外上角處）。

擠按睛明穴：用雙手的中指指腹輕輕揉按睛明穴（鼻根部緊挨兩眼內眥處），先向下按，然後向上擠。

揉四白穴：用雙手食指指腹，揉按面頰中央部的四白穴（眼眶下緣正中直下一橫指處）。

按太陽穴、輪刮眼眶：用雙手拇指指腹按壓太陽穴（眉梢和外眼角的中間向後一橫指處），然後用彎曲的食指第二節內側面輕刮眼眶一圈，由內上→外上→外下→內下，使眼眶周圍的攢竹、魚腰、絲竹空、瞳子髎、球後、承泣等穴位受到按摩。對於假性近視、或預防近視眼度數的加深有好處。

養眼運目顧盼生輝

從古至今歷代養生學家都主張「目宜常運」，並摸索出種類繁多、簡單易學的養目護眼妙法，以下介紹四則：

閉目放鬆法：靜心閉目片刻，以兩掌輕捂雙眼，兩肘支撐在桌子邊沿，

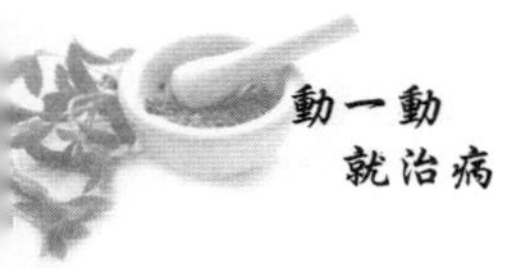

全身肌肉盡量放鬆，30秒鐘後，睜眼閃眨多次。每日做3~5次。此法能明顯改善視力，特別適用於經常閱讀和寫作的中老年人。

入靜養目法：端坐，全身放鬆，眼微閉，雙手放在膝頭，手心向上（有心腦血管病者手心向下），自然放鬆，靜養15分鐘，然後慢慢睜開眼睛，深吸三口氣，氣沉下丹田。每天早晚各做一次。

遠眺按摩法：每日晨起，在空氣新鮮處，閉目，眼球從右到左，再從左到右各轉五次，然後突然睜眼，極目遠眺；平靜站立或坐定，用眼依次注視左、右、右上角、左上角、右下角、左下角，反覆五次；用潔淨的兩手中指由鼻樑兩側內角鼻凹處開始，從上到下環形按摩眼眶，然後眨動20次。

轉動眼球法：坐在床邊或椅子上，雙目向左轉五圈，平視前方片刻，再向左轉五圈。每日早晚各做一次，不要間斷，日久必見成效。

丹田自控眼不花

老花眼是由於年老晶狀體變硬，彈性漸漸消失所致，表現為視遠清楚，視近能力減退。中醫理論認為，其發病機理是年老體弱，腎精漸衰，陰精不足，陽氣有餘，目中光華發越於外，而不能收斂以視近物。長期堅持以下四法可抵抗早衰，防治老花眼。

丹田三噓息：鬆靜站立，將兩手從身體兩側緩慢地、掌心相對地向腹前丹田（肚臍下1.5寸）處聚攏，雙手相疊，左手下按在丹田處。用鼻吸氣，舌抵上齶，兩手稍鬆。呼氣時，舌頭放下，兩手稍按緊。一吸一呼，要慢、細、勻、長，反覆八次。

丹田三開合：鬆靜站立，雙手輕緩地稍離丹田，並在丹田前左右分開。同時兩手變成手背相對，當向兩側分開至稍寬於胯時，將兩手翻轉成掌心相對，並緩慢攏向下丹田。如此一開一合，反覆三次。

移視：站在事先選定的距離五公尺遠平視綠色目標處，閉目做丹田三噓息和三開合後，兩手可撫在腎俞穴（第二腰椎棘突下，旁開1.5寸）或期門穴（乳頭直下，第六肋間隙）處，慢慢睜眼，由遠經鼻內收視線，而後眼球由右而中而左，再由左而中而右地移視，移視時頭也隨著轉45°，然後再輕閉雙眼，做一遍三開合。如此重複三遍。

摩肝熨目：雙手重疊按摩肝區（右側期門穴），做正反各24轉，再做丹田三噓息、三開合，重複三遍。兩手勞宮穴（輕握拳，中指尖下處）輕輕相擦4~8下，而後分別撫住兩眼片刻，兩手降回中丹田收功。

古代摩頂眼科方

摩頂膏方，即摩於頭頂部的膏方。歸納諸多古代摩頂眼科方可見，以去翳退障、清熱解毒、滋補肝腎、祛風明目為主要功效。由古代摩頂眼科方主要重用礦物藥，藥性多偏寒涼。如常用藥：硝石、寒水石、曾青、空青、丹砂、樸硝、長石等皆藥性寒涼，具有明目退翳，清熱解毒之功效。龍腦、青黛、旱蓮草、吳藍等寒涼之品也較常用。除個別摩頂方僅二、三味藥外，大多數組方在十味以上，甚至有20多味之眾。所用膏藥基質多取鵝脂和牛酥，少數方用生麻油或豬脂製劑。

在具體運用上，摩頂方非常講求手法細摩，如：「每夜臥時，令人以鐵匙點藥，摩頂及腦上49遍至120遍佳。」或：「每日飯後及臥時，開髮滴頂心，以生鐵熨斗摩頂200遍。」總之，摩數多少，以藥入髮竅或覺腦中清涼為度。

眼科摩頂方的作用機理主要有兩方面，一是頂部穴位大多有治療眼疾的作用，如《儒門事親》載有：「三稜針刺前頂、百會出血、治目曝赤腫」。《千金方》載：「上星……主目淚出，多眵，內眥赤痛癢，生白膚翳」。《資生經》云：「神庭……治目眩」。《甲乙》載：曲差、五處治「目視不明」，承光治「青盲遠視不明」等。所以按摩頭頂穴位，可調整經絡氣血而治眼疾。二是，通過髮竅，藉助按摩手法力量，促進膏摩方藥的透皮吸收，頭頂與眼球比鄰，血管網絡豐富，易於在眼球局部形成有效濃度而發揮治療作用。

熱敷輔助治眼病

熱敷是常用的自我保健療法，對某些眼病的康復具有促進作用。熱敷可

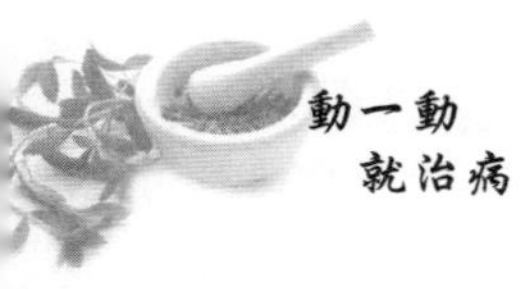

使局部血管擴張，促進局部血液循環，提高組織的抗菌、抗炎能力，使炎症消退且可促進藥物吸收，增強藥效。常見的眼病如瞼癤腫、急性淚囊炎的初期、細菌感染性角膜炎、急性虹膜睫狀體炎及眼挫傷等，通過熱敷，可明顯減輕疼痛。

在進行熱敷時要掌握正確的方法，常用的眼部熱敷方法有：

（1）濕熱敷法，是將小塊毛巾在45~50℃熱水中浸濕，取出輕輕擰乾，眼部表面墊一層乾淨紗布，然後將小毛巾放在紗布上，直接熱敷。小毛巾變溫後可重新加熱再敷。熱毛巾的溫度以眼部皮膚所能忍受的程度為宜，每天可熱敷3~4次，每次約20分鐘。

（2）乾熱敷法，是用熱水袋敷在眼部，但需要經常調換熱水，以保持足夠溫度，方法較濕熱敷簡便。

（3）薰熱敷法，是將熱水倒入杯內，溫度38~42℃，手浸感覺稍燙又能耐受為度，將患眼湊在杯口處，熱氣便能熏到眼睛，就能收到熱敷的效果。熱水內放入桑葉、菊花、金銀花等清熱消炎的中藥，還有清熱明目的作用。

（李昕原）

六旋健身法

大到天體，小到原子，整個宇宙都在圓弧般優美的旋轉中生存。經常對人體各個重要部位牽拉觸動，推動著人體氣機流暢，消除鬱滯之氣，活血化瘀，疏通經絡，有防病治病、推遲衰老的作用。經常鍛鍊，使肌肉通過馳張獲取氧氣，同時抻筋拔骨還能調節臟腑功能。筆者多年實踐，受益非淺，頸椎骨質增生、腰脊勞損、肩周炎、右下肢足麻木、胃腸功能紊亂等令我痛苦多年的病，均經練本法獲癒，傳授他人也取得了同樣效果。所以，特將這一健身之寶推薦給大家。

旋手腕關節

（1）操作：坐或站式均可。全身放鬆，兩手十指相扣，輕輕鼓起掌心，

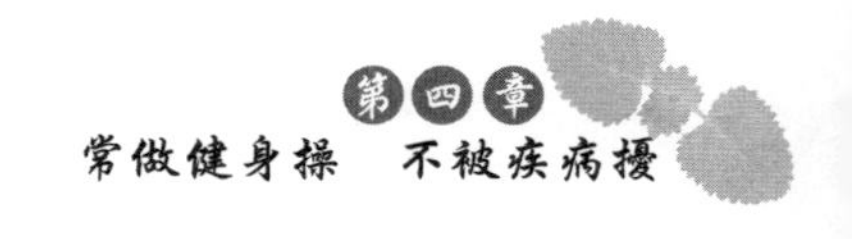

由前向右、向後、向左、向前，向右旋為一環，如此連續操作27~100環，再反方向如此操作。

（2）功理：手腕處為手三陰經、手三陽經所通過之處，旋動此處，即可疏通手少陽三焦經、手陰明大腸經、手太陽小腸經、手少陰心經、手厥陰心包經、手太陰腸經的經絡，調節相應臟腑功能，尤其能調節腦神經系統功能，又對心血管系統疾病有很好的防治作用。

旋頸

（1）操作：坐或站式均可。全身放鬆，以頭帶動頸項由前向右、向後、向左、向前、向右旋為一環，如此連續操作27~100環，再反方向如此操作。

（2）功理：本節不僅能使脖子修長美麗，而且能促進頭部血液循環，有調節大腦神經的良好功效。因視覺的血管通道主要由頸內動脈和大腦後動脈供應，所以旋頸又能起到消除眼睛疲勞的作用。

旋肩關節

（1）操作：坐或站式均可。全身放鬆，兩前臂上抬至與肘部相平，兩肘由前向上兩肩隨之升高，兩肘向後、向下、向前劃圓為一環，如此連續操作27~100環，再反方向如此操作。

（2）功理：本處係手陽明大腸經與陽蹺脈交匯之處，有疏風活絡、調和氣血、通利關節之功。同時，可促進胸部氣血的開張，對心肺疾病有很好的治療作用。

旋腰部

（1）操作：坐或站式均可。全身放鬆，腰部由前、向右、向後、向左、向前、向右旋為一環，如此連續操作27~100環，再反方向如此操作。

（2）功理：腰部前有神闕，後有命門，肚臍（經穴名）帶脈環繞一周，總束陰陽各經。丹田精華由此輸往十二經，再轉輸入臟腑。所以下丹田為經氣的總樞紐，有氣海之稱。練本節帶動胸腔、腹腔，可使臟腑均得到活動，既起到按摩的作用，又能促使臟腑血液循環，有很好的強身健體效應。

旋膝關節

（1）操作：站立，左腳向左邁開一步，上身下蹲，呈坐式或半坐式。兩

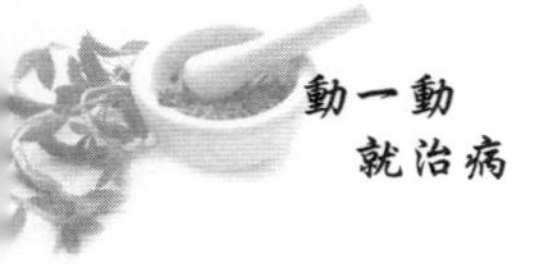

手掌按同側之膝，由前、向右、向後、向左、向前，向右旋為一環，如此連續操作27~100環，再反方向如此操作。

（2）功理：膝後有膀胱經合穴——委中穴，是四總穴之一，主治腰背部病症。具有舒筋活絡、強健腰腿、泄暑熱，止吐瀉的作用。本法能促進局部血液迴圈，提高膝關節的溫度，可起到防治下肢疾病的作用。

旋腳腕關節

（1）操作：坐凳或坐床邊，或適用之物均可。兩手覆蓋於肚臍，兩腿抬起，雙足向內、向下、向外、向上、向內旋為一環，如此連續操作27~100環，再反方向如此操作。

（2）功理：腳腕關節係足三陰經、足三陽經通過處。旋動本處可以調和肝陽上亢，又可刺激經絡穴位，有助於足部血液運行，有效地降低血壓，補益腎氣。

若能按本法堅持鍛鍊，可使全身大關節柔活舒適，使人骨正筋柔，對身體健康十分有利，大家不妨一試。 （楊貫忠）

練好仙人步與指甲操

治療老年癡呆症，除了多動腦、常服維生素C以外，還可進行體育療法。其中，「仙人步」和「指甲操」就是簡而易行的方法。

仙人步

就是兩腳不穿鞋襪，左右腳分立，與肩同寬。雙掌放在背後腰部（命門穴兩側腎俞穴），全身放鬆，輕輕屈膝，左腳前進一步，先讓腳跟著地，足尖翹起，接著腳底輕輕著地。再慢慢提起足跟，重心放在足尖上，最後左腳放平。再換右腳，方法同前，一步一步地向前方邁進，每天鍛鍊10~20分鐘。

足底是人體「第二心臟」，經常加以刺激能改善心臟功能。堅持在環境清幽、空氣新鮮處練習「仙人步」，可預防心腦血管硬化和癡呆症。

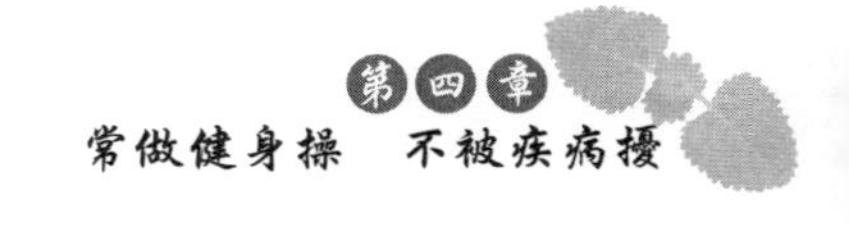

指甲操

先用右手拇指依次按其餘四指的指尖，先按食指二次、中指一次、無名指三次、小指四次。然後反過來分別先按無名指三次、中指一次、食指二次。採取2、1、3、4、3、1、2這樣的順序，總共按16次。接著再換左手拇指依次操作……

「十指連心」，也直接影響大腦。每天定時反覆進行這種數指尖的細微活動，可以養心醒腦，有利於防治大腦老化。

外勞宮健腎法

中醫理論認為，腎為先天之本，腎的機能正常與否，可以影響到機體其他的各個臟腑。腎虛則生命力減弱，各種疾病就會接踵而來。

下面，介紹一種我運用多年十分有效的自我補腎法，就是外勞宮補腎法。

具體方法是：每晚臨睡前將兩手背緊靠腰部，仰臥於床上，5~10分鐘後，其熱感會逐漸傳遍全身。剛開始時，雙掌被腰壓住會出現麻脹現象，三五天後即可消除，雙腿也會感到輕鬆靈活，腦門還會滲出汗珠，有的腰部會出汗，有的雙腿會出汗。這是因為人的兩手外勞宮緊貼二腎之後，兩掌熱量直接溫煦了二腎，將腎內虛寒之氣逼出。通過運行，變成汗水排出體外。尤其是晚上10點半至11點，是亥時尾，子時頭，此刻地氣最旺，地氣通過內勞宮吸入，穿過外勞宮直接注入二腎，伴隨二掌的熱量和五行之氣，溫煦了二腎。不論是晚上還是白天，只要你躺在床上，如能堅持兩手背緊靠兩腎半小時，便可收到奇效。

若你腿腳冰涼、麻痛，可將左腳架於右足踝上，20分鐘後，腿腳便會變熱。倘若你每晚用熱水泡腳，然後再按摩兩腿根部的氣沖穴，並反覆揉擦兩腳底湧泉穴，反覆拍打、叩擊、推揉，按摩兩腰部的腎俞穴，則效果更佳。

在堅持運用外勞宮補腎法的基礎上，再加練小指頭提水法的鍛鍊，可以顯

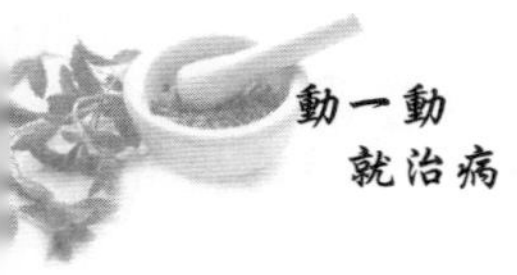

著增強腎功能。因為手指頭有許多神經末梢，連接五臟六腑，例如右小指頭通腎，主宰生長、發育、生殖、強壯，開竅於二耳與二陰；右小指頭通膀胱，主持人體水液代謝，通肺、通胃、通腎。常練小指頭提水法，可以強腎。

練體操　治頸椎

在12年前，我的後頸及後腦劇烈疼痛，十分難受。經X片檢查，系患頸椎骨質增生，即頸椎病。當時多方醫治無效。在醫院做了幾次中藥理療之後，有所好轉，但不久又復發了。後來友人教我一種活動頸椎的體操，照做之後果然立竿見影，疼痛很快消失了。12年來，我堅持天天做操，不需服藥，有效地控制了症狀。

這種體操簡單易學，做一次只需三分鐘。其做法如下。

1. 轉頭

站立，雙足分開至平肩寬，兩手叉腰。頭先向左轉，然後再向右轉，注意轉頭的時候盡可能望到後方。兩邊各做10次。

2. 抬頭

站立，雙足分開至平肩寬，兩手叉腰。頭向後仰，要能望到頭頂上的天空或天花板。做10次。

3. 抗力

雙足分開至平肩寬，雙手手指交叉緊抱後頸及後腦部，互相用力對抗，並向左右轉動。左右各轉動10次。

4. 回頭

雙足分開至平肩寬，先左腳向前跨一大步，屈膝成左弓步，同時左手向上舉，頭和右手從右向後轉動，眼望後方。恢復原狀後，右腳向前跨一大步，屈膝成右弓步，同時右手向上舉，頭和左手從左向後轉動，眼望後方，再恢復原狀。左右兩邊各重複做10次。

5. 搖頭

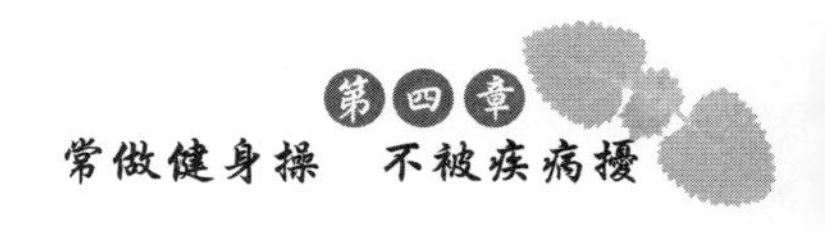

站立，雙足分開至平肩寬，兩手叉腰。先頭部從前面經右面向後旋轉，然後從前面經左面向後旋轉。兩邊各做3次。

以上動作，每天早晨起床後和晚上睡覺前各做一遍；如果伏案工作，休息時做一遍。我將這套體操教給幾位同病相憐的親友，也都收到了一做就靈的效果。

（楊正芳）

全身活血法

血脂高，血液黏稠，是中老年常見病症。要保持血液的活力，除了要重視飲食調理外，採用有效的方法加強鍛鍊更為重要。以下介紹的「全身活血法」能活血通絡，促進血液循環，減輕身體疲勞，開發人體潛能。長期練習，可提高整體健康水準，也可起到延壽抗衰的作用。

放鬆

平躺於柔軟的床上，枕與身平，雙眼微閉，意不外馳，耳不外聞，自然呼吸，嘴微閉，上下齒微叩，舌抵上鄂。手指自然半握，放於體側，距身體15釐米處。四肢及身體各不相觸，使整個身體自然、協調。意念由頭到腳，由裏到外逐一放鬆，使全身無一處於緊張之態。

意念引導

雙眼內視意注頭頂百會。意想天空日月星辰之黃色光線，源源不斷地流入身體，並緩緩地充滿了整個肌肉、骨骼，欲有從肢端衝出之意。此時體內一片光明到極點，習久身體便有發脹之感。片刻後氣聚丹田部，腹略外鼓（用意不用力）。其氣在丹田部形成一亮球，並很充實，如初升之太陽，十五之圓月。再如地球儀旋轉般順時針,逆時針各轉81圈。初習者可將雙手相互搓熱，重疊，左手在下，手心貼於肚臍處，右手在上，並配合意念順時針和逆時針各揉81圈。女士手形和方向相反。入靜時間較長時，兩腿會有彈動現象，此為正常。

拍打按揉

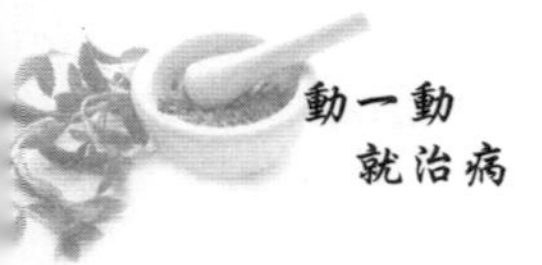

先用單掌或雙掌或掌側或空拳拍打全身。拍打時要用手腕的力量，有節奏地拍打。拍的路線由丹田沿任脈上行，再由任脈兩側分別向下至兩肋，逐漸擴散到整個前胸部。之後，從大椎沿督脈下行到尾閭處，再分至兩側擴散到整個後背，漸次拍打到兩胳膊。然後再由腰胯經大腿至兩腳。此後可用全掌或疊掌或掌根或掌側等手形，按拍打時的路線（切勿隨意移動）揉遍全身。揉時大地方用掌，小地方用指或掌根。用力要輕、緩、勻。切勿推移或用力太重，以免觸及骨頭而傷及皮膚。也不要用力過輕而脫離皮膚。然後再按上述路線拍打一遍，用力比上次要大點。第一次拍打一定要輕、緩。其後的按揉拍打初習時要輕，一個月後可逐漸加力。無論是拍打或是按揉都要意注行功之處，思想不要亂想。

注意事項：此法體弱病重者、傳染性皮膚病及膿性炎症、惡性腫瘤、急腹症，以及體內有金屬固定者，妊娠期中的婦女等不能習練；練習時間以子、卯、午、酉四時最佳，身體疲勞時也可練習。練習此法後最好行走數步，以調節氣血，使之各就其位。（黃四化）

長期鍛鍊防止心臟變硬

美國研究人員發現，長期、持續的耐力訓練可以防止心臟變硬，心臟變硬會導致心力衰竭。

德克薩斯大學的研究人員報告說，除了年齡之外，慣於久坐和不愛活動的生活方式會使老年人面臨心力衰竭的風險。而心力衰竭是65歲以上病人住院治療的最主要的原因，並且每年大約有8%的70歲以上的人受到它的侵襲。

研究人員研究了三組受試者左心室的功能。一組是12位70歲左右習慣於久坐的健康老人；一組是12位68歲左右的熟練的老運動員；還有一組是14位29歲左右習慣於久坐的年輕人。

運動員一組中有6位參加過游泳、跑步等競賽項目，他們全是國家級運動員；其他6位是地區級冠軍；另外兩組那些習慣於久坐的受試者，一生中從來

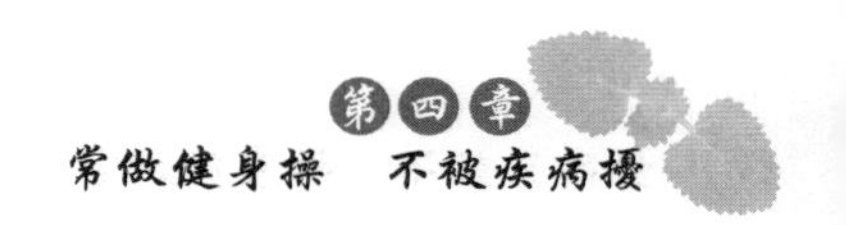

沒有參加過經常的耐力訓練。

試驗結果發現，那些習慣於久坐的老人的心臟比那些老運動員的心臟要硬50%。而且那些老運動員的心臟同那些慣於久坐的年輕人相比，幾乎沒有什麼差別。

「過去我們一直以為心臟變硬是不可避免的老化的結果，而實踐證明終生持續不斷的鍛鍊完全能夠防止心臟肌肉變硬。」研究人員說。　（無忌）

運動保健有竅門

潛水可治癌症

日本科學技術廳重視研究潛水與癌症的關係。幾年來反覆試驗的結果表明，在潛水深300公尺的條件下，機體的需氧量明顯減少。癌細胞增殖時需吸收大量的氧，而在潛水的過程中，癌細胞卻不能吸收這樣大量的氧，便自動停止增殖。所以，利用某些潛水設備，使癌症患者潛入30~31個大氣壓的水中環境，並且堅持一定的時間，對癌症有可能做到「不藥而癒」。

慢跑可健壯骨骼

日本千葉大學醫學院專家研究認為，慢跑可使骨骼「年輕」。該院對千葉三個慢跑團體的41名年齡30歲至80歲的會員，與平時不太愛運動的86名男女的骨骼變化做了對比檢查。檢查後，發現慢跑者的椎骨、膝關節、股骨和臂關節等部位的骨骼密度，均比不運動者高40%左右。這種骨骼密度已接近20幾歲的骨骼狀態。

就男性而言，在一周內慢跑距離越長，其骨骼密度越高；至於女性，骨骼密度的高低與慢跑的歷史長短有直接關係。只有對慢跑持之以恆者，方可取得與年輕人骨骼密度相當的效果。

清晨跑步不如晚上跑步

有些人喜歡早晨到外邊去鍛鍊身體。有的到公園，有的到路旁小樹林中。他們認為早晨園林中空氣新鮮，沒有塵埃，有益於身體健康。但是，早

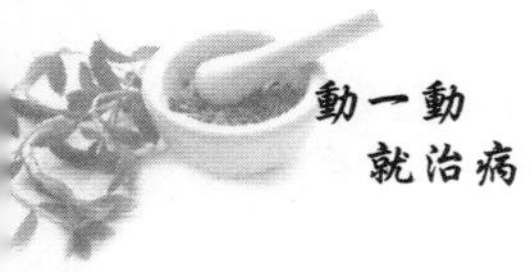

晨起床進行鍛鍊，其實對老年人或心臟功能較差的人都不利。

醫學統計表明，清晨不僅是心臟病發作的高峰時間，也是猝死最多的時間，發病率佔61.3％。日本山口大學的體育生理學副教授鹽田指出，清晨慢跑會對心臟造成不小的壓力，因為清早心臟通常未能完全運動。鹽田還說，慢跑激發人體內大量分泌激素，使心跳速度加快。他對多名女大學生所做的實驗結果表明，清晨慢跑會使人的腎上腺素的分泌量比在午後或傍晚慢跑激發的激素分泌量高出2~4倍之多。

以東京杏林大學教授助理林淳一為首的日本醫療研究小組說：傍晚慢跑比早晨及午後好。這是他們在對年齡24~28歲的8名男子，每人從早晨7時30分至傍晚5時30分進行了慢跑時序測驗後得出的結論。

早晨慢跑可能會引起血液凝塊並且促進心力衰竭，而晚上慢跑可能減少血液凝塊的趨勢，並且阻止心力衰竭。

下午運動有助睡眠

對於經常有失眠現象的人，要晚上睡得好，適量運動固然有幫助，但專家指出，下午進行運動，對睡眠幫助最大。

英國一位醫學家，曾對一些願意接受試驗的人作過研究。他們被隨機分為兩組，在同一日的上、下午分別進行相同種類和等量的運動。他們的活動疲勞程度也相同。而且，兩組人都按規定在晚上同一時間上床睡覺，並且用電腦掃描記錄儀檢測他們每一個人的睡眠情況。結果早晨和上午運動的人，他們晚間睡眠的情形與日常差不多，而下午運動的那組人，則晚上睡眠情形比平日好得多。專家認為，這是由於大腦興奮及機體疲勞程度不同的結果。

小量隨意運動最健身

生命在於運動，運動可以強身健體。而多大的運動量才能健體呢？有人主張，必須大運動量才有利於健身。這種主張有些偏頗，其實小量隨意運動最強身。

美國醫學家和運動專家通過長時間的試驗觀察，結論為：不必苛求標準量的運動，小量，隨意的運動對人體保健效果最好。研究人員通過完成定額腳踏車訓練任務，對1.3萬名男女進行了八年的綜合調查，以期了解何種運動

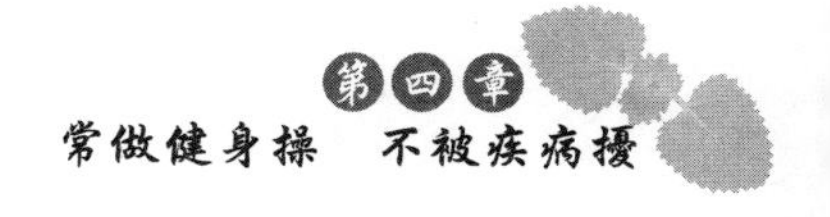

為適量。經過分析對比，5組接受試驗的人中，最差一組的死亡率平均比最好一組高3倍。而死亡率最低的並不是熱衷於體育鍛鍊的健將們，而是從事小量運動的人群。與此同時，美國運動專家對10240名男子和3120名女子進行歷時八年的運動量與健康的研究後，也得出類似的結論，證明四肢不勤者的早死率為64％，是運動者的3倍，而從事輕運動的人比大運動量者的早死率要低。

（蕭祥雲）

運動使精神飽滿

合掌式精力增強術

首先把兩個手掌緊緊地合著，然後伸直手指，如合掌姿態一樣。這個姿勢做好了之後，就把兩肘盡量用力向左右展開，於是肘的內角有60°左右的角度。這時候，把力量用在手掌上，同時使胸部挺出，將合掌的手慢慢縮向前方彎曲，然後再彎向胸部。這時，手腕、肩膀、肘、胸腔的骨頭都會舒適地「波克、波克」作響，肌肉鬆弛，胸襟開朗，於是自然地會想做深呼吸了。

利用鼻子的運動促進活力

首先把注意力集中於鼻尖上，使左右的鼻翼打開似地動一動，這個運動在沒有習慣之前，不易做好，但不久就可以配合韻律活動。這個運動每天可做幾次，每次一分鐘即可。此種運動可使神經受到啟動，以加強活力，是一種簡單而有效的精力增強術。

使脖子伸縮的方法

做這個動作的要領是：首先把脖子盡量地往上伸，同時把肩膀向下拉，緩慢地做30次之後，就相反地使頸部向下縮。下縮時使肩膀往上提，這個動作也做30次。每天若能把這兩種動作做一兩次的話，一定能增強活力。

用釘書機的健身方法

先把釘書機的釘子取出，然後握住釘書機。用力，放鬆，再用力，再放鬆，使釘書機「卡喳、卡喳」地出響聲。由於釘書機有彈簧作用，所以做起

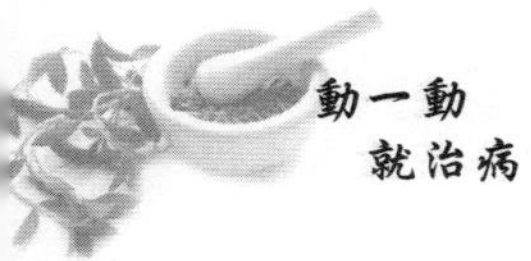

來十分簡單。做的時候，要左右手交換，以鍛鍊兩手的握力。

五指練習法

五指練習不但能增強精力，還能健腦。這裏介紹三種方法。

（1）練習織毛衣，經常織毛衣，是鍛鍊手指的最好方法。

（2）從拇指起由食指到小指止，順序地碰合雙手指腹。當做到小指之後，再返回到食指來，這樣不斷地來回做下去，並逐漸增快速度。但不能隨便滑過去，必須一個碰著一個，依次做下去。

（3）經常玩康樂健身球，能有效鍛鍊手指的靈活性，還能改善智力。

用手扭腳趾

活動腳趾對血液循環有促進作用。每次脫鞋之後，用拇指和食指掐腳趾，每個腳趾都要像畫圈似的去扭轉它，要左右反覆地做。

束壓腳跟法

用拇指和食指夾住腳跟，然後用力束壓。束壓後有一種酸疼的感覺，而後還有一種麻酥酥的感覺，可以使血液循環更順暢。

壓迫尾骨法

人的脊骨最下端有一塊突起的骨頭，稱尾骨。把兩手伸到背後，用拇指腹去反覆按壓它，按壓1~2分鐘。持之以恆，精力就會增強。

敲打大腿法

首先坐在椅子上，兩條腿自然彎曲，成直角形。一手握拳，另一手伸直五指，握拳的手敲打同一側大腿的前端，另一隻手前後揉搓同一側的大腿。一分鐘後，再左右交換，許多老人就是堅持每天做這個動作而長壽的。

使肚皮起伏滾動法

兩腳伸出，兩手伸到背後支撐身體，盡力使肚子向前挺。然後使肚皮一高一低地起伏，由上而下，再由下而上的連續做。只要精神集中，是不難做的。

內八字快步健身法

雙腳內八字和著一、二、一、二的韻律向前走，走得稍快些。做了這個運動以後，全身酸疼的感覺會消除。

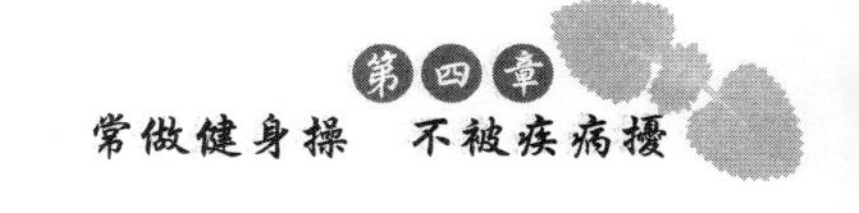

在椅子上做蛙式游泳法

把背靠在椅背上端坐好，然後兩隻手背像蛙式游泳似的舉於胸前，使兩手之五指互相連接上，且盡力地展開。要注意不使手掌相碰，且使五指互相反撥似的用力，並使五指有彈性似的把左右的手臂用力推。這時，從肩部到臂部，到胸部的骨頭會發出「咯吱咯吱」的響聲。有令人舒適的感覺。這樣繼續做幾次以後，把兩臂盡量往上舉。這種動作有消除疲勞的效果。

花瓣型的頭部運動

首先閉上眼睛，想像著頭部有一朵盛開的花朵，這花朵有牡丹花似的花瓣，是向上開的，於是讓脖子由下而上把花瓣一片一片轉換過去。這樣不斷地使頭部上下擺動，同時使其旋轉。如此習慣之後，自然地變成一種有韻律的活動，而頭部的勞累就會消失。

用竹竿增強活力法

拿一支曬衣服的竹竿，用一隻手只拿較重的一頭並盡量拿末端部分，還可立在手心上，甚至用一個手指肚托著。然後找竹竿的重心，隨著重心前後移動腳步，這種運動不但感覺爽快，而且能增強精力。（吳濱江）

運動療法治偏癱

運動療法有利於偏癱病人的康復，具體方法分四步。

被動鍛鍊：要求護理者每天對癱瘓的肢體活動100~200次，對於可以活動的病人在床上做患肢伸屈運動。為了將來的站立並行走，床上運動開始得越早越好。

從臥位到坐位：每天兩次讓頭背抬高大約10°，每次3~5分鐘，大約一周後病人可以在有靠背的情況下坐穩。然後兩足踏地，健側手緊握床欄，護理者雙手扶住病人腋下，每天鍛鍊3~5次，每次20~30分鐘。護理者隨著病人坐穩程度的增加可漸漸放開雙手，然後鼓勵病人放開健側手，完全靠身體平衡坐穩。

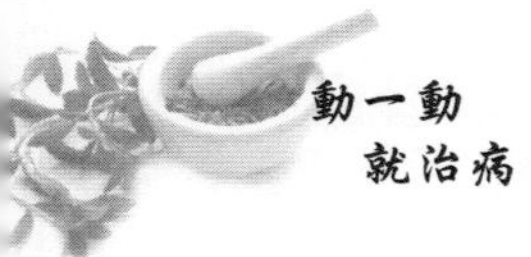

站立鍛鍊：癱瘓病人從坐位到站位開始時站立不穩，每次站立3~5分鐘，逐漸增加每天站立的次數及時間。先讓患者背靠牆站好，護理者雙手扶其腋下，雙膝頂住患者膝關節，經過幾天，病人能夠靠牆獨立站立後，逐漸鍛鍊扶床欄站立，進一步可做左右擺動，最後扶床欄，兩腳交替提起，進而橫向移步，為行走打下基礎。

行走鍛鍊：患者用手扶住護理者的肩部，再托住病人的腰部，從原地踏步開始，緩慢小步行走，經過數天鍛鍊後，可逐漸扶拐杖行走，延長行走距離。

（張洪軍）

運動療法治脂肪肝

大多數脂肪肝可以通過調節飲食和運動鍛鍊得到有效控制，並非一定要用藥治療。其中，運動鍛鍊的具體方案如下，可供參考：

運動項目

主要選擇中等強度的有氧運動，包括中速步行（每分鐘120步左右）、慢跑、騎自行車、游泳、廣播體操、跳舞、打羽毛球等。具體可按照個人身體狀態和愛好，因地制宜選擇其中幾種項目。

運動強度

針對脂肪肝治療，運動強度不能過小。一般情況，鍛鍊時心率或脈搏至少要維持在每分鐘100次以上。但最高心率，不宜超過200減去實際年齡。另外，老年人運動強度要比中年人低些，同時要注意自我感覺。鍛鍊後只有輕度疲勞感，而精神狀態良好，食欲和睡眠正常，說明強度合適；如果鍛鍊後十分疲乏，四肢沉重、全身乏力、不思進食、睡眠欠佳，且精神不爽，表明強度過大，應適當調整。

運動時間

一般的有氧鍛鍊，每次需要持續20分鐘以上才有效。因為運動至少20分鐘後，人體才開始由脂肪供能，且隨運動時間延長，脂肪氧化供能的比例越

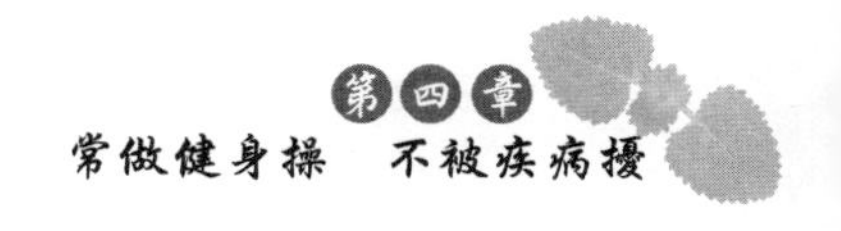

大，效果也越明顯。當然，最長也不能超過60分鐘。在整個運動過程中可分為三個時期：一為熱身期，約5~8分鐘，老年人可適當延長。在此期內，主要進行一些伸展性的，柔軟的大肌群活動；二為鍛鍊期，約20~30分鐘，老年人可適當縮短；三為冷卻期，目的是使身體逐步恢復到運動以前的狀態，約佔八分鐘左右，可做一些舒緩運動，避免血液在組織中滯留。

運動頻率

一般每週3~5次，若為中年人且體胖者，應增加鍛鍊次數，每週5~7次為宜。鍛鍊最好在下午四時後或晚上進行，一般不主張晨練。（徐隆紹）

手腳冰涼症的練操療法

有的人冬季常常出現手腳冰涼的症狀，有的人一年四季手腳都是冰涼的。中醫理論認為，老年人怕冷是新陳代謝減慢的表現，還與各臟腑器官的一些慢性病、微量元素碘、鋅、硒的缺乏有一定關係。治療手腳冰涼的症狀，主要在於疏通經絡，活血化瘀，改善血液循環和新陳代謝。「二拍」、「三按摩」、「活動」加「食療」便是簡單易行，行之有效的自我治療之法。

這個自治手腳冰涼症的療法是多層次的、多功能的、全方位的，其主要治療原則是以動為主，「動則生陽」。

「二拍」

（1）拍打足三里（位於膝關節直下三寸，小腿脛骨外側一橫指處），雙手以中等速度稍用力，以能忍受為宜，分別拍打雙腿的足三里穴300餘下，每日早晚各做一次。據有關資料介紹，足三里係強壯長壽穴，民間還有「拍打足三里勝吃老母雞」的說法。多次拍打震動足三里穴，能使手指、腳趾的微血管擴張，從而改善血液循環和新陳代謝，使肢體逐漸暖和起來。

（2）拍打上、下肢，先分別交替拍打雙臂各300餘下；接著拍打手背、手心各300餘下；然後，分別交替拍打大腿、小腿；最後分別壓膝蓋，拍打膝蓋各100餘下。

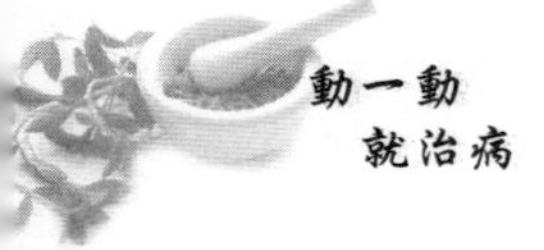

「三按摩」

（1）按摩湧泉穴，先用右手掌稍快點搓揉左腳心，後用左手掌以同樣方法搓揉右腳心，搓到有熱感為佳。每日各做兩次。接著搓、揉或捏各腳趾各100餘下，最後分別推擦腳背、腳後跟各100餘下。中醫理論認為，人體諸多經脈彙集於足底，與全身各臟腑、器官、組織都有密切關係，尤其是刺激湧泉穴，它屬於腎經。因此，常按摩此穴有補腎壯陽、強筋壯骨的功效。

（2）按揉氣沖穴（大腿根裏側），此穴下邊有根跳動的動脈。先按揉氣沖穴，後按揉動脈，一鬆一按，交替進行，一直按揉到腿腳有熱氣下流之感為佳。

（3）按揉或拍打腎俞穴（兩邊後腰部），按揉時稍用力，以中等速度按揉各做80次。如果拍打腎俞穴的話，雙手掌輪流稍用力不快不慢拍打腎俞穴各80次。

通過加強對手腳的鍛鍊，改善手腳冰涼的症狀

如果手冰涼，要多活動上肢和手部；如果下肢冰涼，要多活動下肢和腳部。

同時選擇適合自身健康狀況的鍛鍊方法，改善手腳冰涼症狀。如爬樓梯、步行、太極拳、醫療保健操、健身舞等。筆者選擇健身舞，全神貫注地跳呀、跳呀，不到半小時，全身就會冒汗。此時，好像有股熱流，流遍全身，手腳冰涼之症狀便飛得無影無蹤了，全身特別舒服。

食療生陽，食療亦能改善陽氣虛弱症狀

增強機體熱量。筆者常用大棗、紅糖、薑湯，每晚煎之當茶喝。冬季手腳冰涼還可適當吃些羊肉，以暖中補虛，開胃健脾，益腎養肝，禦寒祛濕，同時，要做好身體的保暖工作。

筆者經過五、六年之久的「二拍」，「三按摩」，食療加活動的調治和保健，體質改善，免疫力增強，所患的神經衰弱、失眠症等病情緩解，症狀慢慢消失了。尤其是折磨了我多年的手腳冰涼症狀，得到了很好的改善。實踐表明，只要堅持不懈地進行四法，就一定會收到理想療效，功到自然成。

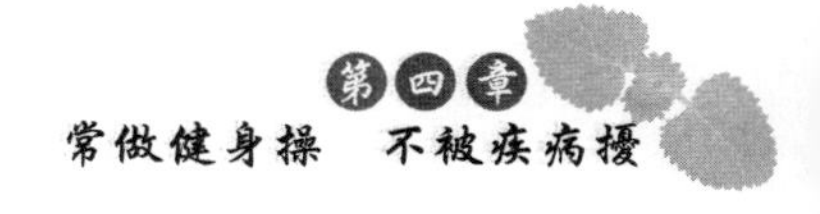

第五章

練腿百步走　啥病都沒有

腳行叩穴位　助你活百歲

北京一位八九十歲的老先生，身健體健，疾走如飛。有人向其請教健身長壽之法，答曰：「多走路。」原來，老先生練習了近60年的「叩擊穴位步行法」。

「叩擊穴位步行法」，即邊走邊叩擊腿上的承山、足三里、三陰交、血海這四個保健長壽穴位，可根據自己的身體情況，走一步叩擊一下，連續做三五分鐘，循序漸進。在步行中進行，只要找準穴位，叩擊的輕重和次數可自行掌握。四處穴位可輪換叩擊。此法簡便易行，尤其適合中老年人。具體方法是：

擊承山穴法

「承山」在小腿後面，足掌平伸，其腓腸肌出現人字紋的陷凹中即此穴。就針灸療法講，此穴主治腿肚轉筋、痔瘡、腹疼、大便燥結、腰背疼、食欲不振等症。叩擊穴位，可以起到與針灸相同的效果。叩擊的方法是在步行時左腳著地落實站穩的瞬間，用右腳的腳脖由後面向前擊打左腿的承山穴。右腳著地落實站穩時，左腿重複右腿先前動作，用腳脖叩擊右腿的承山穴。如此輪換叩擊，向前行進。

擊足三里穴法

「足三里」在膝眼下三寸，脛骨外大筋內，如將手掌按在膝蓋上，手指扶於膝下脛骨時，離脛骨外一橫指，中指尖處即是。此穴主治頭昏、目眩、感冒、脾胃不和等，是全身強壯要穴。俗話說，「要想身體安，三里不可乾」，意思是說要想健康長壽，每日都要用針灸或按摩、叩擊等方式刺激足三里穴位。叩擊方法是在左腳著地站穩的瞬間，用右腳的足跟由前面繞過叩擊左腿的足三里穴位。同法，用左腿的足跟叩擊右腿的足三里穴位，輪換叩擊前行。

擊三陰交穴法

「三陰交」位於內踝上三寸、脛內後沿處。主治脾胃虛弱、胸腹脹滿、婦女月經不調、濕熱帶下、生殖器疾患、夜眠不安等症。方法是以足內側擊

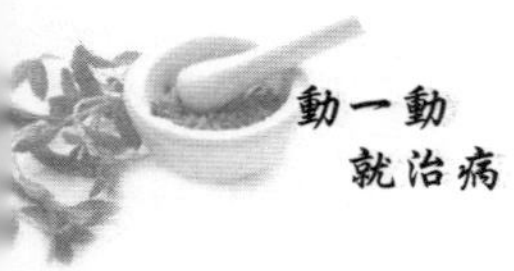

之。

擊血海穴法

血海穴在膝蓋骨內緣上二寸處。主治月經不調、腰膝痛等。方法是高抬膝，用同側手掌擊之。左右腿交換，邊行邊叩擊。注意盡可能做到高抬膝，去迎擊手掌。

手的配合動作，可以自然擺動，亦可進行拍打叩擊。筆者即是在腳部叩擊穴位行走的同時，用雙手交替拍打下腹部。此處為任脈之關元、氣海等穴所在。主治虛弱、虛喘，消化系統疾病、生殖系統疾病及婦科病，具有強身健體的作用。

叩擊足三里穴和三陰交穴時，還可用手腳並擊的方法。擊足三里穴時，用右腳叩擊左腿足三里穴後，立即返回向右側做腳背向外後方踢毽子的動作，同時右手在身側後方擊腿的中三里穴。左腿同法進行。擊三陰交穴，同時做腳內側踢毽子的動作，以對側手擊腿的「三陰交」穴。這種方法對防治腰腿疼，靈活手腳效果明顯。

護腳最重要　不妨走一遭

南宋詩人陸游曾寫過一首護腳詩：「老人不復事農桑，點數雞腸亦未忘。洗腳上床真一快，稚孫漸長解燒湯。」他很重視老人睡前先燙腳這個好習慣。從養生道理來講，老人睡前如能堅持熱水洗腳，既可消除一身疲勞，又可促進血液循環，排除下肢淤血，使睡眠香甜。

腳是一個奇怪的器官，它雖然被人們踩在下面，但卻與人體的健康有著密切關係。不能小看一雙腳，全身206塊骨頭中，一隻腳就佔有26塊；它還有33個關節，20條肌肉和100多條韌帶。腳的狀況，也標誌著一個人的健康狀態。現代人往往習慣於坐著做事，盡量不肯動用雙腳，腳趾活動的減少已成為許多「文明病」的病因。由此可見，護腳的關鍵在於運動腳，最有效的方法是腳部按摩。

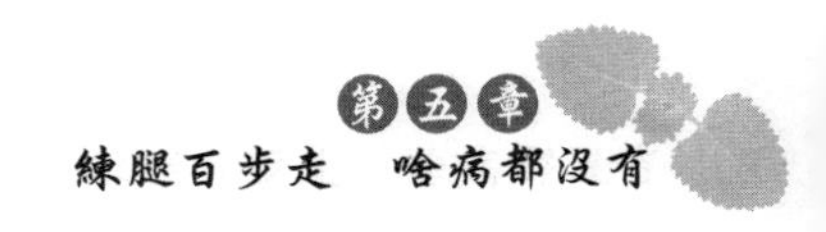

人老腳先老

人至中年，步履開始蹣跚，行動也漸遲緩，這就是俗話所說的「人老腳先老」。中國古代道家早就有衰老先「由腳，而後陰莖，再眼睛」的說法，意思是說人衰老是從腳部開始，而後逐漸上升。那麼，假如能夠使腳部保持健康，則全身也就不至於太早老化了。

中醫學認為，腳部尤其是腳踝以下部分，是足三陽經、足三陰經等諸經絡集中的地方。經常按摩腳部的諸要穴，能影響到全身的經絡，起到通調氣血、延緩衰老的作用。根據生物全息論的原理，在人體各個器官發生毛病的時候，就會反應在兩足的腳背、腳底和其他一些地方。也就是說，當人們有了疾病的時候，在腳底的反射區，用手指按摩時，就會感到疼痛。因為有一種「有害物質」積聚在反射區，如果經常按摩這些反射區，這些有害物質會慢慢散去，反射區的壓痛也減輕了，體內不健康的器官也會逐漸恢復正常。這樣就會達到有病治病，無病強身的目的。

護腳按摩點滴

（1）搓腳心：兩手搓熱，然後搓兩腳掌心各80次，也可用拇指腹壓揉腳心。腳心（湧泉穴）屬於足少陰腎經，是濁氣下沉的地方。搓此處可使腎臟虛火及全身濁氣下沉，並能舒肝明目、清喉定心。另外，由於腳離心臟最遠，位置最低，常受壓，所以常會出現供血不足和靜脈回流障礙。特別是冬季，末梢循環更差，常出現足部發涼等現象。常擦腳心可以促進局部血液循環，增強淋巴和靜脈血回流，有助於防治足部麻木、浮腫、凍瘡、下肢靜脈曲張等症狀。

（2）趾互摩擦：只要將腳拇趾與第二腳趾互相摩擦，就可以了。這種按摩法每天早晚各做一次，每次摩擦200次。最初可以先做10~20次。如果腳趾感到疲乏了，就暫時休息一下，然後再繼續做。這樣周而復始，要做完200次。最初兩天，也許會感到厭煩或疲倦，但不久就會習慣。這種按摩要注意姿勢：上半身坐起，兩腿伸直。為了方便，也可仰臥在床上，伸直兩腿做。

（3）旋轉腳趾：兩腿伸直，右腳（或左腳）放在左邊大腿（或右邊大腿上），用手的食指和拇指捏住腳趾，像扭水龍頭一樣，左右扭動旋轉。由腳

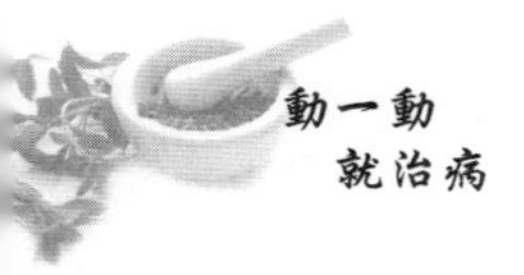

的拇趾開始扭到小趾，每次扭30次。這種按摩術，每天至少要做一次。它比較簡單，同時不受時間限制，一邊看電視，或一邊與人談話就可以做這種按摩。

注意及禁忌

（1）全身放鬆，操作時動作要輕緩，不宜過重，以防擦破皮膚。

（2）操作的次序、次數及時間等，可根據各人情況自行掌握，不必拘泥。

（3）操作要持之以恆方才有效，切忌一暴十寒。

（4）腳部外傷、骨折、腳部炎症、腳關節腫痛者，禁忌做此類按摩。

（5）應注意腳部衛生，趾甲不宜過長，做前最好先用熱水泡腳三分鐘。

（張怡紅）

狗步行走——治胃下垂、腰痛、痔瘡

採取爬著的姿勢，四肢著地，將不同側的手和腳同時向前伸出行走。注意，不可以用同側手、同側腳向前伸出，而是要像狗走路一樣，右手和左腳，左手和右腳一起伸出去移動身體。每天走20~50步，日久天長，可預防和治療由於長時間以雙腳站立或行走所引起的胃下垂、腰痛、痔瘡、神經緊張等現代病。

駝式起立——消除腿疲勞

像駱駝彎曲四肢休息一樣，跪坐在地上，將上身往前傾。再像駱駝站起來一般，把彎曲的雙肘、雙膝與地面成垂直角度盡量伸直而立。重複做五次。這個動作能夠拉緊大腿內側的肌肉，促進全身的血液循環，對預防起立性腦暈症、腦貧血以及消除腿部疲勞很有效。

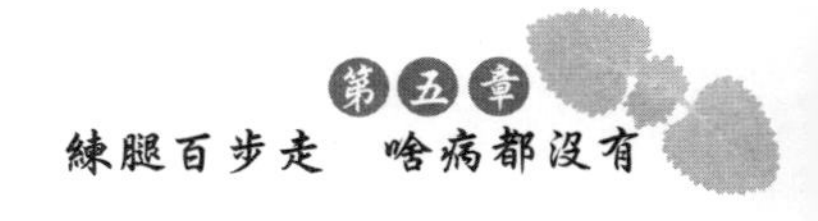

飛蝗踢腿——可治療婦科疾病

俯臥，雙肘彎曲，雙手貼在胸部下方的地板上。然後，上身仰起，雙腳併攏並盡量舉高。保持這種姿勢，緩慢地進行三次腹式呼吸。此種方法能刺激子宮、卵巢及相關的神經，可治療月經疼痛症、月經失調和貧血等婦科病。

鹿步行走——治肩膀酸痛和糖尿病

首先，採取四肢著地的爬行姿勢，頸部分別向左右各轉兩次。然後一隻腳向上踢起，兩腳交換進行，各做五次。此法可使全身血液循環良好，尤其把體重放在手臂、肩膀，能夠促進肩部周圍的血液循環，消除肩膀酸痛。由於此運動消耗能量大，所以，值得向運動量不足的糖尿病患者推薦。

鳥嘴開合——練雙腿修長

取坐姿，雙腳向前伸直，用雙手抓住一腳的腳尖，再把抓住的這一隻腳向上伸直、舉高。注意，另一隻腿的膝蓋必須伸直，保持這種姿勢三秒鐘後，換另一隻腳進行，左右腿各做二次。此法具有促進全身血液循環，消除疲勞的效果，同時也能消除兩腿的贅肉。

熊步行走——糾正致病的不良姿勢

蹲下來，雙手向下放，手掌著地。以相同的姿勢，很快地將體重輪流加在左、右手上。然後，利用此時的全身搖擺動作，緩慢地向前移動。將體重

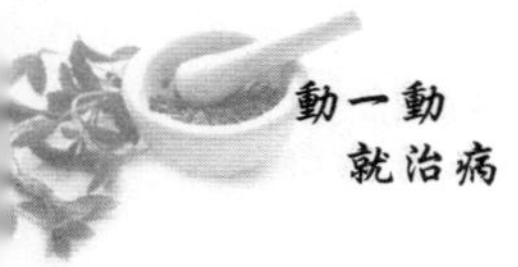

落向左、右方各移動五次。這種行走方法能使全身血液循環改善，消除疲勞乏力感，還可以矯正導致疾病的多種不良姿勢。

烏龜步行——去除腰部贅肉

腹部朝上，雙手雙腳著地，挺起腰部，使軀幹呈水準狀態，然後像烏龜般行走約30秒鐘。可以向前、後、左、右不同方向前進。應注意的是，在前進時要同側的手腳一起移動。這種方法需要一定的腹肌力量，因此可以減肥，去除腹部贅肉。此外，胃腸功能較弱的人，也可以多加練習，以增進胃腸的健康。如果在腹部上放個枕頭再做，效果更好。

白鶴獨立——保持平衡感，預防老化

首先像白鶴休息般，以單足獨立，再用雙手保持平衡。接著，保持這種姿勢，分別向左、右各轉一次頸部。換腳站立，再做相同的動作。身體平衡感和衰老之間關係密切，人一旦開始老化，身體就會減少平衡感。練習本法，可以保持平衡感，恢復青春，延年益壽。

白兔前躍——健美臂部

伸出雙手，屈膝，利用雙膝的彈力像兔子似的向前跳躍，盡量使腰部和雙腳彈高，而後雙手先著地，腳再著地。因為運動量較大，此法一天做10次，持之以恆，將明顯增強體力，同時也能消除臂部贅肉。練到有充分體力之後，就應盡量拱起背肌，舉高雙腳，使得雙手在著地的瞬間，身體近於倒立的姿勢最為理想。

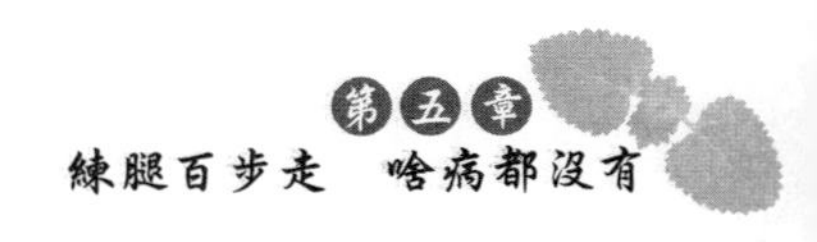

海豹前行——調整內臟功能

俯臥，伸直雙臂，把手掌貼在地板上，抬起上身。然後，像海豹行走一樣，只依靠手臂力量，拖著身體緩慢地向前移動。剛開始時，腰部可能會向左右搖晃，但不必在意，每一次前進10步。這是一種需要臂力的體操，最好在較光滑的地板上進行。這個動作需要拱起背肌。因此，可以矯正日常不良姿勢，並且能夠調整和內臟器官功能有關的植物神經系統，強壯臟腑，效果非常明顯。

（常敏毅）

翹足——翹出健康與長壽

翹足法，簡易行

我從事中醫藥工作50餘載，經常想，如能減輕病人求醫之難、治病之苦，要有一個行之有效的保健方法。於是，我根據一些拳操動作，結合中醫經絡學說，編了一套簡便易學，坐臥皆可鍛鍊、容易堅持的翹足鍛鍊法。

足保健形式多樣，各有優點，但也有不足之處。譬如，足療腳浴，穴位按摩，需要一定的醫療知識，病有虛實寒熱，藥有四氣五味，同一方藥進行足療腳浴，不一定適合每一個人，按摩手法有順逆補瀉之分，足療用藥或按摩手法不當也會出現相反的不良反應。此外，還有類似的一些活動，如練拳、登山、跑步、踏石等，這些運動都有利於強身健體、推遲衰老、祛病延年。但是，從養生的角度看，這些室外活動在冬天就有些不適宜了。冬季養護在「藏」，中老年人多有體弱陽虛，畏寒怕冷，三九寒天，作息宜早臥晚起，避寒就溫。「日出而作，日落而息」，大風大雨，冰天雪地，不宜外出活動，特別是患有心腦血管、呼吸系統疾病及風濕性關節炎的病人，應該注意「冬藏」，預防發病。以上這些運動形式不及翹足法，該法在室內鍛鍊方便，不受季節、氣候變化的影響。

翹翹足，合醫理

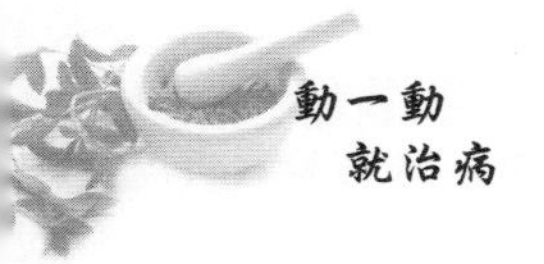

翹足鍛鍊，能保健治病。中醫認為，人是一個有機整體，與臟腑、經絡、氣血有著密切的聯繫，尤其經絡是聯繫人體五臟六腑、頭身、四肢百骸、上下、內外的通道，具有運行氣血、濡養肢體和臟腑的功能。

人體，有十二經脈和奇經八脈，六條經脈起止於手，六條經脈起止於足。一些保健長壽穴，多在下肢與足部。

從整體看，兩足六條經脈間接地和其他各條經絡相銜接，是通過俞穴來調整全身臟腑與經絡功能的。

現代醫學認為，人體有無數神經末梢與大腦相連，並與所有器官和腺體相通。翹足鍛鍊可使這些組織部位牽動全身各個部位，產生連鎖反應，增強免疫力，使機體靈活，氣血暢通，精神煥發，身體健康。

我雖年逾古稀，通過翹足鍛鍊多年，走路輕捷，食睡正常，精力充沛，很少吃藥，仍被返聘回院工作。

勤翹足，莫輕視

（一）姿勢要求

①端坐，兩腿自然平伸，與肩等寬（如坐椅凳時，可用等高椅凳架托兩腿），全身放鬆，自然呼吸。

②仰臥，兩腿自然伸直，與肩等寬，全身放鬆，自然呼吸。

（二）動作要求

①腳尖上翹下扣，上翹時蹬腳跟，扣腳尖時，腳跟回收，反覆翹扣100~300次。初練時次數可以由少逐漸增加，也可間歇鍛鍊，時間次數不限。

②繼翹腳後，兩腳由內向外旋轉畫圓，旋轉36、64次或更多次不限，可根據個人體力狀況，量力而行。

反之，兩腳由外向內旋轉畫圓，次數同外旋方法。

以上動作完成後，再重複第一次翹腳動作，兩腳上翹同時提肛，稍停一會，兩腳再自然放鬆復原。翹腳提肛，每次不得少於9次，多則不限。

最後，全身放鬆，自然呼吸，意想丹田穴（臍下3寸處），稍停即可復常。

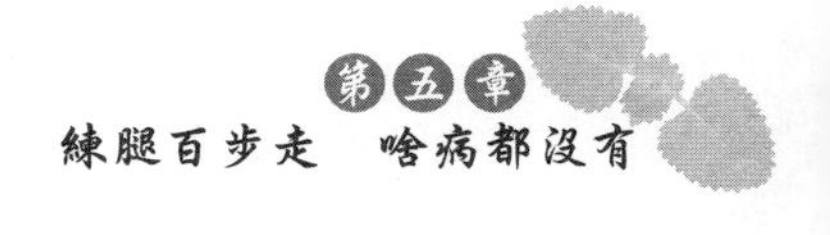

這種簡便「動而不疲，勞而不倦」的鍛鍊方法，對中老年人尤為適宜。

注意：各種出血性疾病，開放性創傷、骨折、燙燒傷、孕婦和婦女行經期應暫停鍛鍊為宜。

（張昭元）

行走健身四法

多姿行走健身法

慢跑與散步是最常見的鍛鍊方法，多姿行走運動健身法是在慢跑和散步的基礎上變化而來的，經常練能增加生活樂趣，對祛病健身也有很好的效果。

（1）腳尖行走健身法：提起足跟用腳尖走路，可促使足心與小腿後側的屈肌群緊張度增強，有利於三陰經的疏通。

（2）腳跟行走健身法：蹺起腳尖用腳跟走路，兩臂有節奏地前後擺動，以調節全身平衡。這樣行走可加強鍛鍊小腿前側的伸肌，以利於疏通三陽經。

（3）內八字行走健身法：一般人行走多為「外八字」或直線前進，如改為「內八字」姿態行走，可消除疲勞。

（4）倒退行走健身法：選擇平地，倒行時全身放鬆，膝關節不屈，兩臂前後自由擺動。倒行可刺激不常活動的肌肉，促進血液循環，可防治腦萎縮，對於腰腿痛有顯著效果。

（5）兩側行走健身法：先向右側移動幾十步，再向左側移動幾十步。

（6）向前爬行健身法：徐徐下蹲，兩手著地，背與地面略成平行，手爬腳蹬，緩緩前進。可增加對頭部的供血量，減輕心臟的負擔，對頸椎病、腰腿疼、下肢靜脈曲張等多種疾病療效更佳。

（7）快速行走健身法：快速行走可以改善心血管、消化系統的功能，提高基礎代謝率，特別是對盆腔和下肢肌肉的鍛鍊效果更為明顯。快速行走的步幅應比正常行走時稍大，一般以1公尺左右為宜，步速在每分鐘100~120

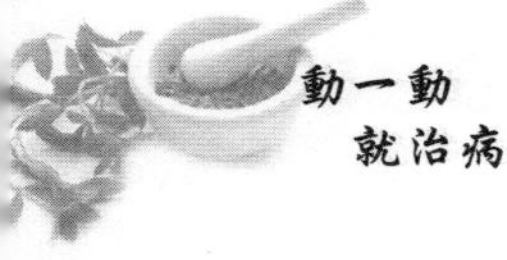

步，持續時間為20~30分鐘。每天練習一次。不要在吃飯前後進行，飯前應間隔一小時，飯後應間隔二小時。

多姿行走健身法，只要能堅持數年，必然受益匪淺。開始練習每種方法時可行數十步，單項練習也可，交換進行，效果更佳。

林中簡易健身法

林中簡易健身主要有以下幾種做法：

（1）背向樹幹一步站立，手臂自然下垂，雙手向後舉起，使手指觸樹幹，同時吸氣，放下手臂，同時呼氣。重複若干次。

（2）身體左側距樹幹半步站立，左手扶住樹幹，右腿伸直並向前後連續踢10~15次，向前踢時呼氣，向後踢時吸氣。然後身體右側距樹幹半步站立，換右手、左腳重複該動作。

（3）雙手抱住樹幹，兩腳向後抬起，持續5~6秒鐘後放下，重複3~5次。可增強手臂、肩胛和胸部肌肉的力量。

（4）兩手叉腰，左腳向前邁一大步，膝部彎曲呈直角，右腳尖著地，上身挺直，身體上下運動2~3次，鬆腿時吸氣，壓腿時呼氣。可在運動時換腳，也可在原地轉身換腳。重複10~20次。

（5）雙手抓住單杆或門框，兩腿連續伸屈，屈腿時膝部盡量向上抬起，呼氣，然後兩腿緩慢伸直放下，吸氣。重複8~10次。

（6）選一根比較平直的原木，兩腳站在原木的一端，身體保持平衡，前後慢慢地行走。

（7）雙手與肩同寬，撐在原木上，身體呈俯姿，上身與兩腿伸直，屈臂時吸氣，直臂時呼氣。重複10~20次。

捧腹運動健身法

捧腹運動最適合老年人，它不要求任何條件，不論是室內還是室外，只要空氣清新和有站的地方就可以做。

其做法是：站立，兩腳分開與肩同寬，雙手十指交叉合攏捧於小腹，然後雙腿上下屈伸。隨著雙腿屈伸，雙手捧腹也做上下運動，這樣就使腹內臟器得到緩慢按摩。如果體力允許，每回可做200次，否則可適量減少。有條件可早晚各做一次，但晚間要在晚飯後2小時再做。

中醫認為，腹為「五臟六腑之宮城，陰陽氣血之發源」。由於按摩，腹壁肌肉強健了，促使血液循環流暢，胃腸蠕動加快，消化液分泌增加，消化吸收功能大大增強，可起到「驅外感之諸邪，清內生之病症」的作用。

馬步刷牙健身法

馬步刷牙的方法就是早晚刷牙時，採用馬步姿勢：兩腳左右開立，兩腳尖向前，兩腳平行，不宜形成內外八字，重心落於兩腿間，兩腿距離與自己肩寬相等，膝彎屈至大腿與地面近似平行（或膝彎度稍大），膝蓋微向裏扣，膝向前不得超過腳尖。鬆肩，坐腰，頭頂與會陰部呈一垂直線，眼平視，平心靜氣，呼吸自然，寬胸實腹，圓襠（即：兩膝微內扣，兩腳小腳趾及腳跟外側稍著力，在鬆胯的同時，襠的兩側注意分開，好像包裹著一個物體，謂之圓襠），然後開始刷牙。

長期用馬步姿勢刷牙，能健腰固腎，使人精力充沛、頭腦精巧靈敏。還可以防治腰膝冷痛、眩暈健忘，精神萎靡不振等症狀。（范林）

運動腿足抗衰老

世人都說：人老腿先老。為什麼人老最早反應在腿上呢？腿中有人體中最大最長而且最結實的關節和骨骼，它們能夠一次連續幾個小時承受比人的體重大幾倍的壓力。人過了30歲以後，由於心臟的供血能力衰退，因而供給小腿和腳部肌肉的氧會減少。與此同時，由於人體鈣吸收利用的能力降低，導致腿骨軟化、萎縮，堅韌性也逐漸降低。專家們認為這種情況並非無可挽救，只要堅持鍛鍊，腿腳老化的速度可明顯減緩。不僅如此，有些日本學者還把腳視為「第二心臟」。因為步行可以幫助把遠離心臟的血液從腳部推向全身，加速循環，對強身益壽、開發智力極為有益。傳統的中醫腿腳保健除了步行以外，還有下列十種方法：

甩腿：一手扶牆，先向前甩動小腿，使腳尖向上、向前翹起，然後再向

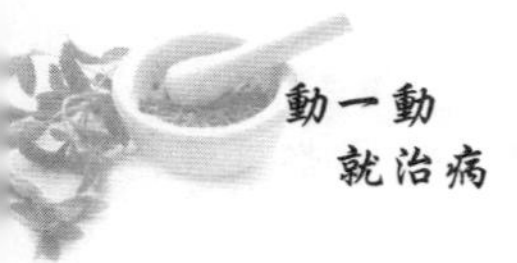

後甩動，將腳尖用力向後，腳面繃直，腳亦伸直。兩腿輪換甩動，80~100次為宜。可預防半身不遂、下肢萎縮、軟弱無力或麻木、腿腳抽筋等症。

乾洗腿：用雙手緊抱一側大腿根，稍用力，從大腿根向下按摩，一直到足踝。然後從足踝往回摩擦另一側，重複10~15次。能使關節靈活，腿肌與步行能力增強，並可預防下肢靜脈曲張、下肢水腫及肌肉萎縮。

扭腿肚：以兩手掌緊夾小腿肚子，旋轉揉動，每側揉動20~30次，兩腿交換六遍。能疏通血脈，增強腿部力量。

扭膝：兩足平行靠近，屈膝微向下蹲，雙手放在膝蓋上，順時針揉動30~80次，然後換另一膝蓋。能疏通血脈，治下肢乏力、膝關節疼痛。

搓腳：將雙手掌搓熱，用手掌搓兩腳心，各百次。能滋腎水，降虛火，舒肝明目，防治高血壓、失眠、足部萎縮麻木、酸痛浮腫等症。

暖足：每晚用60~70℃的熱水泡腳，保持雙足溫暖，可使全身血脈疏通，預防心絞痛。

扳足：端坐，兩腿伸直，低頭，身體向前彎，以兩手扳足趾20~30次，能練腰腿，增腳力，預防足部乏力無勁。

擊打腳心：用小木槌或小鐵錘擊打腳心，各擊打50~80次，每日擊打1~2次。

刺激腳趾：坐在椅子上，將腳擱置於另一條腿上，用手依次彎曲五個腳趾，每趾彎曲30~40下，每日活動兩次。

轉動腿腳：坐在椅子上，腿腳伸直，左旋右轉50次。兩腳可併攏活動，亦可左右腳輪流活動。

（蔣俊和）

運動治療抑鬱症

美國杜克大學醫學中心最近的研究證明，每週運動三次能夠有效的治療中老年抑鬱症，而且復發率也很低。更令人欣喜的是，這種簡單的「運動療法」實際上比傳統的藥物療法更為有效。研究者們對156名50歲以上的抑鬱症患者進行了連續16周的觀察，結果發現，使用運動療法的患者比僅用藥物治療，或藥物治療與運動療法相聯合的患者在療效方面要好的多。

研究證明，運動能加強新陳代謝，疏洩負性心理能量，防止抑鬱症的發作。運動有助於增強體質，產生積極的心理感受，能較快地提高情緒、消除抑鬱症的一系列症狀。

「生命在於運動」，抑鬱症病人欲擺脫困境，也離不開運動。盡量做一些力所能及的事情，對於抑鬱病人大有裨益。

可供抑鬱症患者選擇的運動項目有：

跑步：科學研究證實，跑步時大腦分泌的內啡肽是一種類似於嗎啡的生化物質，是天然的止痛劑，並能給人以快感，對減輕心理壓力具有獨特的作用。選擇跑步時間在傍晚為宜，速度每分鐘120步，每週至少3次，每次持續15分鐘。

跳繩：能增加身體的協調性，由於在跳繩過程中頭部的位置在上下快速移動，有效加強前庭功能，能產生良好的心理感受，提高自信心。速度為每分鐘30~60次，隔天一次，每次持續10分鐘。

健身舞：在動感的音樂聲中，使軀體得到盡情的舒展，注意力會得到加強。每週三次，每次持續20分鐘。

散步：宜在優美安靜的環境中進行，能改善心肺功能，提高攝氧效果。建議每天步行1500公尺，並力爭在15分鐘內走完。以後逐漸加大距離，直到45分鐘走完4500公尺。

太極拳鍛鍊：太極拳由於其獨特的「形神兼備，內外兼修」的運動特點，對抑鬱症狀有明顯的改善作用。為提高療效，打太極拳時要盡量做到心、意、氣、形合一。抑鬱症患者參加太極拳鍛鍊具有非常重要的意義，可以在很多方面使病情得到改善。

集體運動：如傳球活動、排球運動或體育遊戲等。集體運動要求團隊合作，對提高抑鬱症患者人際關係具有特別的意義。另外，由於體育遊戲帶有一定的競爭性、情節性、趣味性，能提高遊戲者的情緒，培養他們的活潑愉快、開朗合群的個性和團結互助、勇敢頑強、機智果斷的心理品質，使身心

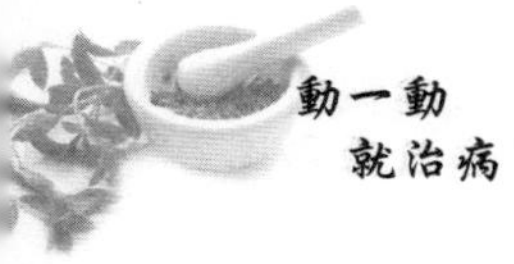

得到健康的發展。建議每週至少參加一次集體運動，每次持續時間30分鐘。

護雙足走好路

九旬老翁的長壽傳奇

要想人不老，必須按摩腳。在遼西一個叫勝利的小鎮上，有一個九十二歲的老先生，至今鶴髮童顏，精神矍鑠。一次偶然的機會，筆者有幸見到了老先生，請教他老人家長壽的秘訣，他很愉快地告訴我，千里之行始於足下，他的健身就是從腳開始的。堅持了幾十年，身體保養的非常好。關於他的足部保健還有一段有趣的故事呢，老人帶著微笑，回到了他的年輕時代。20多歲的他，娶到了一位美麗的妻子，更讓他情有獨鍾的是妻子小巧玲瓏的雙足，令他愛不釋手。稍令他遺憾的是妻子的身體一直不好，可自從他和妻子結婚之後，妻子的身體一天天好起來了，這令他喜不自禁。但不知為什麼妻子回娘家住上一段時間，身體就會差些。後來他們終於發現了妻子身體的秘密，原來他每天晚上對妻子那雙溫潤美麗的小腳的愛撫，是使妻子身體健康的最主要原因。這一發現，讓他們欣喜若狂。起初妻子還說他好色，現在卻變成了名正言順的工作，而且妻子也幫他按摩。後來在報紙、電視上他們知道了足部按摩確實有助身體健康，更堅定了他們的信心。現在老伴也90歲了，老倆口兒孫滿堂，其樂融融。老人還告訴我，現在他們身邊的很多人都加入這項運動。同時他也希望更多的人能夠加入到足部按摩運動中來，使人們的身體越來越好。

九旬老翁的三大足部保健法

足部運動法

赤腳並腿站立，緩緩提起腳跟，重複做三十次。

用腳踩著木滾筒或酒瓶前後推動十分鐘，可有效地解除疲勞。

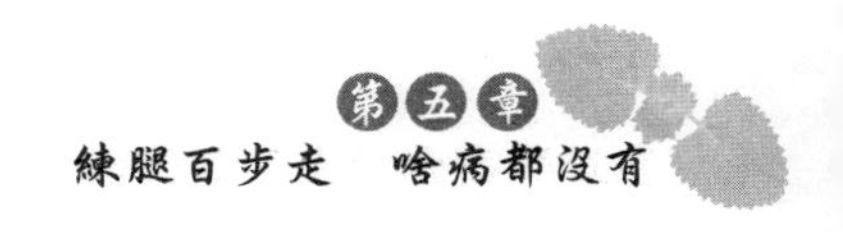

赤腳坐在椅子上伸直雙腿，然後上下移動腳踝，反覆做三十次。

洗腳時把一根筷子放進盆裏，試用腳趾夾起，十秒鐘後放下，左右腳各做三十次。

足部按摩法

首先塗抹護手霜或護膚液，然後用雙手按摩足掌，要用力繞圈按，之後是足弓和腳跟。最後用拇指和食指捏拇指和二指之間的部位，並沿著骨頭的方向向上按捏，然後再向下按，用同樣的方法按摩其他腳趾。

足部護理法

一周護理一次只需數分鐘，就能令雙足美觀大方、整潔標緻，又能預防疾病，增強體質。足部護理，最好選在沐浴後皮膚柔軟時進行。

首先要準備好工具：棉花棒、棉花球、指甲刀、指甲刷、修甲銼、搓腳石、護手霜或護膚霜、毛巾、指甲清除劑，指甲油等。工具準備好，沐浴之後，我們就該進行足部護理了。

（1）用去皮膏按摩雙足，以去掉硬皮或死皮。

（2）用指甲清除劑去掉原來殘留的指甲油。把洗腳盆內放入些溫水、沐浴露，之後把雙腳放進去浸泡3~5分鐘。

（3）用指甲刷刷趾甲，然後用搓腳石搓去腳跟和腳掌的死皮。

（4）擦乾雙足，用指甲刀修剪趾甲。

（5）用修甲銼銼平趾甲。小心把趾甲銼成方形，千萬不要把趾甲兩邊磨滑或把角邊磨圓以免長成嵌甲。

（6）用裹著棉花的修甲籤清潔趾甲端，然後塗敷去表皮劑，用棉花棒輕輕往後推。然後抹乾。

（7）用護手霜或護膚液按摩雙腳。

（8）如果要塗指甲油，首先用清水洗去護膚液，在腳趾間放隔趾墊，然後先塗一層無色指甲油，再塗兩層有色指甲油。記住，從中央向兩邊塗抹。

足部常見病的預防

（1）腳癬：趾縫間又暖又濕的部位最容易受真菌感染，使皮膚搔癢。治療的方法是勤泡腳，在患處塗抹治療腳癬的藥膏或噴霧劑。一定要用專用的

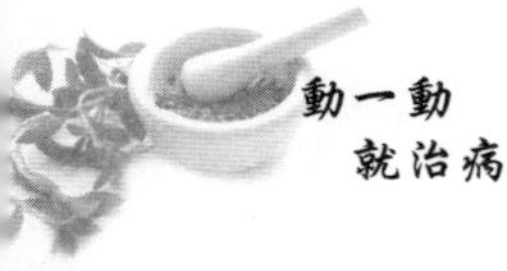

毛巾擦腳，因為腳癬容易傳染。

（2）雞眼是指長在腳趾上和腳趾間的死皮，呈圓錐形，尖端向內增生，十分疼痛，要用雞眼墊減輕壓力，盡快去看醫生。

（3）腳痛：路走多了或站立時間長了，會感到足部疼痛。這時可將一杯瀉鹽或小蘇打溶入溫水中，讓雙腳浸泡在液體裏10分鐘，然後擦乾，腳會非常舒服。

（4）凍瘡：足部因寒冷潮濕的天氣和血液循環不暢而引起的腳趾腫脹和變色，形成凍瘡。應穿寬鬆的鞋子，厚羊毛襪，以保持足部溫暖乾燥。多做運動，以增強血液循環。

（5）嵌甲：趾甲兩邊向內生長嵌進肉裏，引起紅腫疼痛。預防的方法是不要穿太緊的鞋子，不要把趾甲剪得太短或把兩角修圓，趾甲一定要保持齊平。

（6）疣這種足患通常表現在腳底向內生長的肉贅，大多是從游泳池感染的病毒所致。走路時會感覺非常疼痛，可用治疣藥物治療，或看醫生。

（7）腳臭通常是因為鞋襪不透風，使足汗不易揮發，因而產生難聞的氣味。預防的方法是每天勤洗腳，向鞋裏撒些治療腳臭的藥粉，穿著用天然纖絲造的短襪和透氣性好的鞋子。尤其是買鞋的時候，一定要注意：要選在午後去，因為這時候的雙足最脹。如果早上買的新鞋子到午後再穿，腳會感到非常緊，不太舒服。買鞋時雙腳一定都要試穿，因為許多人的雙腳不一樣大，鞋子不要太緊，腳趾應可自然平放。大腳趾趾頭與鞋頭之間至少要留有一公分空間，鞋子兩邊要緊貼足部，而且即使踮起腳，後跟也不易脫落。脫掉的鞋子要通風，最好別連續兩天穿同一雙鞋子。多光腳，尤其是天氣熱的時候，盡量穿涼鞋，每天用火酒擦腳兩次，腳上噴止汗劑，勤洗鞋襪。

長久以來，人們總是對手更加重視，而往往忽略對腳的愛護。其實，腳同樣需要關懷。那麼從今天起，我們大家一起來愛護我們的雙足吧。千里之行始於足下，幸福生活從足底開始。（蘇震）

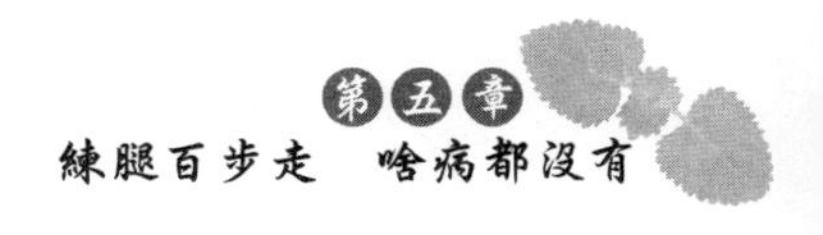

雙腳晃動　改善睡眠

全身血液循環不佳就會出現內臟失調的現象，表現諸如頭痛、食欲不振等亞健康徵兆。簡單的腳部刺激，便可促進血液循環。

仰臥在床，先讓雙腳在空中晃動，然後像踏自行車一樣讓雙腳旋轉。只要持續5~6分鐘，全身血液循環就會得到改善。此法還可以使腿肚和膝蓋內側的肌肉得到伸展，徹底消除腿部疲勞。冬天怕冷的人如果在就寢前實行此法，就會感到全身溫暖，有助於改善睡眠。

赤腳行走　增進健康

此法的最大優點，是使腳掌心獲得鍛鍊的機會。腳掌心是保持人體平衡的重要部位，大凡身體健康的人都具有結實的腳掌心。行走時盡可能讓腳心得到刺激，也可以嘗試走走卵石路。讓五個腳趾不黏在一起，能夠自由地分離和運動，也是赤腳行走的一大優點。特別是在大趾和二趾之間留有間隙，可使步履變得輕鬆起來。

為了增進身體健康，大家應該盡可能讓雙腳從鞋襪中解放出來，施行赤腳行走。

單腳站立　自我保健

對於上班族來說，乘公共汽車上下班是鍛鍊腳底的良好機會。方法非常簡單，就是採用「金雞獨立」的姿勢，踮著腳尖站立。初時也許很不習慣，甚至可能感到非常痛苦。可以先讓雙腳後跟稍微離開地面一些，習慣以後再踮著雙腳的腳尖站立，最後過渡到踮著一隻腳的腳尖站立。單腳站立時可先踮著右腳的腳尖站立 1 ~2分鐘，然後再踮著左腳的腳尖站立1~2分鐘，反覆

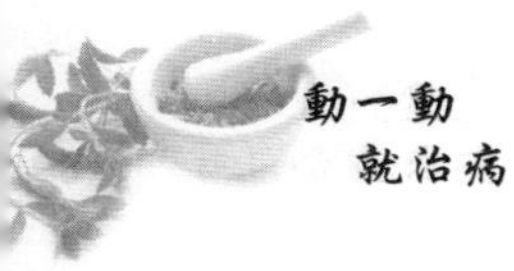

輪流進行，踮腳時手要抓緊扶杆，注意安全。

踮腳登樓　保養大腦

在日常生活中，踮腳登樓是一個能使人全身得到鍛鍊的好時機。踮著腳尖登樓，有利於調節血壓，使人精神飽滿。與在平地上行走相比，登樓的運動量更大，可使呼吸系統、循環系統得到鍛鍊，腰部肌肉和腿部肌肉也得到增強，全身各項功能都有所改善。由於在整個過程中都盡可能踮著腳尖登樓，可使腳的前半部得到鍛鍊，與之相關聯的內臟和大腦功能也得到一定程度的改善。踮腳登樓時思想要高度集中，當心因邁步不穩而摔倒。

蹲出長壽　蹲出健康

人類在日益豐富地享受著自身所創造的物質財富的同時，也在失去許多寶貴的東西。在日常的生活和工作中，自身姿態也在發生著不易覺察的變化，行、站、坐、臥，「坐」在一天之中佔據了大量時間。坐著閱讀、寫作，坐著開會、討論，坐在電視機前欣賞著節目，坐車上下班，就連最原始最應有的體位——蹲著大小便，「蹲」坑也為坐便器取代。人們開始「發福」，現代文明病因此叢生。

必須清楚地看到，肥胖和早衰、高血壓、高血脂等現代文明病，在很大程度上就是我們拋棄了「蹲」這個體態的惡果。為什麼如此斷言呢？你不妨試試——「蹲」不下來了。這就是早衰的徵象。與此相反，能蹲下去，蹲得深，蹲得時間長，就說明你肌肉、骨骼以及內臟系統年輕、健康。

如果您「重操舊業」，有機會就蹲，不斷地訓練，就會蹲出健康、蹲出童心、蹲出長壽。

由於蹲位的擠壓，下肢血液減少，內臟尤其是心肺的血流相對充分，從而減少冠心病、肺氣腫的發病率。醫院的心腦血管科有一種氣囊反搏器械，就是利用機械力量把下肢血液壓往軀幹，治療心臟供血不足。「蹲」降低了大腦與地面的垂直距離，心臟不要花太大的力氣就可以把血液輸送到頭顱，減少了高血壓的發病率。

練習蹲時，首先要使自己精神集中，呼吸調勻，不急不躁，待心定神閑，立正站好。雙膝關節做彎曲動作，徐徐蹲下，從蹲下到蹲定，不要太快，也不宜太緩慢，可在2~3秒內完成。這時候練習者應盡量使自己的臀部接近地面，在下蹲過程中和蹲定之後，軀幹始終保持中直。但可略前傾也可後仰，各人可根據自身情況自行調節，自我感覺舒適就可以了。蹲定後須頸部放鬆，頭顱端正，意念專一。

腳底養生法

國內外眾多醫學專家對人體的腳部進行了多年的研究後得出結論，腳部的特定部位與體內各臟器之間有著直接的聯繫。腳底部存在著各臟器的反射區，某些臟器發生病變後，可以在其反射區上反映出來。按摩和刺激相應的反射區，可以促進局部血液循環，從而達到治病強身的目的。本文介紹的腳底養生有兩個特點：其一是任何人都可以隨時隨地實行，按壓、揉搓和敲擊的方法很容易掌握，費時不多，場地不限。其二是以中醫的理論和診治經驗為基礎，具有科學性和可操作性，具體方法如下：

每天晚上臨睡前，用拳頭「咚咚」地敲擊腳底，就可以消除一天的疲勞。通過敲擊給腳底以適當的刺激，促進了全身的血液循環，可使內臟功能得以增強，盡快恢復體力。正確的敲擊法是以腳掌為中心，有節奏地進行，以稍有疼痛感為度。可以盤腿坐在床上或椅子上，把腳放在另一側腿的膝蓋上，這樣比較容易敲擊。每隻腳分別敲100次左右，不可用力過度。

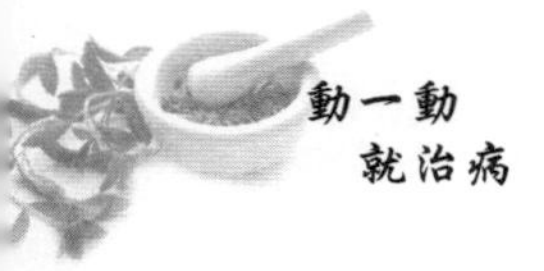

第六章
中華氣功神　威震疾病魂

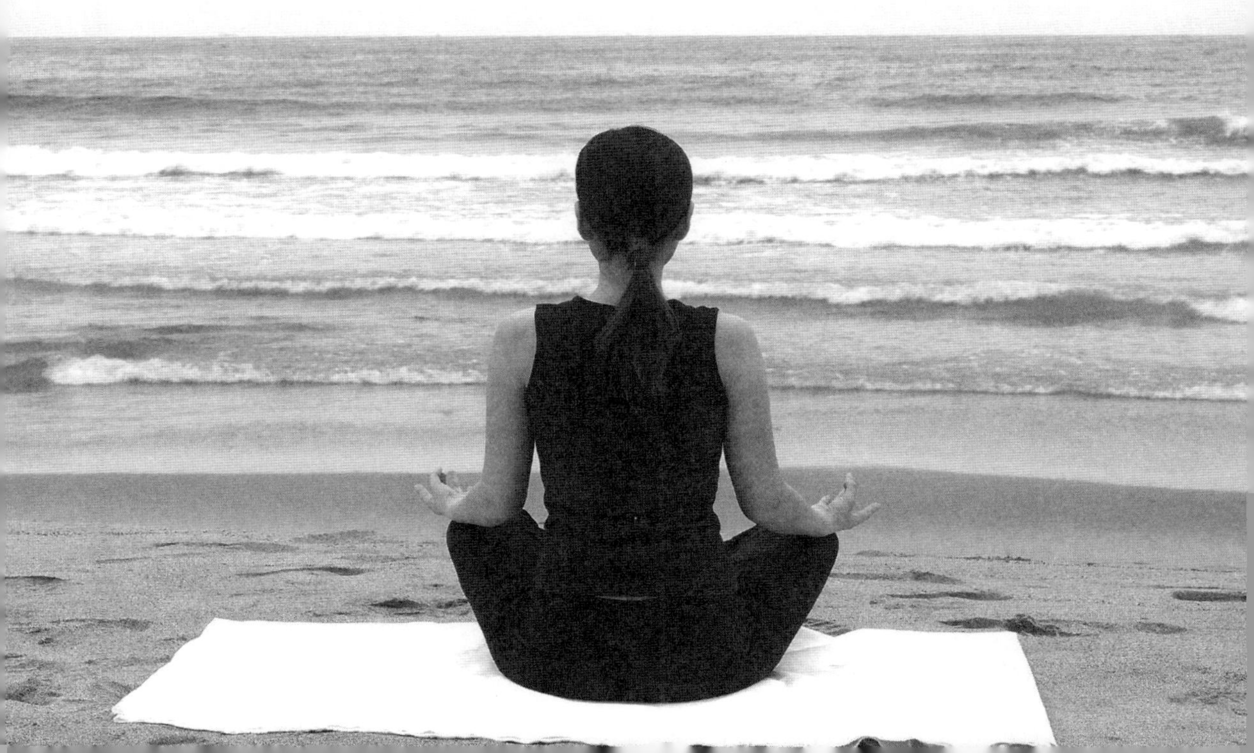

太極拳內外養生談

養生保健的項目繁多，各種大球、小球類，跑步、爬樓梯、爬山、游泳、騎車、滑冰、滑輪、打拳、練體操、健美操、交誼舞、街頭舞、跳繩、散步等等，就連伸懶腰都是很好的養生保健活動。總之，動則受益，練得健康，堅持練身，自然會提高生命品質。也許有人會問：「工作忙，經常乘飛機、乘火車出差，或一天在汽車上度時光，這樣忙碌的生活如何養生？」「我想鍛鍊，沒人指導。」「我在慢性病康復期，行動不便……」等等，一句話，不具備自我鍛鍊的條件怎麼辦，或參加什麼項目好呢？我的建議是：您最好學練太極拳。太極拳可慢可快，可高可低，是有氧運動，更是一種放鬆休閒活動。太極拳的特點，陰陽相濟，性命雙修，上下相隨，內外相合，舉動輕靈，不用勁力，周身虛靈，忽隱忽現，陰陽變化，動態運動，行雲流水，腳下雙輕，飄飄欲仙。

太極拳養生，我們稱為「太極內外養生法」。武派太極拳家李亦佘論太極內功時說過：「向不丟不頂中討消息。此全是意，不是用勁。」一代代太極拳修練者在實踐中認識到，太極拳不是以力可以完成的拳藝過程。也就是在練拳的過程中不能力行，因為力行胸腹憋悶，四肢不暢，精神不爽。所以，太極拳的先賢有「以心行意，以意導體，以體導氣，以氣運身」的經驗總結。按照這種方式去養生，意到氣到，健康自來，周身內外暢爽舒適。

太極拳內外養生法，是歷代太極拳養生者總結出的養生保健妙法。在楊氏太極拳老譜中，有「天地為一大太極，人身為一小太極」之說。而太極拳有它獨具一格的特點，即王宗岳在《太極拳論》中所言：「太極者，無極而生，陰陽之母，動靜之機也。陰不離陽，陽不離陰，陰陽相濟。」天地陰陽大宇宙，人體是宇宙中仿生的小宇宙。小宇宙時時刻刻與環宇息息相關，同步則安康，妄加逆蘊則生禍病。太極拳內外養生法，動作不多，易懂、易學、易操作。此養生法，亦可稱為「三易工程」。習練此法不受時間限制，早、中、晚均可，有一張床，有半米之地，能站立，或放一把椅子即可操練。有時間多練，無時間少練。動則受益，練則健康。

太極內外養生法，把周身分為四個區域：①人體上部養生活動區——頭臉部（包括頭、頭皮、腦、臉、脖頸、眼、耳、牙、牙齦、舌、心腦大小血管等）；②人體中部養生活動區——胸腹部（包括心包、心臟、胃、肺、腎、六臟六腑等）；③人體下部養生活動區：小腹部（包括小腹、肝膽、胰腺、生殖系統、前列腺、男陰囊、女子宮）；④人體周身養生活動區：臟腑、筋骨、經絡等（包括六陽六陰經絡、奇經八脈、筋骨、肌肉皮膚、十二指腸、小腸、大腸肛門、腰椎等）。以下根據這四個區域的不同，陸續把太極內外養生法的內容介紹如下（有些是老前輩傳授，有些是筆者收集整理）：

頭、頭皮（站立式）養生法

頭部是人體至高無上的司令部，指揮周身全體動作。因此，保健頭部十分重要。

操作：以雙手十個指尖，從前往後梳理頭髮以刺激頭皮，左右手指在左右兩側從前向後，梳理刺激頭皮，邊梳理邊反覆自我暗示：「活躍頭、頭皮大小血管細胞，清洗稀釋頭、頭皮大小血管血液，清除血內病毒、毒素，清除頭、頭皮血內垃圾。」

站立發音：邊發音邊注意相應的腳趾，默念訣時，最後一句從頭頂一直洩到腳：（二趾）咦——（中趾）唏——（四趾）微——（小趾）哈！注意發聲時聲音要洪亮、渾厚（日久，聲音可從丹田發出）。丹田發聲震盪臟腑，是中華祖先傳下來的養生法。此發聲養生法為藥王孫氏家學傳承，特收錄於此。

腦（前腦、後腦、左腦、右腦）（站立式）

科學家剖析人腦一分為二有兩個部分，左腦主語言，邏輯思維；右腦主形體動作，想像和形象思維。

操作：以雙手十個指尖或頭刷，在頭上從前向後，從後往前，從左向右，從右往左抓撓以刺激頭骨內的腦部。邊操作邊反覆自我暗示：「前腦、後腦、左腦、右腦的微循環流量加強，心腦血管充氧。」

站立發聲：從腦部往下循腿內側，自二趾始，（二趾）咦——（中趾）

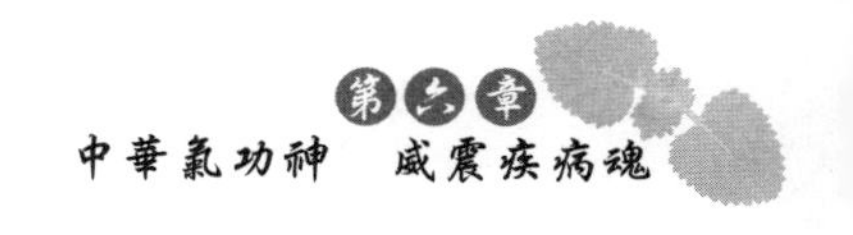

唏——（四趾）微——（小趾）哈！

臉部的太極內外養生法

臉部是每個人的門面，身體的健康與否，可直接反映在容顏上。臉部光澤和靚麗給人一種健康向上，精神煥發的感覺。所以，一定要注意臉部的保健、養生。

基本姿勢：仰臥、坐、站立三種姿式均可。

操作方式：以雙手手心向臉，從臉的下部向上至前額推摩，反覆多次。注意：輕則補，重則滯。

心理暗示：活躍臉部大小血管細胞，加速微循環流量，清除臉部血內病毒毒素，清除臉部大小血管垃圾。

自我發聲：想二趾時發「咦」——想中趾時發「唏」——想四趾時發「微」——想小趾時發「哈！」

女士保持臉部青春靚麗還有兩法：①以口水（中醫稱津液）滴於手心勻摩臉部；②檸檬一個，洗淨，用牙籤紮若干小孔，浸泡於純淨水或冷白開水中，三日後以檸檬水倒入手心，洗面或摩面，是美容妙法。

特別提示：站立式，面東南，上午太陽光照微弱時對陽光，如陽光強照選樹蔭後，勿直曬。

脖頸的太極內外養生法

脖頸養生美容十分重要。我們在街頭或公共場所的行人中，常見有些中老年人穿著整整齊齊，精神面貌也很好，雙目有神行動瀟灑，女士風韻猶存，不像花甲之年。但是，他（她）們保養脖頸功力不足，有人臉下有一雞脖（請原諒如此形容）。在電視上常見到四五十歲或年齡更大一些的女士、先生，以及相關的主持人、特約專家等，由於他（她）們不注意脖頸的保養，或者說不知如何保護脖頸。因此，就失去了靚麗的脖頸——脖頸鋪滿橫豎皺紋，沒有光澤也失去平滑，看上去不雅。欲去此疾，請注意脖頸的養生美容。

基本姿勢：仰臥式、坐式、站立式。

操作方法：以左右手掌心，交替從下往上輕摩脖頸（輕摩可延至左右頸

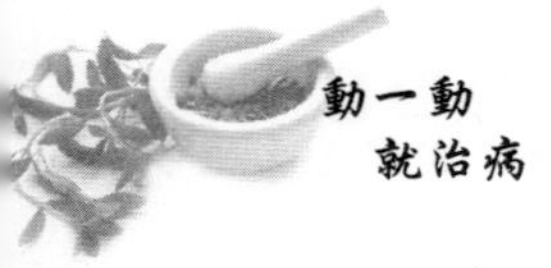

部，雙肩前部和上胸部位）。

反覆暗示：活躍脖頸大小血管細胞，加速微循環流量，清除脖頸病毒、毒素，清除脖頸大小血管內垃圾、脂肪，排除體外。

站立發聲：咦——唏——微——哈！

美頸操：經常仰首將脖頸顯露出來，以左右手輪番由下而上按摩頸部。

特別提示：睡前起床後，衣著簡單無障礙摩頸為佳；津液滴在手心上，或少許檸檬汁摩脖頸效果更佳。

眼部的太極內外養生法

人身上的器官，眼睛最為珍貴。但人從小到老，很少有人真正懂得愛護眼睛，許多人都形成了不注意愛護眼睛的習慣。比如，坐車看報，躺臥看書，徹夜搓麻將，喝酒無度等等，這些都是傷眼害眼的不良習慣。更有肝火旺盛者，動輒怒髮衝冠，怒極肝勞眼倒楣。按中醫醫理辨證分析，每一種傷及勞損，都會引發出或潛伏數百種以上的疾病。

凡人體看得見的肢體、器官，眼睛是最為勞累的。古代人無電燈，眼睛不能休養生息，透支使用，很多人的眼睛患有疾患。我們必須重視對眼睛的愛護，這樣，就可以減緩和少患眼疾。

基本姿勢：仰臥式、坐式、站立式

愛眼八原則：

（1）學點中醫常識，保肝順氣、制怒養肝，遏制眼疾發生；

（2）太極拳為有氧運動，內外雙修，可促進臟腑營衛，陰陽平衡，放鬆眼肌，健身養目，因此，有條件者，一定要學練一下太極拳；

（3）靜坐養神，睜眼遠視；

（4）主動飲水促進新陳代謝，防止晶體渾濁，延緩白內障到來，老年人要注意飲水衛生和多飲水；

（5）兩掌搓摩生溫，以掌心貼在兩眼之上，由緊至鬆，鬆貼至緊，不斷將掌心搓熱貼之，反覆多次；

（6）以掌心（大約勞宮穴部位）輕貼雙眼，兩眼有深陷感，放手睜眼，配以吸氣使眼球有緩衝氣感，呼吸感，視線左眼左擴遠視，右眼右擴遠視；

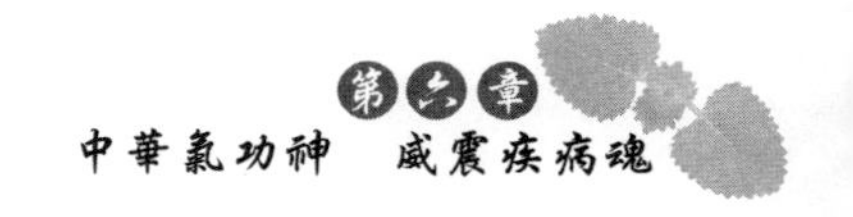

（7）左右大指輕按眼角的瞳子髎穴，左右食指順眼輪從內向外，先上後下按摩，有時間可兩小時按摩一次，然後，兩個食指按壓內眼角的睛明穴，重則滯，輕則補；

（8）選開口大的小瓶裝礦泉水或優質純淨水，每早目對瓶口仰洗雙眼，左右上下圓轉眼球，以清潔雙眼，防止眼疾（編者注：此原則，讀者可慎重選擇）。以上護眼、愛眼八原則，遠不是全面的養目法，學生課間的眼操，民間的多種護眼法請大家根據各自所需進行選用。

反覆暗示：活躍眼大小血管細胞，打通眼微循環，加速微循環流量，清除血內病毒、毒素，清除眼大小血管內垃圾、脂肪，排除體外，打通眼毛細血管，雙眼明亮。

站立發聲：想二趾時發「咦」——想中趾時發「唏」——想四趾時發「微」——想小趾時發「哈！」

心包、心臟太極內外養生法

心臟司職周身血液循環新陳代謝，心包係心臟外部的一層膜，心臟和心包壁中間有漿膜液起潤滑心臟之用。心臟活動不受胸腔控制，從而保護心臟。

操作方法：

（1）仰臥式——以右手掌心輕按在心臟部位，自上（左）而下（右）旋轉輕摩；

（2）站立式——以右手掌心輕按在心臟部位，向上（左）而下（右）旋轉。

心理暗示：活躍心包、心臟的大小血管細胞，清洗、稀釋心包、心臟大小血管血液，加速微循環流量，清除血內病毒、毒素，清除心包、心臟大小血管內的垃圾、脂肪！

發音：從頭頂往下，想到雙腳腳底，想像血管內病毒、血內垃圾往下直洩入地，同時發聲：咦——唏——微——哈！

胃的太極內外養生法

胃對於人類的生存起著至關重要的作用，人為了活著要吃食物，胃分泌胃液協助消化，人體所需水份是通過胃進入體內的。有人喜食大量的零食，給胃造成極大的負擔；不注重飲食衛生，將黴變或有污染的食物吃進胃裏，給胃增添了很多麻煩；人們對飲食不注意，造成胃的不適，如胃脹、胃酸、噁心、嘔吐以及胃潰瘍等症。我們應該注意自身的健康，平時要注意愛胃、養胃，保證胃的健康。

治病先防病，請做胃的太極內外養生法。

（1）操作方法：仰臥式——在睡前和起床前著睡衣操作為佳。左手掌心輕按胃部位，即中脘穴上，左上右下旋轉輕輕摩揉。

（2）心理暗示：活躍胃大小血管細胞，清洗、稀釋胃大小血管血液，加速微循環流量，清除血內病毒、毒素，將胃大小血管內的垃圾、脂肪，排除體外！

站立發聲：咦——唏——微——哈！

肺的太極內外養生法

人體器官都很重要，哪個部位有病兆，出現病變，都直接影響著生命。肺臟功能奇特，除了有呼吸功能外，由心臟排出來的帶有二氧化碳的血液經肺動脈在肺泡內進行氣體交換，變成充氧的血液，又回流到心臟。如果肺有病，像肺結核、非典型肺炎等危害極大。凡有人群的地方，就會有肺病傳播鏈，動物也難逃劫難，甚至會間接威脅社會群體的安全。

愛肺、養肺，對人類至關重要。平時注意鍛鍊身體，增強肺活量。因為經常進行身體鍛鍊，加強胸廓的活動幅度，會健全呼吸系統，可以預防肺氣腫，使肺臟的呼吸、通氣功能順暢。

心理暗示：活躍肺大小血管細胞，清洗、稀釋肺大小血管血液，加速微循環流量，清除血內病毒、毒素，清除肺大小血管內垃圾、脂肪！

站立發聲：咦——唏——微——哈！

腎的太極內外養生法

（1）人活精神。精神從何而來，如果不抬槓，精神從腎臟而來。俗話說：「腎壯精神旺」。藥王家學告訴我們：「心為肝之子，腎為肝之母。」養腎愛腎，腎保健是經常不斷、時時自然之活動。每日晨起，雙手背在後

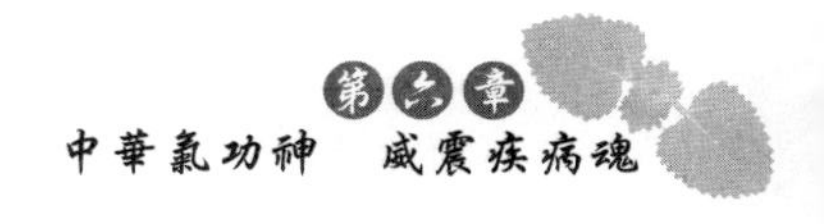

面，用手背上下左右輕柔轉圈，是一種很好的腎部自我娛樂的方法。在睡前、起床後，衣服較少時揉腎比較合適。室外揉腎以在綠色叢中為宜，腰帶要寬鬆。

（2）每日拍打輕揉養腎。這種養腎操，以晨起、睡前著裝為宜。到公園散步，衣服整齊，腰帶合適，再拍打輕揉有益通暢。有人會問如何習練養腎操呢？

請找一棵松樹，其他樹均可，兩米距背向松樹，雙腳一肩寬站好。左手自然下垂，右手上舉過頭，手心向外，右手無名指引領，向左後轉動身體，頸部放鬆，頭隨身體左轉遙望身後松樹。鬆虛雙腳，右手輕輕落下自然鬆垂。左手上舉過頭，手心向外，以無名指引領，向右後轉動身體，頸部放鬆，頭隨身向右轉動，自然為好，遙望身後松樹，共做36次。有時間多練，以保腎養腎。

以上兩種保腎、養腎法，均可發聲。

心理暗示：活躍左腎右腎大小血管細胞，清洗、稀釋左腎右腎大小血管血液，加速微循環流量，清除血內病毒、毒素，清除左腎右腎大小血管內垃圾、脂肪，排除結石！

站立發聲：咦——唏——微——哈！

五臟六腑的太極內外養生法

為使臟腑通暢以保證身體健康，首先要五臟六腑十二條經脈暢順，這是臟腑健康的保證。

心理暗示：活躍五臟六腑大小血管細胞，清洗、稀釋五臟六腑大小血管血液，加速微循環流量，清除血內病毒、毒素，清除五臟六腑大小血管內垃圾、脂肪，讓五臟六腑暢通無阻！

站立發聲：咦——唏——微——哈！

人體上部「頭腦部位」，人體中部「胸腹部位」已結束，凡習練者一定要堅持天天練習，不要中途輟練。這套太極內外養生法是從社會民間而得，大眾習練效果尚佳。

在習練過程中，根據個人健康狀態，可增加習練時間或側重習練幾個單

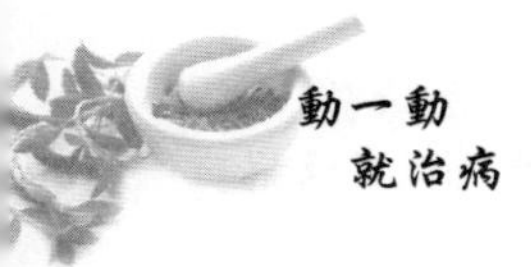

項器官，心理暗示可增減，以順暢上口為好。

小腹的內外養生法

小腹在人體肚臍以下部位，內藏結腸、空腸、迴腸、直腸（俗稱大腸、小腸）及男女泌尿生殖系統。小腹各個器官正常運轉，是身軀總體健康的保證。在小腹部位的養生運行時（仰臥式），要伴隨著從左右手俯掌在肚臍圓周輕摩。站立式以左掌掌心輕貼小腹，右掌輕扶左掌掌背，自左向右輕輕摩轉。

操作方法：在左右掌操作循肚臍圓周輕摩時，可取左右掌互換法，左掌左升右降，右掌右升左降。以下部位均應循肚臍圓轉輕摩膽肝胰脾。

想像暗示：活躍小腹大小血管細胞，清洗、稀釋小腹大小血管血液，加速微循環流量，清除血內病毒、毒素，清除小腹大小血管內垃圾、脂肪。

站立發聲：咦——唏——微——哈！

肝膽的內外養生法

肝有造血之功，怒傷肝，怒極肝損，驚傷膽，肝膽俱傷，「心為肝之子」，肝膽潛伏勞損會引發病患，故保肝膽是我們必須做的養生內容。

操作方法：肝膽保健，可採取太極拳的方式進行。比如，太極拳的攬雀尾式等。此外，發聲震盪及氣運摩肝膽也是可以採取的方法。所謂氣按摩，是指有腹式呼吸功能者，以意導引氣繞肝旋轉，以氣按摩肝膽部位，可謂以氣運身，以氣養器官。不過，這個方法，最好有老師指導。

想像暗示：活躍肝膽大小血管細胞，清洗、稀釋肝膽大小血管血液，加速微循環流量，清除血內病毒、毒素，清除肝膽大小血管內垃圾、脂肪。

站立發聲：咦——唏——微——哈！

胰腺的內外養生法

胰在胃後下方，脾是胰的近鄰，位於胃的左側，胰幫助消化可分泌胰島素。如果胰島素分泌量過低，失去調節體內糖的代謝與轉化，易引發糖尿病。糖尿病很難治癒，發展下去嚴重影響健康。脾產生淋巴球，人體內鐵存於脾，脾調節脂肪、蛋白質的新陳代謝。

操作方法：白酒過量傷胰，胰破裂生命停止，請戒酒！

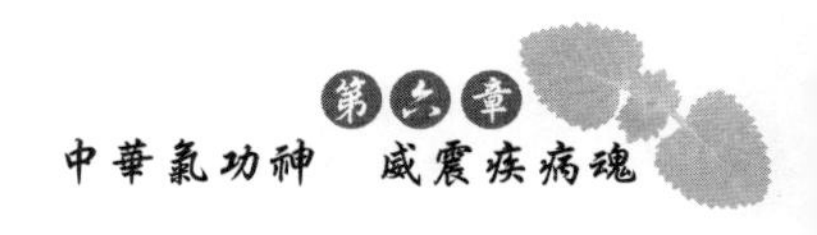

想像暗示：胰脾大小血管細胞，清洗、稀釋胰脾大小血管血液，加快微循環流量，清除血內病毒、毒素，清除胰脾大小血管內垃圾、脂肪。

站立發聲：咦——唏——微——哈！

泌尿生殖系統的內外養生法

生殖系統由腎、男女生殖器官、膀胱、精囊、睾丸、卵巢、子宮等器官組成，擔負人類繁衍後代的重任。而「腎為肝之母」，人活動的精氣神由腎而來，可見，泌尿生殖系統在人體中作用很大，不可忽視其保健。換一個視角，泌尿生殖系統多舛，例如腎炎、腎結石、尿毒症、膀胱炎、結石、精囊、卵巢之疾，子宮瘤以及性病等。更為危害健康的是，泌尿生殖系統是愛滋病進入人體的通道。

操作方法：生活中要注意泌尿生殖系統的衛生，還要保持健康的心態並潔身自好。此系統的鍛鍊在小腹內，以揉摩小腹為佳。

想像暗示：活躍生殖系統大小血管細胞，清洗、稀釋生殖系統大小血管血液，加速微循環流量，清除生殖系統大小血管內垃圾、脂肪。

站立發聲：咦——唏——微——哈！

前列腺內外養生法

在人體生殖系統中，男性特有的前列腺器官位於膀胱下面一個腺體中。前列腺體積不大，相當栗子大小，為什麼單單拿出來作為養生內容來修練呢？前列腺體積雖小，卻是人類繁衍生息的重要部件，此部件一旦出現「故障」，如患上了前列腺肥大、前列腺炎等疾病，則會疼痛難捱。嚴重起來，甚至必須動手術才能解決（也有的病人就是動了手術，也不一定能解決問題）。如果平時注意前列腺部位的保健，則會減少、緩解前列腺部位的病變。

操作方法：①食指、中指、無名指、小指等四個手指多揉動；②經常收吸小腹下部，以便蠕動前列腺。

想像暗示：活躍前列腺大小血管細胞，清洗、稀釋前列腺大小血管血液，加速微循環流量，清除血內病毒、毒素，清除前列腺大小血管內垃圾、脂肪。

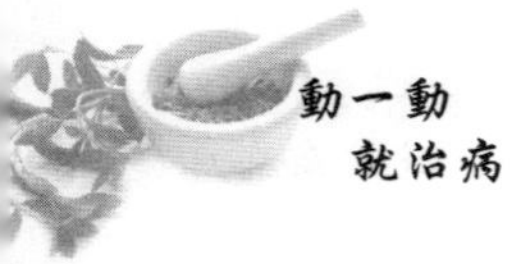

站立發聲：咦——唏——微——哈！

陰囊內外養生法

陰囊內有睪丸、附睪、輸精管、射精管、精囊，亦稱腎囊，分泌一種睪丸酮，也就是雄激素亦稱男性荷爾蒙，陰囊是男性生殖系統的重要器官，配以陰莖，可男女交合繁衍後代。男科病患者調查結果顯示，婚後男性患有陽痿、早洩、勃起障礙等程度不同的男科疾病，數量驚人。此病雖然身體無大礙，但嚴重起來會影響家庭生活，精神萎靡不振，身心不健康。古代性養生講求辨證施治，多採用動植物入藥的方式進行溫補，但療效一般。

操作方法：我們的內外養生法，去繁就簡，以揉、搓、攥、打的方式進行，可操作性強，便於堅持。基本姿式不限，站、坐、蹲襠、馬步式均可，方法如下：

（1）揉——單手操作或雙手合掌揉，似揉保健球揉陰囊，以小痛為準，時而加力，大痛後速減力交替行功，左右手互換，每次1~3分鐘。

（2）搓——雙手操作，兩手搓熱後，以掌心夾住陰囊前後搓揉，一般沒有痛感，每次1~3分鐘。

（3）攥——單手操作，大把攥住陰囊，輕重力交替，鬆緊變換手法，左右手交換操作，每次1~3分鐘。

（4）打——馬步或站式，左右手輪流向下打，忍小痛逐漸的過渡到不痛，每次1~2分鐘。以上睪丸保健四法，中年以上人習練為宜，目的以刺激睪丸分泌雄激素，防止衰老，增強雄健勃起功能。此法對年老多病、陽萎、早洩者也許有神奇的功效。

想像暗示：活躍睪丸大小血管細胞，清洗、稀釋陰囊大小血管血液，加速微循環流量，清除血內病毒、毒素，清除陰囊大小血管內垃圾、脂肪。

站立發聲：咦——唏——微——哈！

子宮內外養生法

子宮是女性特有的體器官，在膀胱上位，像一個口向下的囊體，卵子受精後，在子宮內發育成長為胎兒。子宮是一座適合人類孕育胎兒的宮殿，可為胎兒提供充足的水、食物、氧氣等。女性應關愛自己的子宮，但有些女性

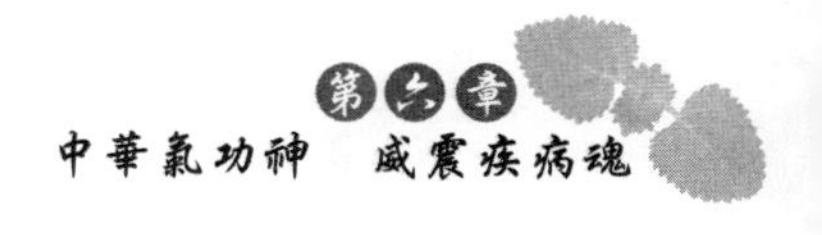

珍愛這個重要器官不夠，平時不注意生理衛生。有些已婚男性也缺乏保護女性生殖健康的意識。女性生殖系統有病痛，多殃及子宮，甚至會罹患子宮瘤、子宮癌、宮頸癌等疾病。

操作方法：建議女性朋友多運動腰腹部，比如選擇瑜珈等方式進行鍛鍊。此外，可學練中國的太極拳等。

想像暗示：活躍子宮大小血管細胞，清洗、稀釋子宮大小血管血液，加速微循環流量，清除血內病毒、毒素，清除子宮大小血管內垃圾、脂肪。

站立發聲：咦——唏——微——哈！

太極內外養生法之周身篇，以仰臥式為佳。原來的方法是邊自我暗示，邊以左右掌上下自然輕摩，在任脈從天突穴往下至曲骨穴，左右互換。此法為京城太極大師楊禹廷親傳，他自42歲運用此法，每晚在入睡前輕摩胸腹200次，至96歲壽終，不曾生過大病，五臟六腑通暢，舒服，從無瘀阻病患。恩師傳授後，我習練有20餘載，感覺臟腑通暢無瘀無阻，無便秘不暢之患，也未患過大疾大災，身心健康。

筆者在實踐中加以改進，不單單是在胸腹間做輕摩，而是從周身上下分部位逐一輕摩。

六陽六陰經絡的內外養生法

從傳統中醫學的角度審視，保健養生都很重視經絡養生。人的十二條經脈為六陰六陽經絡。從腳到頂，從頂到腳六陰六陽經絡貫通全身；經通絡活，不瘀不阻；絡活經通，疾病何有？

操作方法：仰臥，雙掌輪流從上至下輕摩胸腹，站立式要特別注意，如遇到陽光充足，則要隱於樹葉後進行。

站立發聲：咦——唏——微——哈！

筋骨的內外養生法

俗話說筋骨壯身體棒。因此，我們要注意筋骨的鍛練，如何鍛練筋骨呢？伸筋撥骨。鍛鍊的同時，要注意休息，防止疲勞的產生。筋和肉可以相配，許多肌纖維組成一個肌束，多塊肌束組成一塊肌肉。而筋骨是習慣叫法。肌肉中，筋無處不在。骨稱骨骼，十分堅硬，在人體中起到支撐身體，

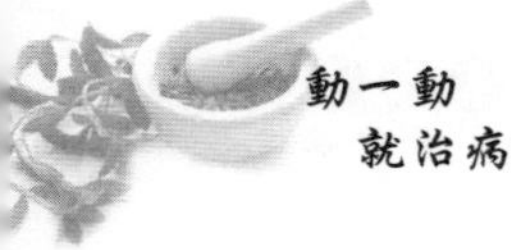

保護內臟免遭外界傷害的作用。

飲食方略：飲食方面要多食用大豆（黃豆），以防老年患者骨質疏鬆症。大豆的蛋白質能增加骨的密度，增進骨骼健壯。食用大豆時，還要選食一些對骨骼有益的食品。痛風、腎臟患者要少食或不食大豆。患乳癌正在治療者，也要少食或不食大豆。男孩在成長中也要少食大豆，恐長大影響生殖能力。

操作方法：仰臥，雙手自上而下輕摩胸腹。

腰椎的內外養生法

腰椎養護有講究。腰為人體活動之主宰。腰和脊柱健康，人就行動靈活、敏捷。腰有疾患，令人痛苦不堪，故應加倍愛護和鍛煉腰與脊椎等部位。

基本操作：①墊腰法——仰臥，心神意氣平和，安安靜靜仰臥在床（最佳為硬床，軟床效果欠佳），腰下墊一個大約一拳高的小枕頭，以舒適為宜，立拳或平拳，靜臥即可，時間個人把握，不得低於10分鐘，每日多次。②收腰法——平臥，雙臂上伸，雙膝屈起，緊收腰部關節。腰部微起，往上節節緊收脊椎至大椎穴。然後雙腿恢復原狀，手腳盡伸對拔拉長。可根據本人體力反覆做36次。或仰臥式做仰泳雙腿收回的動作，以養護腰脊柱。

輕摩腰椎內外養生法——雙人互摩

奇經八脈的督脈，從後背走向起於會陰、長強穴，上經下椎、腰陽關、命門、脊中、靈台、身柱，經大椎至啞門、風府、後頂、上百會穴，上下一條線。曾遇一位醫生，他給患者針灸後，均以手從長頸至大椎按摩，以舒鬆周身筋骨通暢氣血營衛，是上乘的保健療法之一。

操作方法：①取坐位，協助者取站位，以左手於胸前輕扶對方左肩，右手從對方長強始而上至頸椎按摩，36次為好，收治時，手掌畫圓圈而上，似金龍盤柱，最後輕拍肩背。②俯臥姿——行動不便者或因病久臥床者可取俯臥姿。操作方法相同，但一定要輕摩，「輕則補，重則滯」。

單人腰椎養生法——伸延腰椎

站立，腳開兩肩寬，不可往後坐臀，不可貓腰，背呈平直形，向前彎成

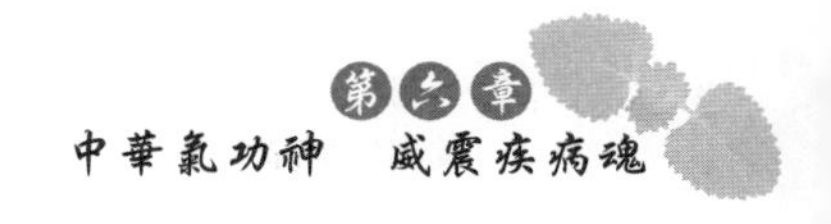

90°直角。兩臂平伸，向前左右搖拔脊椎關節（從腰部至大椎，節節前按貫串）。本法室外空氣新鮮的樹林中是最佳的鍛鍊場地。

護養腰、椎、腎的內外養生法

在公園選一安靜的小樹林或松樹、側柏叢中，約2~3米遠，背向陽，遮陽站好，兩腳一肩寬，轉胯回身可看見身後的樹木，注意空腰轉胯，兩眼平視，遠望樹林，近視松樹，深呼吸。注意習練時要放鬆，要盡可能鬆胯，最好能正面看到身後的松樹。

腳趾的內外養生法

一雙腳，對於我們人類來說太重要了。人生一世不停地站立、行走，是腳底下的功能和功勞。又有「人老先從腳下老」的說法，因為腳在人的一生中過於勞累，所以每個人都必須重視、注意腳部保健。足保健關係到周身上下肢體以及臟腑的總體健康，從中醫醫理辨證全身十二經絡，足有三陰三陽經：足少陽膽經（4趾）、足太陽膀胱經（小趾）、足陽明胃經（2趾）、足少陰腎經（湧泉）、足太陰脾經（大趾）、足厥陰肝經（大趾）；奇經八脈：陰蹺脈、陽蹺脈、陰維脈、陽維脈等均始於足下，上行至頭部。

從以上中醫常識中，我們可以知道，健康應從足下始，習武亦應從足下的築基功開始。那麼，如何防止足衰老呢？注意雙足經常處於放鬆狀態，十個腳趾，每個趾關節都應鬆開，且節節放鬆。坐姿或走路，雙足要平鬆落地。自己盡力活動腳趾，在鞋裏亦要隨時不斷活動腳趾。晚間以溫熱水泡腳，然後以手幫助活動腳趾。這其中，橫向旋捏為最佳。

具體做法是：坐姿，以手大指和二指扭轉腳趾，從大趾到小趾逐個扭轉，左右互換。經常旋捏腳趾，使三陰三陽經脈，通順舒暢，有不言之妙。

腿部的內外養生法

仰臥於床，雙腿左右擺開，上提膝至極限，再向下蹬踹，並迅速使雙腳腳心相對。然後，速上提膝到極限，再向下蹬踹。一組往返9次，體力好可做四組，36次。

此法，強壯左右大腿，使得左右胯、腰、脊椎等部位得到極好的鍛鍊。

腳踝的內外養生法

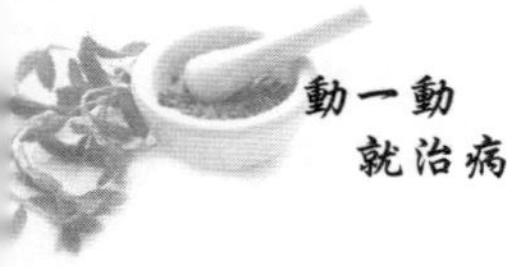

由於上下樓、路遇小坑小窪等原因，有許多朋友因為不留神而扭了腳。扭腳後，腳踝腫痛無法走路，一兩個星期才能康復，頭兩天甚至有的生活不能自理。左右搖轉腳踝可幫助預防扭腳。當然，這個方法最好能在早晨起床的時候做。

具體方法：①上下活動腳踝，曲膝將雙腳抬起，兩腳上下活動，但小腿不動為佳；②左右搖轉腳踝，上下活動腳踝後，兩腳左右搖動轉踝，左轉變右轉。

注意小腿不要跟著轉，開始時單轉腳踝困難，熟練後腳踝可轉動自如。練活動腳踝之前，先長長地伸個「懶腰」，意在將休息一夜的筋骨舒鬆開，周身有一種不可言狀的舒服感。

膝部的內外養生法

膝對於人類甚為重要，一定要善待。如何善待呢？經常揉膝輕輕拍打，在雙膝抹點舒筋活血的中藥藥酒會感覺舒適。冬季注意保暖，運動時，勿使膝過於勞累，隨時坐下休息，使雙膝的勞累得到緩解。在公園常見，有人練拳曲膝過腳尖，膝過於負重，對膝的保健欠妥。曲膝動作，以不負重為好，腳與頭頂處於垂直線，以腳負重減輕膝的負擔。

周身關節有病患，以膝最為麻煩，護膝、養膝不當，有可能患關節炎、類風濕、風濕性關節炎甚至危及心臟。民間保膝、護膝、愛膝、養膝的妙法不少，現介紹以下兩法：

①揉膝——兩腳平行併攏，曲膝成為下蹲式，雙手輕放於左右膝之上，順逆時針左轉右轉互換揉動，次數多少不限。最好起床後稍適活動，即進行揉膝運動，然後行走、運動，雙腿極為輕鬆。

②活動膝後折窩——足三陰三陽經脈均從膝經過貫串全身。膝後折窩有委中穴和委陽穴，足太陽膀胱經從以上兩穴通過。活動折窩有舒通經脈、氣血營衛、防滯阻瘀之作用，久練有抑制和預防腿癱之功效。方法：在公園尋方形有稜角的座椅，將單腿搭實，上下輕鬆擺動，以刺激委中、委陽二穴及折窩的經脈、血管、氣道，圓形橫槓效果次之。左右腿互換。在家中可倒坐在直形靠背椅上，單腿或雙腿搭於椅背，雙腿上下擺動，用手輕扶以保安

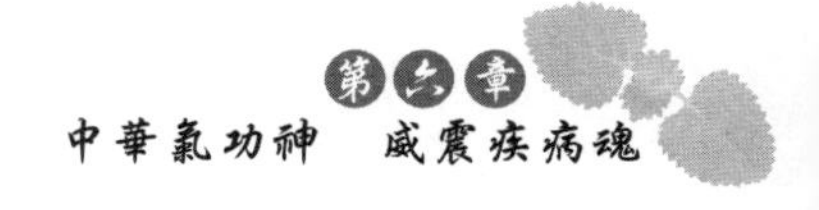

全。如果有患者臥床，請家人用手握捏膝後折窩，效果相同。

旋捏手指內外養生法

手指28個小關節，節節活動——常旋捏也是太極拳手指鬆柔法的內容之一。旋捏大指通暢肺經，旋捏食指通暢大腸經，旋捏中指通暢心包經，旋捏無名指通暢三焦經，旋捏小指通暢心經和小腸經。有空閒時間想起來就旋捏，次數越多越好！

操作方法一：右大指、食指、中指等三個手指相對，捏住左手一個手指的小關節，橫向旋捏。因為人類手指豎向張合從幼時就會，成人後已成習慣，而手指不會橫向旋轉，它的功能漸漸減退，手的三陰、三陽經絡不暢順，易引起手指不健康，進而影響人的整體健康。這時雙手要互助，左手旋捏右手手指，右手旋捏左手手指，從大指到小指逐一旋捏，以旋捏關節部位為佳。

操作方法二：動手指的方法很多。每早醒來伸罷懶腰要緊握雙拳、鬆開；緊握、放開數次，使休息一夜的兩掌充血熱脹，解除關節僵緊，手功能恢復正常。還有兩個方法：①拉捏法——以大指和食指操作，從大指始逐指拉捏消除指勞累。左右手互換，操作時除捏拉，也可以加上掀拉捏法。②旋捏法——左右手互換，兩手大指和食指操作，從大指逐個扭轉，旋捏，被旋捏的手指上下半圓為度，每天旋捏數次。旋捏手指以防止因勞動過度手指變形。

特別說明：手指旋捏保健養生，要經常做，想起來就做，看電視、乘車、走路、乘船、飛機上隨時可做，不佔時間，不用場地。伸手便是自娛自樂，自保康泰。可以說，手指旋捏是21世紀人類健康的方便「速食」。

搓手背的內外養生法

人之手背經常勞作，日曬時間長，人們往往忘記維護。手是人的第二張臉，手背表皮老縐不雅觀。要經常搓摩，有益手背縐皮舒展，恢復以往彈性、細膩、柔潤。

操作方法：左右手互相搓摩，從食指向小指根部，往返數次，閒時想起來多搓摩。

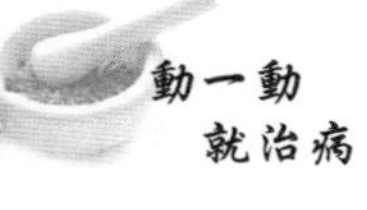

放鬆小指的內外養生法

放鬆小指，是深研傳統太極拳的基本功夫。太極拳深研者，均可用此法來進行印證。小指是手少陰心經和手太陽小腸經一陰一陽兩條經的起始點。經常放鬆小指通暢心、小腸陰陽二經，胸腹有通暢感，臟腑營衛不瘀不阻，氣通精神爽。

操作方法：經常想著放鬆小指——行、動、走、臥、辦公、休息不忘放鬆小指。這個方法是少生病、延緩衰老的妙法。

特別說明：筆者將放鬆小指，視為中華民族獻給人類的簡易練法。放鬆小指是心理營養，輕旋小指，可以說是行為營養法。（祝大彤）

古今益視操

益視操是以目珠運動與按摩相結合的一種體操。具有保護眼睛視力的功效。對視力減弱、目睛不明、視物昏花諸症有一定治療作用。多用於近視、遠視、散光的防治。此外，弱視、色盲、青盲、雀目症等，也可用此操進行經常性的鍛鍊。

古代益視操，有怒目、瞪目、虎視、張眸、轉睛等眼部運動。如馬王堆《導引圖》所示，也有通過軀體運動達到明目的。如《諸病源候論・目暗不明候》導引法：「以兩手舉足五趾，低頭自極，則五臟氣偏至，主治耳不聞人語聲，目不明，久為之，則會發白復黑。」大意是說：用兩手按摩雙腳足趾，盡量往下低頭，則五臟氣血充盈，可以治療耳聾、眼花、視物不清，堅持此法，日久可使白髮變黑。

以下是具體做法：

（1）靜坐按摩：每日睡醒起身時，端坐，眼睛輕閉，調和氣息，使眼部放鬆。雙手食指微彎曲，大拇指抵住兩側太陽穴，其餘3指呈握拳狀。用微彎曲的食指上側緣，從內眼角沿上眼眶向外眼角按摩21次，閉眼片刻，忽然大睜。重複做三遍。

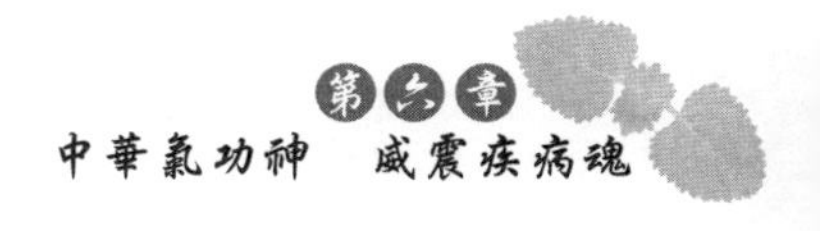

（2）摩目兩眥：端坐或站立均可，眼輕閉，兩中指端互相摩擦發熱後，先在內眼角處旋轉按摩七次。然後沿眼眶轉三圈，再於外眼角處按摩七次，沿眼眶轉三圈。各重複做七遍。

（3）左右虎視：端坐，兩手分別置於大腿上，或站立，兩手互握，放於腹部。回頭盡量向左後方看，至頭頸不能再轉為止。然後自左向右旋轉，盡量向右後方看。如此重複做14次。注意轉動要慢，動作輕柔舒鬆，身體保持不動。

（4）運睛：站立，兩腳分開略寬於肩，雙手叉腰，頭稍仰，瞪大雙眼，盡量使眼球向外突出。然後頭部保持不動，使眼球轉動，先向左轉動七次，再向右轉動七次，最後自上而下轉動七次。重複做三遍。這一節最好在清晨有樹木的地方做，可看到周圍的綠色，使眼睛更加感到舒適。

以上方法簡單易做，費時不多，倘能持之以恆，定有收益，尤其對老年人，可以推遲眼的老化，防止視力衰退。

現代益視操，是綜合了古代之所長，並加上穴位按摩，具體方法如下：

（1）起勢：身體蹲下，兩手著地，瞪目虎視，右顧左盼15~30次，然後張目轉睛起立。

（2）按摩：①揉天應穴，以左右大拇指指腹輕輕揉按左右眉頭下的上眶角處。②擠按睛明穴，以右手大拇指與食指擠按鼻根，先向下按，然後向上擠。③揉四白穴，先以左右食指與中指併攏，放在鼻翼兩側，大拇指支撐在下齶骨凹陷處，中指、無名指和小指屈起，由食指在面頰中央部（即眼睛下緣正中直下一橫指處）揉按。④按太陽穴，並輪刮眼眶。屈起四指，用左右大拇指腹按太陽穴，以左右食指第二節內側面輕刮眼眶一周，先上後下（即按內上、外上、外下、內下的方向運轉），使眼睛的一些穴位，如攢竹、魚腰、絲竹空、瞳子髎、承泣等穴都受到按摩。

每天做1~2遍，每種按摩手法做20~30次。眼保健按摩療法是保護視力、預防近視眼病的一種自我按摩療法。它通過對眼部周圍等穴位的按摩，產生疏通經絡、調和氣血，消除眼肌疲勞等效應，以達到保護視力和預防近視的目的。

（蕭國士　馮國湘）

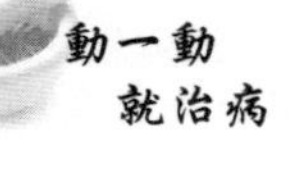

手按膝部靜坐法

大道至簡。至簡之法卻可能蘊含著至深之理。

我自幼體弱多病，且屢受傷損，青年時期即患嚴重胃腸病，並曾患肺病吐血。雖自服中藥獲得效益，但病能痊癒實賴練習氣功（主要是手按膝部靜坐法，並結合其他動功），才得到驚人效果。現在我已年逾八旬，不但保持一般健康水準，且尚能繼續在醫院擔任診療工作。下面是我長年奉行的手按膝部靜坐法的實踐經驗和體會。

靜坐可以使人散亂的心念逐步歸於清定，心定則氣和，氣和則血順，不但能袪病強身，而且可以祛除主觀迷妄，獲得安樂。

靜坐法除了上身應保持自然端正外，兩腿、兩手的放法各有不同。一般可分為平坐式及盤坐式。盤坐式又分為自然盤腿坐、單盤腿坐和雙盤腿坐幾種。至於兩手的放法更有多種，一般是將兩手仰掌，左掌安放於右掌上面（或右掌安放在左掌上面），兩拇指頭相拄，放在腹前臍下；或兩手合掌胸前，手指、手掌對應合攏；或用兩手結成手印等。有的平坐式是將兩手掌平放兩大腿上。

平坐式也稱自然坐功，使身體端正穩坐在凳上，兩腿自然分開，與肩同寬，膝關節彎曲成90°，兩腳平行著地，腳底踏平。

古代手按膝部的靜坐法

（1）南北朝時《曇鸞法師服氣法》中說：「初，寬坐，伸兩手置膝上，解衣帶，放縱肢體……」

（2）唐代大醫學家孫思邈在《千金要方·道林養性第二》中說：「每旦初起，面向東，展兩手於膝上，心眼觀氣，上入頂，下達湧泉，旦旦如此，名目迎氣……」

（3）中國最大的石佛像是四川樂山大佛，也是世界上最大的一尊彌勒佛坐像，通高71公尺，鑿建在樂山市凌雲山棲鸞峰峭壁臨江處。這尊佛像是平坐（危坐）像，兩手按於兩膝，與其他盤坐佛像不同。

由上所舉，可見中國自古以來就有手按膝部的靜坐法。

手按膝部靜坐法的功效和意義

（1）有利於上下相通，陰陽平衡

上下相通，高下相須，是自然界和人體運動的一般規律。中醫學認為，人體必須保持陰陽相對平衡，即所謂「陰平陽秘，精神乃治」。人體上身屬陽，下身屬陰，並由於心臟在人體上部胸中之故，血液運行以上身較為旺盛。因此，上身常較下身溫暖。手按膝部靜坐法可使上身陽熱之氣經膝部溫通於下，改善下肢血液運行，避免「上熱下寒」、「上盛下虛」，陰陽失於平衡的病症。同時因膝部是下肢的大關節，膝部得到溫熱之氣，可增強腿膝功能，防止腿膝疼痛無力等症，實為保健祛病的良法。

（2）有利於「心腎相交」

心火下降，下交於腎，腎水上升，上達於心，謂之「心腎相交」和「水火既濟」。這是醫療和氣功鍛鍊的重要原則。手按膝部靜坐法，可藉手心勞宮穴（心包經穴位）之熱氣，使膝部經脈溫通，達於足部湧泉穴（腎經穴位），並因調息、調心以激發和促進腎臟功能，促使腎水上升，而達「心腎相交」、「水火既濟」，以維持身體的陰陽平衡。

（3）舒適方便，老少皆宜

這種平坐法，皆便於保持上身鬆靜端正，並可使四肢舒展自然，且在現今一些人備有沙發的條件下，只要高低適宜，在沙發上靜坐，既方便，也舒適，無礙於全身氣血運行。不論少壯老弱，皆甚適宜，便於推廣普及。

超覺靜思法

大腦好，心情就好，感覺就好，一切都好。要保持一顆高品質的大腦，就要經常給大腦開開「小灶」——做一做超覺靜思法。

超覺靜思對健腦強神，具有重大作用，是傑出人才成功的秘訣。端正姿勢，調整呼吸，閉目安神，內視自己，控制感覺，把意識集中於一點，進入萬念皆空的境界。這就是超覺靜思。

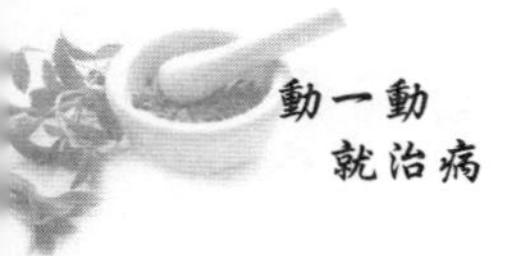

超覺靜思是與人類的文明同生並存的，它是人類控制自己最強大的武器。集中精力本來是幾乎不可能的事，但是超覺靜思這個最理想的精神控制法使我們具有這種能力，從而能夠最有效地使用大腦。

超覺靜思法使人心平氣和，頭腦清楚，從而使平時不能解決的難題得到解決，提出平時連想都沒想過的好主意。有時還會出現準確無誤的直覺，超人的能力，以及產生靈感。

超覺靜思法要點

超覺靜思法分為三個階段，共需3分鐘時間。這個階段是：靜坐；調整呼吸（調息）；默念關鍵字。

靜坐

超覺靜思法的基本姿勢是坐，稱之為靜坐。即安安靜靜、穩穩當當地端莊而坐。

（1）正坐

下肢：兩腿彎曲，大腿和小腿完全重合，兩腳在腳掌心交叉（右腳在下，左腳在上，放在右腳的腳掌心處）。身體不方便的人，也可以只做到兩腳大拇指根部重合的程度。兩膝自然分開，間隔為男子兩拳，女子一拳。

上身：最重要的是脊樑要直，腰要完全固定不動，伸背挺腰。

頸部：不要用力，下頜稍微內收，面向正前方。仰面或低頭都不正確。

上肢：從兩肩沿體側自然下垂，雙肘稍彎曲，兩手掌輕放在大腿的中央位置，手指併攏，手腕放鬆，腋下可放入一個雞蛋。雙手的這種放法是超覺靜思的預備階段——調整呼吸（調息）時的姿勢。

（2）穩坐

盤腿而坐。首先使左腿彎曲，腳尖的一半輕輕插入右邊大腿的下邊，接著再使右腿彎曲，插入左腿腿肚子的下邊。為了使上身能夠保持正直，可以坐在一個厚坐墊上。上身和頸部的姿勢與正坐時完全相同，穩坐時，左右兩腿不論哪條腿在前面都可以。

（3）椅坐即坐在椅子上

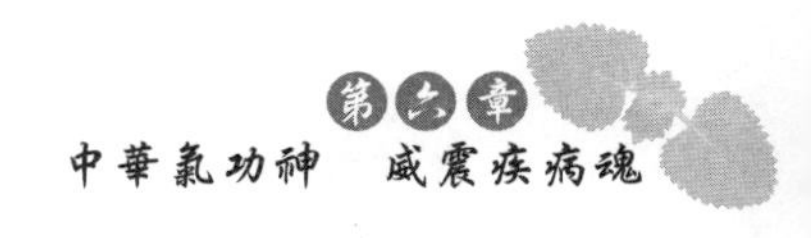

在公司、辦公室、教室或者考場，想集中精神時，要坐在椅子上進入超覺靜思。腰部要稍稍下沉，兩膝收攏（但不必緊緊並齊，雙膝膝蓋自然分開），小腿盡可能垂直，雙腳腳掌要貼緊地板，上身、頸部和正坐時完全相同。

現代人一般多採用正統的靜坐方法。

調整呼吸

靜坐好之後，開始「調息」，就是調整氣息的呼吸方法。

為什麼調整呼吸就能夠使精神集中呢？

我們的內臟，不管是心臟、肝臟、腎臟還是腸胃，其活動和自己的意志無關。這些內臟器官，都是在自主神經的支配下活動的。即使在睡著了的時候，它們仍然不停地繼續工作，我們的意志是無法控制它們的。只有一個例外，就是呼吸運動。唯獨呼吸具有兩重性，它既可以在無意識時自己繼續進行，又可以根據我們的意志或快、或慢。

這是由於呼吸在接受自律神經支配的同時，也接受大腦中樞的支配。它具有接受雙重支配的特殊性。這一點，也正是通過調息能夠使精神集中的最重要因素。因為通過調整呼吸，也就調整了自主神經，進而能夠調整大腦和全身。

（1）雙目微合為了迴避外界的影響，保持心靜，需要安詳地、自然地微合雙目。因為如果睜開雙目，就會受外界干擾；緊閉雙目，又會使內心妄念橫生。為了蕩滌雜念，採取似閉非閉，似睜非睜的做法。

（2）腹式呼吸平時呼吸是通過胸腔的擴張與收縮來進行的。此外，我們還能有意識地使橫膈膜上下運動來做深呼吸。橫膈膜是把胸腔與腹腔分隔開的膜，我們可以有意識地使它做非常有力的上下運動。當我們盡力使它不下沉時，胸腔便會最大限度地擴展，這時大大超過平時的呼吸量，這就是腹式呼吸。

調息用的就是這種腹式呼吸法。

盡量慢慢地鼓肚子，深深地吸一口氣，接著再慢慢地癟肚子，把氣吐出來。這樣反覆進行，呼吸的次數應盡量減少。開始時，一分鐘做十幾次，逐

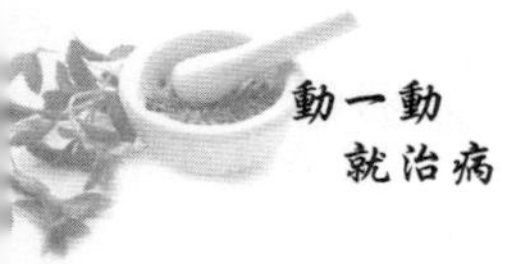

漸地減少到7~8次。習慣以後，減少到一分鐘5~6次。

（3）數息法：數息法，就是默默地計算自己呼吸的次數。

具體做法是：只計呼氣次數，不發出聲音，在心中默念。這樣，就會把意識集中到數息上去。如果中途把數字忘記了，那就重新從1數起。初學者若能數到100左右，則說明精神已經相當集中了，這時一切雜念也消失了。這種在心中默記次數的心理上的操作對於排除其他雜念，是最有效的超覺靜思法。

超覺靜思的精髓，在數息之中。因為數息能使腹式深呼吸這一生理現象和專心記數這種心理功能直接結合，使心與身統一起來，使精神活動與肉體活動一致起來。換言之，這時自然的生理、心理的生物節律完全平衡。心是萬念俱空，腦則像晴空一樣得清澈明快。

在時間上，沒有規定。如果精神不能集中，那就一直做到集中為止，多長時間都可以。如果很快即使只做了幾十秒鐘的「調息」，也可以馬上開始超覺靜思。我們建議拿出約二分鐘來單做調息，然後再進入超覺靜思階段。

使精神集中的關鍵

從調息轉移到此時，要繼續照原樣靜靜地做腹式呼吸，只是不要計算自己呼吸的次數，成為無意識的腹式呼吸。這時的腹式呼吸應當比前面做得稍淺，稍輕。

做調息時，雙手是輕輕放在腿上的。現在雙手在體前正中央處搭在一起，右手在下，左手在上。右手拇指指甲頂在左手拇指指肚上部。

在精神集中、意識單純的時候，念誦對達到目的可以產生爆發力（如：「我要健康」、「我要成功」等）。用集中起來的精神，把所要解決的重大問題深深刻入清晰如鏡的頭腦中去。

念誦不要出聲，而要在心中慢慢地反覆默念。或用聽不到的小聲念誦，悄悄地說給自己聽。大約持續一分鐘，再輕輕睜開雙眼，結束超覺靜思。

超覺靜思法可以集中精神，改善腦的功能，提高工作、學習效果。時間安排在夜間睡覺前和早晨起床後可能比較好，效果也顯著；或者安排在開始

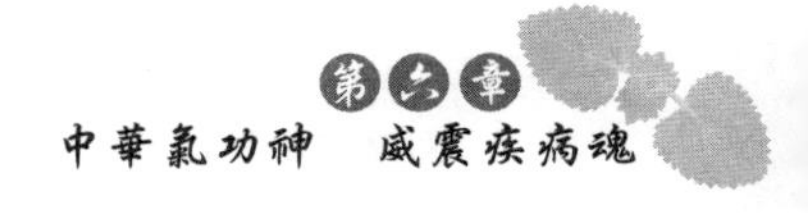

工作、學習之前，也可以。

我們相信，對於自己的頭腦的清晰、理解能力和集中精力的進步，是會使你感到驚訝的。

（張湯敏）

嶗山道家益壽法

益壽之人，宜善於保養精力，使精壯而形體健；還須善於保存氣力，益氣而養心神，善為之，必益於壽。平日要精不妄耗，使身安而養精；氣不妄洩，使性和而養氣；神不妄散，使心平而養神，長壽自在其中矣。

養壽之人，要善於內養元精藏於內，內養元氣聚於內，內養心神靜於內。內養則臟腑不弱，外養則形體不衰，善行其道，必有延壽之樂。

點穴益壽法

點穴之法，益在通經活絡，順氣和血，安五臟而和六腑，強筋骨而壯肌膚，乃益壽要術。

方法一：

清晨，面向東方，站立位，挺胸收腹。兩足分開同肩寬，目正視前方。雙手無名、小指屈曲，指腹置於內勞宮穴部位，拇指屈曲，指腹置於無名指、小指指甲之上。食、中指伸直，手掌心向前。

注意力集中於腎經、膽經之會穴長強，以鼻徐徐吸氣，雙臂上抬屈曲成90°。用注意力引導氣機沿經路上升至百會，交接任脈經路，連於上臂而氣貫中指，以口緩緩呼氣，繼之，以鼻徐徐吸氣，雙臂肘外展，平行於膻中穴部位，距胸四寸許；雙手中指相對，閉氣，置於期門穴部位，以口緩緩呼氣，自然收回。反覆做1~3次。

效用：督脈行於脊中上貫於腦；任脈行於腹中線內，貫通上、中、下三丹田。二脈總匯人體陰陽二氣，故道家養生要術在於通調任督二脈，此點穴之法，可聚督陽之氣，通任督二脈，習之日久，乃見益壽之功。

方法二：

中午，站立位，面向東方，雙足分開同肩寬，挺胸收腹，目微閉，雙手無名指、小指屈曲，指腹置於內勞宮穴，拇指屈曲，指腹置於無名指、小指指甲之上，中指伸直，食指屈曲，指腹置於中指本節之上。

將注意力傾注於小腸經、三焦經、胃經、任脈之會穴，即胃之募穴中脘。以鼻徐徐吸氣，左臂肘屈曲，肘上舉，臂膊相疊，中指腹向肩背部點於小腸經、三焦經、大腸經、膀胱經、膽經、胃經、督脈之會穴大椎，閉氣，以口緩緩呼氣，中指腹順時針方向旋揉3~5轉，自然收回。反覆做1~3次。

精神似有似無地注意中脘穴，以鼻徐徐吸氣，右手指腹點於大椎穴，閉氣，以口緩緩呼氣，中指腹逆時針方向旋揉3~5轉，自然收回。反覆做1~3次。

效用：胃乃水穀之海，運胃之募穴中脘之氣，可補益生命的化源。點人身上下六陽之氣，可通六腑傳化，使機體吐故納新得以暢達，生機旺盛而益人壽命。

方法三：

夜晚，仰臥位，目微閉，雙足自然平伸，微微向左右分開。雙手無名指、小指屈曲，指腹置於內勞宮穴位，拇指屈曲，指腹置於無名指、小指指甲之上，中指伸直。注意力關照於任、督、沖脈所起之穴會陰。左手中指腹點於膀胱經、督脈之會穴神庭，右手中指腹點於陰維、任脈之會穴廉泉，以鼻徐徐吸氣，閉氣，以口緩緩呼氣。自然收功。反覆做3~5次。

效用：人身脈絡流注於諸陰者，任脈為之總匯，故曰：「陰脈之海」。運任脈之氣，以通貫周身津血。點膀胱經、督脈之會穴神庭穴，生陽氣而益腦，生津液而滋關竅，多有生益補養之功；點陰維脈、任脈之會穴廉泉穴，生津液而利肺，和陰脈而潤咽喉，亦有益壽之效。

點穴長壽法

道家養生之道，源於養煉精氣神，始於開合氣機暢通氣血。故行氣求順，乃養肺和；練氣求充，乃益心力；養氣求盈，乃利脾運；運氣求化，乃

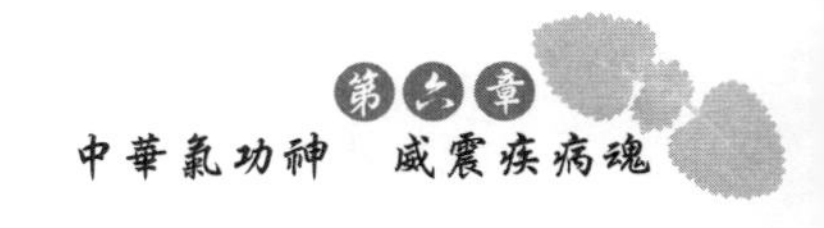

強肝疏；養精求壯，乃固腎本。運氣於指點於穴，可滋肌潤膚、順氣和血、舒筋堅骨、通經活絡，長壽之法，法本此理。

方法一：

清晨，面向東方，站立位，目微閉，雙足分開同肩寬，挺胸收腹。雙手相抱，左手在外，右手在內，拇指尖置於內勞宮穴部位，雙手置於關元穴部位。雙手無名指、小指屈曲，指腹置於內勞宮穴部位，拇指屈曲，指腹置於無名指、小指甲之上。

食指屈曲，指腹置於中指本節，中指伸直。左手中指點於五臟之會穴章門，右手中指點於六腑之會穴中脘。

注意力、關照力，關照於氣海穴，以鼻徐徐吸氣，引導內氣沿任脈上升，沿臂達於中指，閉氣，以口緩緩呼氣，中指腹微微用力點於章門、中脘穴，自然收回。反覆做3~5次。

意注於丹田內氣海穴，有昇華元氣之功，點按五臟之會穴章門、六腑之會穴中脘，利於臟腑協調，益於氣血輸布。故習練有方，可收延年之益。

方法二：

中午，面向南方，站立位，雙足分開同肩寬，目微閉。雙手無名指、小指屈曲，指腹置於內勞宮穴部位，拇指屈曲，指腹置於無名指、小指指甲之上，食、中指伸直，雙手臂自然下垂，手掌心向內。

注意力關照於督脈之命門穴、脊中穴、身柱穴，以鼻徐徐吸氣。雙手掌指上提至大包穴部位，掌指外展，左右中指用力向東、西方向伸出。用注意力引導吸氣沿督脈經絡上升至脊中穴，沿臂外側，達於中指。閉氣，以口緩緩呼氣，再輕閉氣，雙臂收回至大包穴部位，身體轉向面東，以鼻徐徐吸氣，注意力導引吸氣自脊中穴上升至身柱穴，閉氣。以口緩緩呼氣，雙掌指用力向南、北方向伸出，自然收回。反覆做1~3次。

效用：此法運督脈陽海之氣，可和肝、心、脾、肺、腎臟腑之氣，可利經絡流注，益氣血運行。點穴之法，在於通經絡、養臟腑、調氣血，以滋脈髓。脈髓通利，年壽可昌。

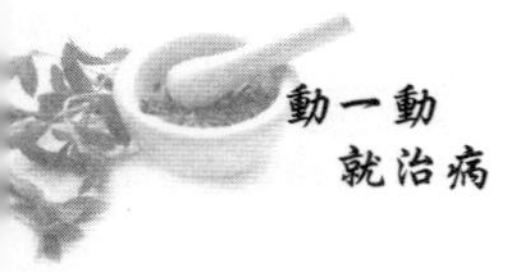

點穴補益法

夜晚，仰臥位，雙足自然向左右分開，目微閉，雙手無名指、小指屈曲，指腹置於內勞宮穴部位。拇指屈曲，指腹置於無名指、小指指甲之上。食指屈曲，指腹置於中指本節之上，中指伸直。

注意力關照於氣之會穴膻中，以鼻徐徐吸氣，左手中指點於腎經、沖脈之會穴氣海，右手中指點於脾經、肝經、陰維之會穴府舍，注意力引導吸氣下降至六腑之會穴中脘、小腸經之募穴、亦脾經、肝經、腎經、任脈之會穴關元。以口緩緩呼氣，雙手中指順時針方向旋揉12轉，自然收回。反覆做3~5次。

效用：此法運氣於氣之會穴膻中，行氣於「水穀之海」中脘，以通達於小腸經募穴關元，令氣暢血榮，臟腑受氣血之滋潤，生機昌盛。此法又運氣於腎之氣穴，可固精而馭精神；氣通於脾之府舍，以健脾而養形體，持之以恆，可生年壽之樂。

前輩武術養生家指出，實點練氣，氣貫身；實點練力，力溶入。內剛外柔，發力氣；內聚外散，精氣神。此中機理是古代醫學家之精到處。人的注意力的轉移能導引氣血運行，氣到力到，力到精到。點穴之妙，妙在導引經絡氣血的運行，尤妙在點招。點招之妙，妙在穴道。此中奧妙，願與諸多養生愛好者共同發揚。

（朱鶴亭）

吐納香津養生益壽術

吐納行氣是中國傳統養生益壽的基本方法，如能經常堅持鍛鍊，可以有效地調節和促進人體氣血運行，疏通經絡，促進元氣生化。內而五臟六腑，外而四肢百骸，都可隨著呼吸和氣血周流的旺盛，加強新陳代謝功能，使「正氣存內，邪不可犯」，從而達到延緩衰老、促進身心健康的目的。

吐納行氣貴在周行流暢，切記不可憋氣和斷氣。憋氣，是無力深長呼吸而強力納氣，致使氣流滯塞；斷氣，是呼吸氣短不能接續，致使氣流停止。

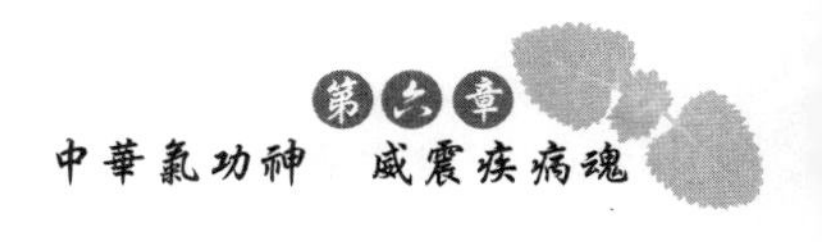

正確的練法是呼吸隨著行氣次數的增加，加大吸吐量，勿令氣斷，使呼吸深長而有節奏。

吐納行氣分五個鍛鍊程序，即一吞津，二行氣，三站樁，四開合，五收式。

吞津——舌旁之水是活水

中醫學認為，舌旁之水是活水。明《內經知要》注云：「氣是添年藥，津為練命芝，氣為水母，水為命根，勤而行之，可以長生。」意思是說氣是增壽的良藥，津是續命的靈芝，吞津行氣經常不懈，就會健康長壽，養生延年。

吞津鍛鍊的姿勢以站位為準，兩足分開，與兩肩相隔寬度相等，似鬆非鬆，似直非直，頭向上頂，頦略下收，舌抵上顎，唇合齒扣，二目含神向前平視，兩手自然下垂，靜氣片刻。隨即左右兩手、臂、肘緩緩以掌由裏向外向前移動，逐漸掌心朝上，十指相對（中間留約一寸空隙），置於丹田部位。此時要求平心凝神靜氣，注意力在兩手掌中勞宮穴處。

略靜之後，隨之用舌在口內上下左右旋轉攪拌九次，津液自然生出。待津生出後用口盪狀如漱口，漱之有聲，含嘬三次後合併成一大口吞下，吞口䶑聲，用注意力隨任脈循行沿前身胸腹正中線下送丹田，然後注意力分散到兩掌勞宮穴處，共用口鼓盪漱津三大口。初練時津液少，或無津液，此時勿躁。如法練習，久久津液自生，香甜如甘露。

行氣——元氣是生命的動力

當吞津三大口畢，兩手掌隨腰、身、肩、臂、肘、腕的自然舒緩，同時向前舒展下俯。隨著吸氣，兩手掌相對上伸如捧物狀，超過頭頂，隨身略向後仰，眼神隨之凝視青天。待氣吸滿，兩手逐漸外轉，掌心向下手指朝前，如按物狀，緩緩俯身，氣流徐徐從鼻孔吐盡，目光俯視大地。在吸氣與吐氣之時逐漸由短而長，由淺而深，由快而慢，手身配合協調，做到完整一氣，氣不間斷停滯，吐納要求自然。

一吸一吐，一仰一俯要有節奏的緩緩進行，力求自然。切記不可憋氣和斷氣。

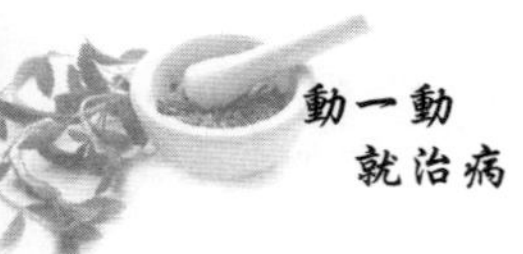

行氣分兩種練法，一種是陽息法，一種是陰息法。陽息法是開目有聲，屬於強壯功夫；陰息法是閉目無聲，屬於內養。陽息法適合在白天鍛鍊，陰息法適合在晚間鍛鍊。

行氣是以九次為一節，即一呼一吸為一息，一次是一息，逐漸以奇數增加，加至36次。待至九九八十一次時，呼吸深長，自然成序，在心神境界中，在體質魄力上，都會有所變化，樂在其中矣。唐代的醫藥學家、養生家孫思邈在他的名著《千金翼方》中說：「氣息得理，即百病不生，若調養失宜，則諸疴盡起。善養生者，須知調氣方法。」孫思邈的養生之道在於「調氣」，所以他雖年逾百歲，仍體力不衰，頭腦清楚。

站樁——站到周身輕靈

站樁，是深化行氣功夫的關鍵。此樁承行氣站立姿勢，兩手掌心向上，十指相對於丹田，二目垂簾，平心靜氣。隨即兩手掌外轉，虎口朝上，手指向前，左右緩緩分開，手心相對與肩相寬，凝神於兩手掌勞宮穴處，吸吐自然調勻，以自己的耳朵聽不到吸吐的聲音為度，進行深長勻細的呼吸吐納。一般以3~5分鐘為基點，逐漸延長時間，但最多不要超過90分鐘。站到周身輕靈，似與空間融為一體，有飄飄然欲仙之感時，是最佳的狀態。

開合——引導氣機暢達周身

當站樁未出現任何感覺時，可以用兩手掌心的勞宮穴開合引氣。開合引氣的方法是平心靜氣片刻，以鼻吸氣，兩手隨吸氣同時徐徐撐開，如拉膠皮筋狀，身體隨之略向後仰。然後以鼻吐氣，兩手隨吐氣徐徐內合，兩手間如有物阻之狀，身體隨之略向前俯，合之與肩相齊。鼻之呼吸，手之開合，身之俯仰，同步協同，注意力在兩手勞宮穴處。可引氣九次，一開一合，一吸一吐為一次。然後繼續站樁，自然感到周身氣機暢達，溫暖如春。

收式——此時津液最寶貴

收式的練法是二目合閉，以兩手左右斜向高抬，同時身形後仰用鼻吸氣，隨之掌心向下，指尖朝前，如按物狀下伸，氣隨之呼出。當氣吐盡，兩手掌相合捧扣在小腹，抱守丹田。稍停，兩手掌由內向上向外，吸氣；然後手掌由外向內向下，呼氣，呼吸節律同兩手掌動作協調進行。舌抵上齶未

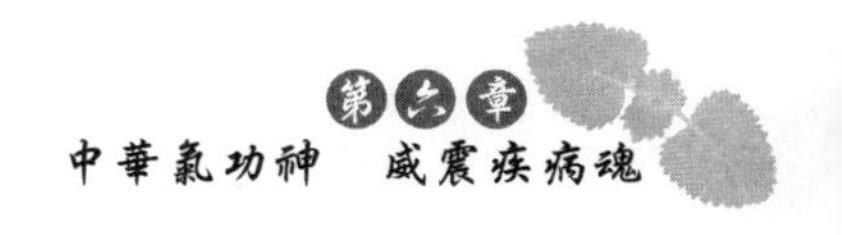

變，口中如有津液滋生儘管吞嚥。此時津液甚為寶貴，稱作「上池水」，吞之自然煉津化精。

以手牽著心　練氣巡視自身

唯有練過禪定的人，才能體會出這種身心相應的境界，那就是擺好一定的手勢，讓手牽著心去感受身體內部的時空，這是一種另類快樂。不單自己身心相應，時空、環境、過去、未來也全合一了，甚至感到時間全靜止了，人與空間的界線全沒有了，消失了。在這種心身狀態下，生命自我清理，自我修復的機制被全面啟動了。

寧神靜氣

雙手掌心向上，平置臍下，右手在上，左手在下，兩大拇指相融。

挺胸，收下齶，兩肩膀略向後，舌抵上齶，然後集中注意力，體驗上行之氣下降，下行之氣上升，二氣相互滋潤的感覺。

溫暖生命

雙手互疊，手心捂在肚臍處，然後體驗腹內冉冉升起股股熱氣。

當腹部被熱氣充滿後，進行深、慢、細、長的呼吸，如微風煽動爐火一樣，使腹更加熱。

如此，一次完全的吸氣，再一次完全的呼氣，配合對熱感的關注，一次又一次地呼吸循環，一吸氣入丹田，一呼氣從丹田而出。久之，人會感到整個世界唯有腹部熱氣隨著呼吸的開合鼓盪，漸漸地溫暖流遍全身。

振奮生命力

仰臥，雙手向足部盡量伸直。徐徐地吸滿了氣，同時慢慢起身，把腰彎到最低下，雙手去抓住腳的大拇指。閉氣3~8秒鐘，然後呼氣，身子往後躺下。如此重複此動作，共需練習八次。此法就是氣壓胸臍，使胸腹部充分吐故納新，使鬱結的經絡氣血重新暢通起來。

振奮氣血

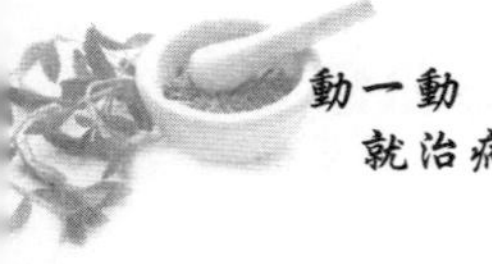
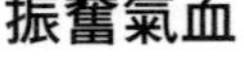

將雙手平伸，手心對手心摩擦生熱，右臂伸直，露出脅窩，用左手掌擊拍右脅窩。做三回。

然後，左手掌平伸，右手擦摩，擦摩及擊拍可以並用，甚至胸部也用擊拍法。如此沿著肩膀而下，至雙腳，甚至腳趾頭，全部按摩擊拍。

這個方法，是開解心脈及脅窩脈最好的方法。因脅窩脈一般氣不能至，是氣的死角，氣也不易到達腳趾頭，均要藉此擊拍之力而到達之，此法可癒心胸附近的毛病。有人比喻為「鳥拍翼膀」。

逆轉衰老

坐式或臥式，面向正東，雙手置兩乳間膻中穴前一寸處，鼻吸鼻呼，氣息在兩乳間與臍內之間上下往返，氣息振盪如風箱之般，使人體上下交通、心腎交通，具有鼓舞氣血生長，逆轉人體衰老之功。古人視此法為長生不老之術。

仰臥式或坐式，面向正北，雙手置中脘前一寸處，時間15分鐘，鼻吸鼻呼。氣息在胸腹之間振盪，注意胃部漸漸被濃濃的暖意充滿。此法對治療消化不良，培補脾胃生氣有良好效果。

康復疾病

（1）肝炎

站式或臥式，面向正東，雙手置於胃下部前六寸處，時間15分鐘，鼻吸口呼，注意手臂與胸腹之間氣息冷熱麻潮的感覺變化，讓病氣就這樣從體內溢出，在空氣新鮮、濕熱處練為宜。

（2）冠狀動脈硬化

坐式，面向正南，雙手分開置於胃前一尺呈抱球狀，注意感受胃與手臂間氣息的冷熱濕黏的變化，同樣地用這種注意力牽引病氣從身內溢出。

（3）胃病

站式，面向東北，雙手置中腹部前1.5寸處，鼻呼鼻吸，同樣注意感受胃與手臂手掌之間氣息的出入，在陽光充足的地方練好。

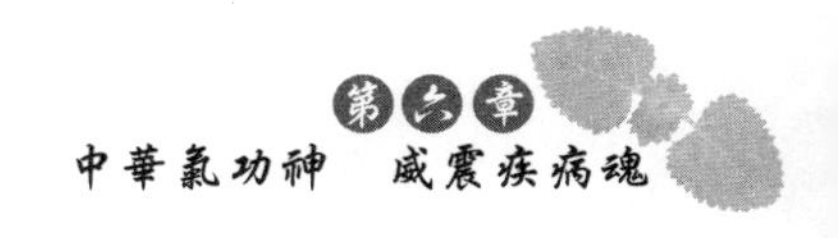

吞棗養生與打哈欠養生法

吞棗養生法

人常說，津常嚥，常嚥利於養生。唐代著名養生家孫思邈非常重視「嚥津養生」。中國醫學認為，聚津成精。吞津又名「赤龍攪海」——通過舌頭在口腔內的規律攪動，使唾液腺大量分泌唾液，然後緩緩分送下嚥。從而達到養腎陰，培補腎精的作用。長期練習，美容養顏，延年益壽。可是對於大多數人來說，此法不宜堅持。在此，給大家介紹一種更為方便實用的吞津養生方法。

在食用大棗時，將棗肉嚼碎嚥下後，不要將棗核馬上吐出。而是在口中用舌舔弄，待棗肉盡無時棗核仍留於口中，等到津液滿口時，慢慢送入腹中，愈久愈好。大棗可隨身攜帶，每當饑餓或者口渴時，就可以拿出食用2~3枚，不僅可以解饑止渴，長期堅持依然可以養陰保精，延年益壽。

但是必須注意，最後不要將棗核吞入腹中，以免卡在咽喉部，尤其是小兒，更需要慎重！

打呵欠養生法

「肌體是自身疾病的醫生」，只要大家對日常生活的許多現象稍加留意即可發現。每當一個人患病或身體不適的時候，往往會不自覺地採取一些有宜於身體的反應。打呵欠，就是人體的這樣一個保健醫生。

打呵欠時吸氣時間較長，增大了肺活量，增加了血液的含氧量，故而不僅能開胸舒氣，還能益氣，提神醒腦。而急促的大呼氣，則又能排出大量的二氧化碳，並使副交感神經興奮。因此，精神為之一振，使倦睏鬱悶消解。呵欠是一種特殊的呼吸方式，各種呼吸方式都和情緒及機體變化密切相關。古人有「唏氣除煩，呵氣以下氣，嘿氣養神，哼氣以止痛補虛。」之語。而呵欠有「唏氣」和「呵氣」組成，是一種特殊的深呼吸方式，所以有益氣提神的效果。凡心情抑鬱，憂慮煩悶，疲倦睏乏的人，都可採用呵欠養生消病法。

進行打呵欠的練習，開始可先做歎氣的動作，再張大口，以後順其自然

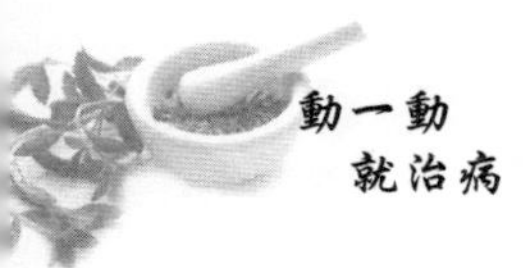

就行了。在此基礎上，還可以在打呵欠的練習時發出「啊」音，使聲音由高逐漸降低，並且盡量延長發音的時間。如此，周而復始的訓練亦稱為呵欠養生法。一般每天練習1~2次，每次15~30分鐘。在練習前，宜喝一杯溫開水（最好是涼開水）。（侯中偉）

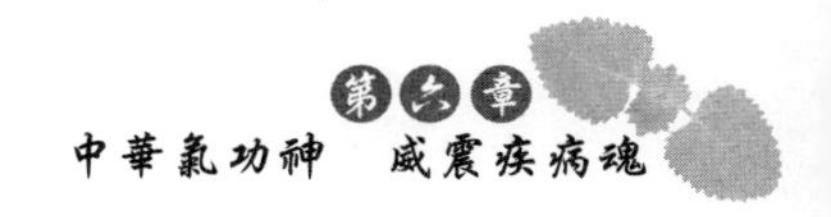

第七章
全身動起來　祛病免禍災

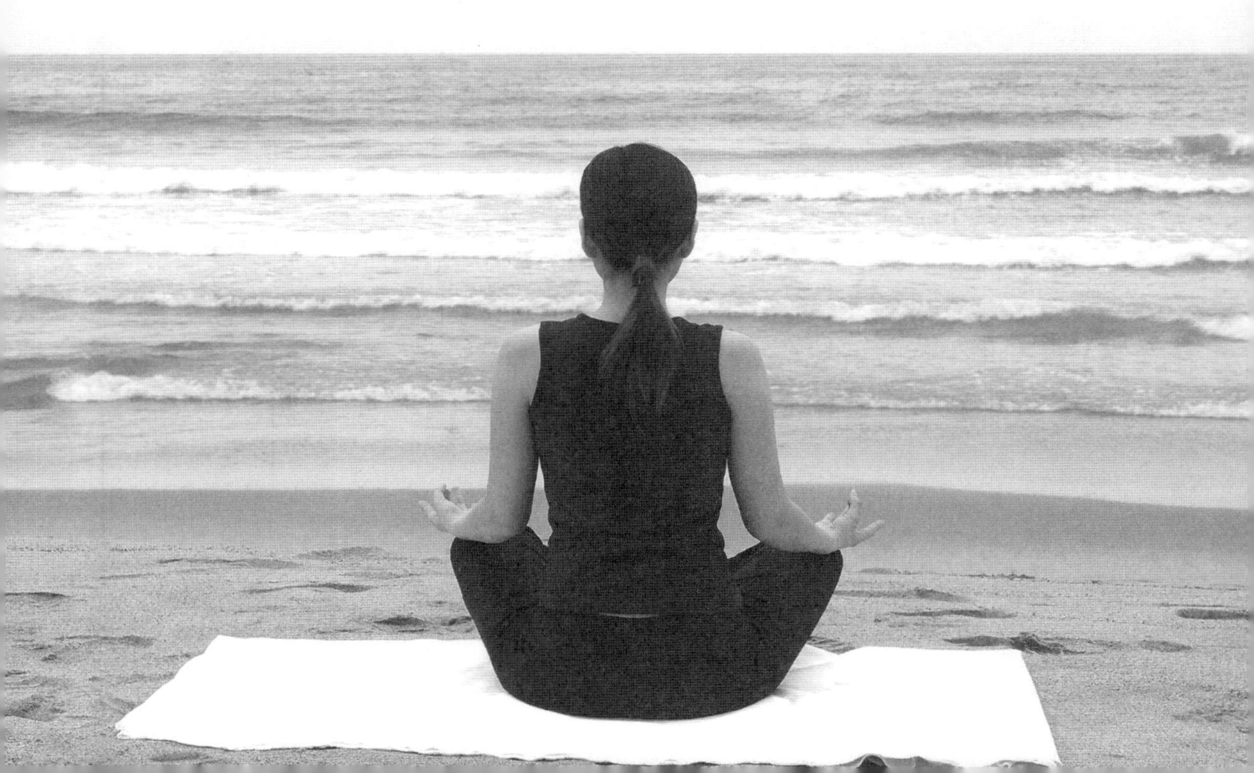

翻江攪海治咽炎

1986年前我曾患過慢性咽炎，求醫治療，醫生說慢性咽炎不好治，經過多年的中西醫治療，確實效果不佳。在1986年翻閱一本雜誌時，我看到用「翻江攪海」的方法可治咽炎，當時抱著試試看的想法試了兩天，感覺效果好，於是就開始練了起來，結果，僅僅一個多月，咽炎就好了。為了鞏固療效，我又練了半個多月。以後遇到感冒嗓子疼，也練一練，結果效果比吃藥好。

翻江攪海治咽炎的方法很簡單，具體操作方式如下：

舌頭伸到牙齒外（上邊），男先向左（女先向右）轉18圈再反轉18圈；隨後把口中的唾液鼓漱36次；然後把鼓漱的唾液分3次嚥到下丹田（氣海穴）。本法每日練2~3次，最多4次。每次間隔2個小時為宜。

轉的方向有竅門——必須按男先向左（女先向右）轉，否則效果不佳。

（謝景孟）

眼睛治療八方

下面，介紹利用晚飯後休息的時間運動保養眼睛的八個小方法。方法雖小，但作用很好，大家不妨試一試。

晚飯2小時後，在距眼睛3~5米處點上一根蠟燭或一炷香，高於目平。然後端坐於椅子、沙發或床上，兩手自然重疊放置於腹前，手心均朝上，兩目微閉，精神內守，全身放鬆，呼吸自然，如同坐在彩雲之上，四周雲海茫茫，混沌朦朧，逐漸進入一種似睡非睡、若有若無的狀態。

左顧右盼

兩眼睜開平視燭火，頭部緩緩右轉，同時吸氣收腹，眼睛盯住燭火不動。稍停，頭部緩緩向左回轉至正前方，同時徐徐呼氣鬆腹，眼睛仍盯住燭火。稍停，然後重複剛才的動作，只是方向相反。如此左顧右盼，共36次。

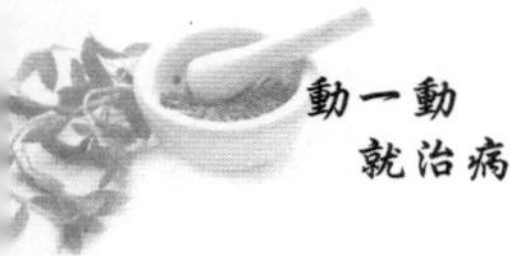

上瞻下視

接方法一，緩緩向上抬頭，同時吸氣收腹，兩眼仍盯住燭火，稍停，緩緩向下低頭，同時呼氣鬆腹，眼睛仍盯住燭火。稍停，然後，重複剛才的動作。如此一抬一低，共做36次。

燭光內收

接方法二，目光由前向內緩緩回收、內斂，同時緩緩吸氣收腹，稍停，徐徐呼氣鬆腹，同時目光緩緩向下腹內視。如此反覆36次。

以上三個方法，均要求心平氣和。目光回收時要想像燭光收入眼中、腹中，目光外放時，可想像燭光由雙目溫柔四射。

斗轉星移

接方法三，目光回收後兩眼輕輕閉合，自然呼吸，眼球先由右經上向左下逆時針方向緩緩旋轉36圈，隨即再順時針方向旋轉36圈。

注意，眼球旋轉時要柔緩圓活，轉得幅度要大。

荷花開放

接方法四，兩手心向上，向兩側分開，緩緩如托著氣球一樣上升，同時吸氣收腹。然後，兩掌心相對由兩側緩緩內合，兩手相合與頭等高，指尖向上，旋即再重複做，如荷花開合一樣舒展輕盈。這樣一開一合，共做36次。

拭目摩睛

身體如預備式，然後兩拇指內屈，抬臂以彎曲的拇指處沿眼眶由內向外緩緩揉轉36圈（主要按摩眼四周的睛明、陽白等穴位）。

明月入懷

接方法6，兩手自然下落，然後緩緩向兩側分開，手心相對，旋即向腹前內合，隨之兩臂帶動，兩手向兩側分開。如此反覆36次。

注意，練習時要想像腹內有一輪明月，隨著兩手的開合忽大忽小。

旋轉乾坤

接上式，兩手合攏回收，右掌在內，左手在外，手心對著身體，隨即兩掌由右往上向左下順時針方向由小漸大轉36圈，然後，再由大漸小反轉36圈。

注意，旋轉時要柔緩圓活，呼吸自然，同時要想像腹內有一白氣團如激流漩渦在旋轉。

這八個方法可連起來練習，也可分開練習，只是前三個方法最好一起練習。每一個方法一般要做36次，如時間緊，每式做六次；如果一次練一個方法或三個方法，可每個方法做108次。（游明生）

身體排毒總動員

身體裏的潰瘍日漸擴張、額頭上的痘痘紅得發亮、上廁所的時間越來越長……是的，你已經「毒債」超標。關於排毒我們已經聽得太多，你準備如何化解毒素危機，靠藥物、洗腸、還是手術？其實，人體自有一套動態、立體、完善的排毒系統，只要給予它們充分的援助，你就能打一場漂亮的「排毒戰役」！

大腦

大腦雖不是直接的排毒器官，但精神因素明顯影響著排毒器官的功能，尤其壓力和緊張會制約排毒系統運作，降低毒素排出的效率。

援助方案：保證充足的睡眠，放鬆心情，給大腦減壓。

胃

胃的主要功能雖然是殺死食物中的病原體並消化食物，但偶爾也兼職排毒，通過嘔吐迫使體內毒素排出。

援助方案：不要空腹吃對胃刺激大、過酸、過辣的食物。盡量規律用餐，保證胃的健康。

淋巴系統

淋巴系統是除了動脈、靜脈以外人體的第三套循環系統，充當著體內毒素回收站的角色。全身各處流動的淋巴液將體內毒素回收到淋巴結，毒素從淋巴結被過濾到血液，送往肺臟、皮膚、肝臟、腎臟等被排出體外。

援助方案：每天洗10~15分鐘溫熱水浴，以促進淋巴回流，天冷時可每

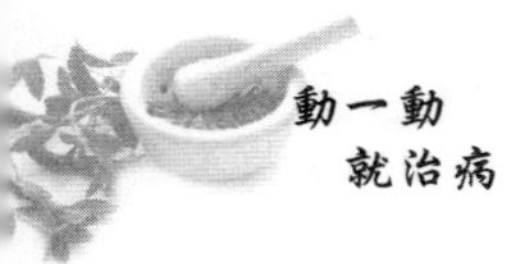

天用熱水泡腳代替。

眼睛

對於女人，尤其是愛哭的女人，眼睛的排毒作用發揮得淋漓盡致。醫學專家證實，流出的淚水中確實含有大量對健康不利的有毒物質。

援助方案：很少流淚的人不妨每月藉助感人連續劇或切洋蔥，讓你的淚腺運動一次。哭完後別忘了補充水分。

肺臟

肺臟是最易積存毒素的器官之一。因為人每天的呼吸，將多約1000升空氣吸入肺中，空氣中漂浮的許多細菌、病毒、粉塵等有害物質也隨之進入到肺臟。當然，肺臟也能通過呼氣排出部分入侵者和體內代謝的廢氣。

援助方案：空氣清新的地方或雨後空氣清新時練習深呼吸，或主動咳嗽幾聲幫助肺臟排毒。

肝臟

肝臟是人體最大的解毒器官，它依靠奇特的解毒酶對食物進行加工處理，將食物轉換成對人體有用的物質，然後吸收，但食物中的某些毒素卻可能留存下來。

援助方案：練習瑜珈。瑜珈是頂級的排毒運動，通過把壓力施加到肝臟等器官上，改善器官的緊張狀態，加快其血液循環，促進排毒。

皮膚

皮膚受「內毒」影響最明顯，但也是排毒見效最明顯的地方，是人體最大的排毒器官，能夠通過出汗等方式排除其他器官很難排出的毒素。

援助方案：每週至少進行一次使身體出汗的有氧運動。

腎臟

腎臟是人體內最重要的排毒器官，不僅能過濾掉血液中的毒素通過尿液排出體外，還擔負著保持人體水分和鉀鈉平衡的作用，控制著和許多排毒過程相關的體液循環。尿液中毒素很多，若不及時排出，會被重新吸收入血，危害身體健康。

援助方案：充分飲水，不僅可稀釋毒素在體液中的濃度，還促進腎臟新

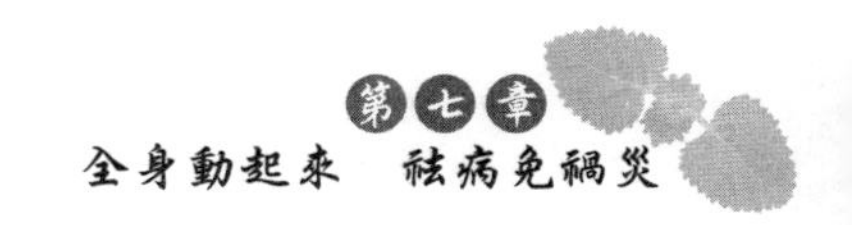

陳代謝，將更多毒素排出體外。特別建議，每天清晨空腹喝一杯溫開水。

大腸

食物殘渣停留在大腸內，部分水分被腸黏膜吸收，其餘在細菌的發酵和腐敗作用下形成糞便。此過程會產生吲哚等有毒物質，再加上隨食物或空氣進入人體的有毒物質，糞便中也含有大量毒素。和尿液一樣，若不及時排出體外，毒素也會被身體重吸收，危害全身健康。

援助方案：養成每日清晨規律排便的習慣，縮短其在腸道停留的時間，減少毒素的吸收。多吃粗纖維食物可以促進腸蠕動，防止便秘。

七日飲食排毒方案

下面是專家推薦的「七日飲食排毒」方案。因為體內毒素使血液氧化偏酸、循環不暢，所以此方案以蔬菜和水果為主，它們多呈鹼性，可中和體內過多的酸性物質，同時將積累在細胞中的毒素溶解。由於開始一兩天人容易感到餓和疲乏，為避免影響工作，建議從週六開始實施此方案。

第1~2天

（1）起床：一杯溫開水、白開水加蜂蜜或熱檸檬汁；

（2）早餐：一個水果；

（3）上午：少量乾果；

（4）午餐：一碗糙米飯＋二份蔬菜；

（5）下午：自製果汁（將一公斤蘋果、梨、葡萄、芒果或草莓等水果榨汁後加等量的水。果汁加水飲用有助於清洗消化道）；

（6）晚餐：一份蔬菜；

（7）睡前：補充維生素。

專家分析：開始的一兩天很容易感到饑餓，尤其晚上，建議提早上床睡覺，以免饑餓難忍。如果實在想吃東西，就吃點蘋果或葡萄。另外，一整天都要充分飲水，且選擇溫熱的白開水、白開水加蜂蜜或熱檸檬汁，不能喝可樂等碳酸飲料及牛奶或咖啡。但注意臨睡前不要喝太多水。

第3~7天

（1）起床：一杯溫開水、白開水加蜂蜜或熱檸檬汁；

（2）早餐：麥片粥＋一份蔬菜或一個水果；

（3）上午：一個水果＋少量乾果；

（4）午餐：一碗糙米飯或1碗糙米粥＋2份蔬菜＋1份魚＋1份豆類；

（5）下午：一個水果；

（6）晚餐：一份蔬菜＋一份魚＋一份豆類；

（7）晚上：一個水果；

（8）睡前：補充維生素。

專家分析：烹飪用油選擇橄欖油，注意烹飪過程中不要使用太多，也不要使用太多調料尤其是鹽，否則可能導致缺鉀和閉尿、閉汗。蔬菜能生吃的就生吃，因為生的蔬菜可以提供大量纖維素，有助於排毒。另外，注意每天的食物品種搭配盡量豐富。

此法一般每三個月做一次即可，年老、多病，體弱者及兒童不宜用七日飲食排毒方案。（龍飛）

汗腺動　抵百病

你對出汗了解多少

你知道人體最大的器官在哪兒嗎？既不是肝臟，也不是肺臟，而是將我們從頭到腳包裹得嚴實合縫的皮膚。皮膚不僅是最大的感覺器官，最大的防禦器官，同時也是最大的排泄器官。由於每天有大量的代謝廢物要通過皮膚排泄出去，故人們又親切地將其稱為「第三腎臟」。

每個人大約有260萬個汗腺，其數目抵得上一個中等城市的人口。在涼爽的環境中處於休息狀態時，正常人每天可產生0.5升汗液。一個人一晝夜最多可以產生12升汗液。男人比女人更愛出汗，即便我們考慮到體表面積的差異，一個瘦小的男人仍然比一個又高又胖的女人出的汗多。

絕大多數動物只能依靠呼氣來散發熱量，而人類可以靠著汗液的揮發調

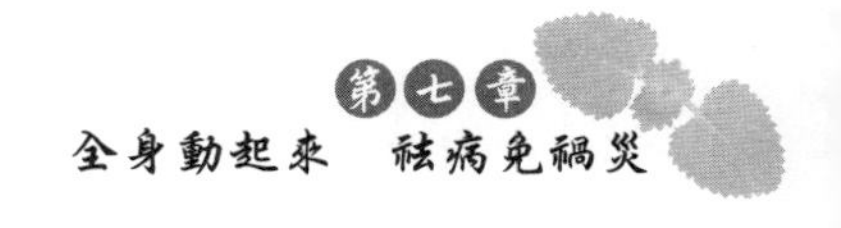

節體溫，這也是人類與其他動物有別的一個地方。

腋窩以及身體其他部位散發著氣味的汗液中含有信息素，可以向其他人傳遞微妙的信號。隨著人類的進化，已使我們喪失了接收和識別這種信號的能力。

即便每個人都了解出汗對我們的重要性，相信也沒有幾個人會喜歡汗流浹背的感覺。尤其在人口密集的地方和公共場所，出汗，不僅給自己帶來許多尷尬，也會給周圍的人帶來很多不便！

然而，你想過嗎？出汗還能幫助我們抵禦那些寄生在我們皮膚上的微生物。汗水也許正是我們的身體抵禦病原體的第一道屏障！這實在是自然造化的神奇妙用。

汗液中的抗生素

天氣炎熱，皮膚又熱又潮，我們的皮膚不正是細菌安家立業的理想樂土嗎？然而，為什麼我們的皮膚卻沒有相應地出現膿皰或者炎症呢？

最近，德國科學家從汗液裏分離出一種具有廣譜抗菌活性的蛋白質——抗菌肽。這種肽與任何一種已知的抗菌肽都不同源，它在汗腺捲曲部分的黏液細胞中產生，隨同汗液一同分泌到皮膚的表面。研究發現，汗腺中表達這種肽的基因始終處於活躍狀態，這就意味著無論我們何時出汗，這些對付細菌的「槍手」都始終存在於我們的汗液中。它有著極強的殺菌活性，能殺死皮膚表面的細菌，如大腸桿菌、金黃色葡萄球菌、糞腸球菌和白色念珠菌等等致病菌。不論我們的皮膚是否有破損，這種抗菌肽都會隨著汗液的涓涓細流來到我們的體表，幫助我們控制那些長年累月寄生在我們皮膚上的細菌，維持皮膚上微妙的生態平衡。正是由於有這種奇特的抗菌肽的存在，我們才不會一到夏天身上就佈滿膿皰。

「汗血寶馬」的防曬霜和「紅花油」

除了殺菌外，有些動物的汗水還有絕妙的用途。河馬的皮膚會分泌出一種奇特的物質，這種物質剛分泌出來的時候是無色透明的，但在短短幾分鐘之內這種物質就會變成橙紅色。幾個小時後，河馬身上橙紅色的物質又會變成褐色的塊狀物，真是名副其實的「汗血寶馬」呀。嚴格地講，這種分泌物

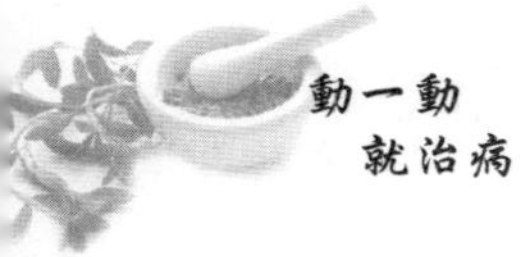

並不是汗液。因為河馬沒有汗腺，這種分泌物其實是由一種特殊的皮下腺分泌的。

日本慶應大學的科學家，從河馬的「紅汗」中分離出紅色和橙色兩種色素。這種「紅汗」或「橙汗」，主要由河馬耳後、臉部和背部的皮下腺分泌，這些部位正是河馬白天浸在水中時露在水面上的部位。這說明河馬所流的「紅汗」，可能有著類似於我們人類所用的防曬油的功能。

河馬的粗暴是舉世聞名的，即使對於同類也不例外。公河馬間為了爭領地常常大打出手，用頭互相頂撞，用牙齒啃咬對方，成年的公河馬經常傷痕累累。然而，科學家發現河馬的傷口很少感染，同時，他們發現「紅汗」紅色色素即使低於在紅汗中的濃度，也可以抑制綠膿桿菌以及克雷伯氏肺炎桿菌兩種致病細菌的生長。也許紅汗正是河馬不可或缺的「創可貼」呢！

科學家目前對爪蟾身體內的短肽和河馬紅汗的作用機理尚且沒有弄清。我們所了解的多數抗菌素是帶正電的，可以很好地附著在帶負電的細菌膜上。而爪蟾的這種抗菌肽卻帶有少量負電荷，這可能暗示著這種抗菌肽以完全不同的方式殺死細菌。

事實上，具有抗菌功能的短肽普遍存在於身體與外界接觸的各個表面，如除了皮膚，還有小腸、口腔及肺部等。當病菌入侵人體時，這些天然抗生素就引發第一波先天免疫反應，築起人體防禦外來入侵之敵的第一道堡壘。

因此，出汗是一種有著獨特意義的健康活動，出汗意味著免疫系統的更新、毒素的排出和體溫調節。古代，在對出汗的生物化學機理還不清楚的情況下，人們就已經認識到出汗對人體健康的重要性了。各種文明、各個民族都創造了各種各樣的發汗方法，如中藥的發汗藥、食用辛辣食物催汗以及西方的芬蘭浴、土耳其浴等等。而一旦人體停止出汗，幾個小時內人體就會由於體液中毒而死亡。

說到這裏，在夏天，你會一直躲在空調房裏不出來，還是決定到酷熱裏走一走，出一出汗呢？那些身上、臉上經常長小包包、小痘痘的朋友，是否可以想辦法讓自己多出一些汗呢？ （許秀華）

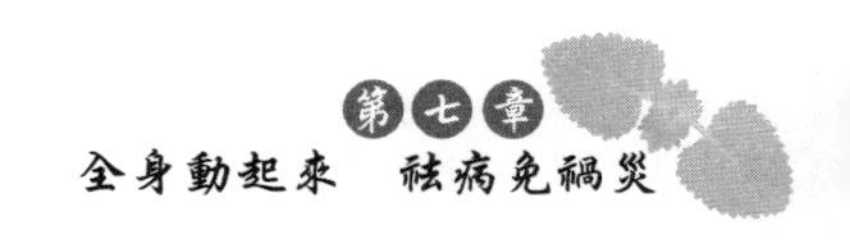

喝薑湯防「空調病」

炎炎夏日，許多家庭都開著空調，人們在享受清風涼意的同時，也容易患上「空調病」。中國醫學認為，生薑具有發汗解表、溫胃止嘔、解毒三大功效。處在空調環境中的人們經常喝點薑湯，可有效防治「空調病」。

腹痛、吐瀉：肚臍位於「神闕穴」，是人體對外界抵抗力最薄弱的部位，加上在夏季人的胃酸和消化液的分泌減少，殺滅細菌的能力減弱，有空調的場所容易受冷熱的刺激引起胃腸功能的紊亂，導致病菌的入侵，出現嘔吐、腹痛、腹瀉等胃腸系統疾病。適當吃些生薑或者喝些薑湯，能起到防治作用。

腰肩疼痛：盛夏酷暑，在空調房裏待久了，肩膀和腰背便會遭受風寒濕等病邪的淫侵，特別是老人容易引發肩周炎。遇到這種情況，可燒製一些熱薑湯，先在熱薑湯裏加少許鹽和醋，然後用毛巾浸水擰乾，敷於患處，反覆數次。此法能使肌肉由張變弛、舒筋活血，可大大緩解疼痛。

一般來說，薑最好不要去皮，削皮後不能發揮薑的整體功效。不要吃爛了的生薑，腐爛的薑會產生一種毒性很強的物質，可使肝細胞變性、壞死，從而誘發肝癌、食道癌等。（連淑蘭）

活動全身——科學養生三法

我今年66歲，因做手術體內大出血，之後又得了貧血、癲癇、更年期綜合徵。從此吃藥、打針、輸液天天不斷，一年花醫療費數萬元。由於吃西藥太多，尤其是「卡馬西平」毒性很大，到1990年我就從三種病變成了十幾種病，有乙型肝炎、脂肪肝、膽囊炎、胃竇炎、胃下垂、便秘、氣管炎、關節炎、頸椎骨質增生、高度神經衰弱等。那時我常年處於感冒狀態，血色素只有六克，經常昏迷抽風，被醫院判了「死刑」推出門外，自覺生命將奄奄一息，心裏萬分難過。怎麼辦？是等待死亡呢？還是殺出一條活路來？這生路

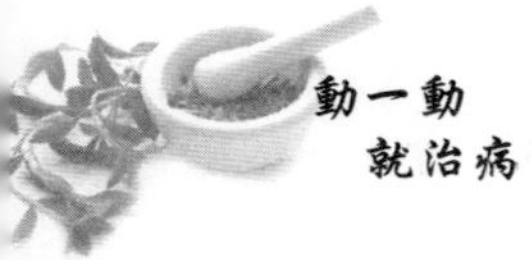

在哪裏？就國內目前的醫療狀況看，第一條路是藥物治療，這是當前的主流，這條路我已走了幾十年，而現在是藥不能吃，針不能打，液不能輸，這條路我是無法再走了；第二條路就是非藥物治療，用針灸、按摩、氣功、保健養生等自然療法，這條路走的人不多，它能治好我這麼多的病嗎？開始我對此抱懷疑態度，但生命危在旦夕，不走這條路再無別的選擇。於是我只好抱著試試看的態度走進了非藥物治療的大門，開始了自然療法的嘗試。

誰知這一嘗試就是十年，十年來我不僅天天拍打按摩，而且還四處奔走，系統地學習了中西醫基礎理論、養生之道和許多優秀的自然療法。功夫不負有心人，十年的奮鬥使我發生了神奇般的巨大變化，使我有病變無病，吃藥變不吃，體弱變體強，身體僵硬變柔軟，遲鈍變敏捷，記憶差變記憶好，急躁變沉著。現在我是全身無疾病，渾身無疼痛，每天喜氣洋洋，精力充沛。我之所以有如此巨大的變化，主要是我堅持了科學養生，概括為「三療」，即：形體療法、呼吸療法和心理療法。

形體療法

所謂形體療法，主要是通過形體的各種動作和機能的統一，來調節達到防衰治病的目的。我根據人體的主要結構和人體的全息部位，針對自己的病情狠抓了以下四個環節：

第一個環節：天天堅持全身拍打、按摩。拍打和按摩的作用是打通三大通道，即神經、血管和經絡。啟動神經可促進神經的傳導作用；刺激皮下毛細血管可加快微循環，增強新陳代謝；按壓全身有關穴位，可打通十二正經、奇經八脈。三大通道暢通無阻，即可起到內病外治的效應。

第二個環節：抓住軀體的關鍵部位進行科學的增氧運動。這方面主要是活動全身筋骨。轉頸——可調節椎底動脈和頸動脈的血流量，治療頸部和五官部位病變。擴胸運動——可增大肺活量，調節心肺功能。搖脊——脊椎好似衣架，五臟、六腑、中樞神經、血管、經絡分別掛在脊椎上，搖動脊柱就等於調節全身。彎腰——可拉長坐骨神經，調節腎臟，達到強腎固本防治腰腿病。踢腿——可防治兩髖和膝、踝關節病，拉長骨骼關節韌帶使其靈活。全身顫抖——可調節三焦，平衡陰陽，達到強身健體的目的。

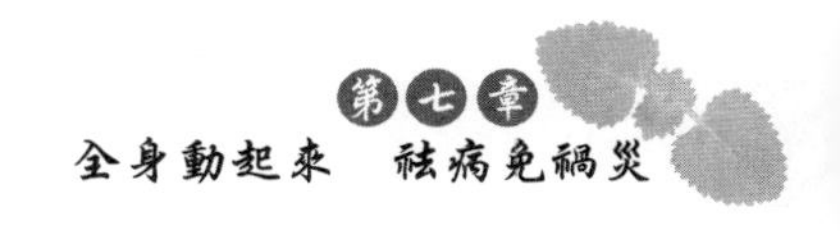

第三個環節：打開汗孔和穴位。汗孔和穴位是人體的第二呼吸道，經常拍打按摩可刺激主要穴位，如百會穴是人體的「天線」；「湧泉穴」是「地線」；會陰穴是人體上下聯接的樞紐；兩手心內勞宮穴是人體的接收器，又是發射台。這些穴位打通了，拍打按摩皮膚就能刺激全身汗孔，365個穴位也就暢通無阻了，從而使新陳代謝和微循環旺盛有序。

第四個環節：刺激人體全息部位，淨化身心，提高人體　素質。人身上的全息部位有頭、眼、手、足、脊椎等，經常點壓刺激這些部位可全方位調節五臟六腑，燃燒脂肪，加快血液循環，吐故納新，從而淨化身心，增強體質。

呼吸療法

所謂呼吸療法就是通過呼吸，吐故納新，加快新陳代謝，進而達到防治疾病，強身健體的目的。多年來，我始終把呼吸療法作為重要的養生內容。在這方面，我主要抓住了排病氣、採能量、拉內氣這三條內容。

（1）排病氣：要想治好疾病，首先必須把體內存在的病氣、邪氣、寒氣、風氣、濁氣、廢氣統統排出體外。我有意識地用心理力量將體內病灶區的病氣通過毛孔、穴位排出體外，使體內的病氣失去存在的條件而自然消失。我是用以下方法把體內的各種病氣、廢氣排出體外的：

①通過按摩和拍打刺激皮膚，然後有意識地用體呼吸從汗孔和穴位把體內的病氣排出體外；

②按摩五官，點按五官上的重要穴位，從而通過這些穴位把頭部的病氣排出體外；

③按摩腹腔，調理三焦，通過大便把臟腑病氣排出體外。

（2）增補內能：在排除體內各種病氣、廢氣的基礎上必須及時地用各種方法把能量補進體內，使自己「正氣記憶體，邪不可侵」。十年來，我在採集能量方面主要用了以下幾種方法：

①通過拍打、按摩，打通經絡穴位和汗孔，用體呼吸的方法把真氣採進體內。

②用閉目採光的方法，把日月之光通過雙目內照進體內。

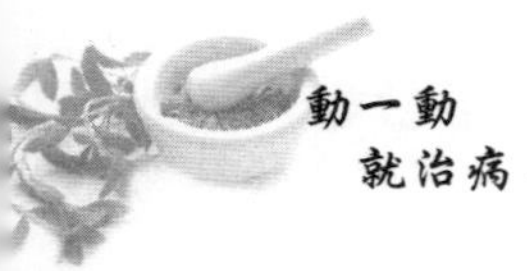

③用隨意呼吸法，從鼻孔將自然界清新的空氣採進體內。多年實踐使我認識到，呼吸療法是防病、治病保健養生的關鍵。

（3）啟動元氣：把體內的生命之氣充分調動起來，其方法是通過注意力的貫注和轉移運動來導引和拉動氣血的定向運行。

①啟動經絡之氣，沿經絡走向將注意力來回貫注於穴位和毛孔，使經絡氣血更加暢通。

②啟動脊椎之氣，從百會到會陰，上下貫注，使脊椎之氣充盈，修復臟腑，增強人體抵抗力。

③啟動五行之氣，通過注意力轉移法，把肝氣送至心；把心氣送至脾；把脾氣送至肺；把肺氣送至腎；把腎氣送至肝。這樣按五行走向拉氣，使臟腑之間元氣充盈，功能正常。

心理療法

所謂心理療法，就是要有一個樂觀的心態和健康的情緒，正確對待疾病，並用強大的良性心理力量來指揮和統帥形體療法、呼吸療法，從而調理、修復、戰勝疾病，達到強身健體的目的。（馬珍）

舌頭的治病功能

有人說熟悉的地方無風景，其實未必。就說舌頭吧，可謂再熟悉不過的了，然而某些「景觀」你就未必知曉，你想了解一二嗎？

味覺——舌頭之魂

面鏡張嘴，舌頭就大白於你的視野中：呈長橢圓形，由黏膜、肌肉與血管、神經組成，長不足9公分，重約50克。上面稱為舌背，下面叫舌腹，前2／3為舌體，後1／3為舌根，中間以人字溝為界，舌腹正中有一根筋膜叫舌繫帶，長度是否正常與吸吮、咀嚼和說話等均有關聯。你看，舌頭的結構就如此簡單，但生理作用卻很大，除了參與咀嚼、輔助說話外，主要生理使命就是感受人間五味。可以說，味覺就是舌頭的靈魂。

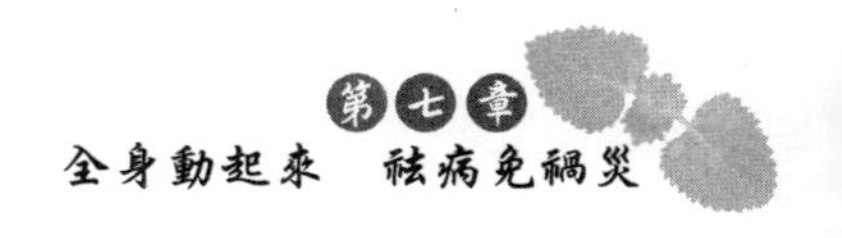

舌頭之所以能辨識酸甜苦辣鹹，全賴於舌背黏膜上的乳頭，乳頭裏有一種花蕾一樣的結構，叫做味蕾，醫學上稱為味覺感受器。一個成人共約5000個味蕾，主要分布於舌的側緣與舌尖部，其他部位如舌下黏膜、唇與頰黏膜以及軟齶、咽等處則很少。研究發現，味覺還有分工，如舌尖對甜味最敏感，舌根對苦味最靈敏，舌兩側後半部則對酸味最敏感，對鹹味最敏感的當推舌尖與兩側的前半部。另外，味覺對不同味道的感受能力也不一樣。比較起來，人對苦味的感受能力最強，溶液中只要有萬分之五的苦味物質就能品嘗出來，可能與原始人為了識別有毒物質而長期積累的經驗有關，是出於一種本能的選擇。其次當數酸味，酸味物質只要達到千分之十二的濃度就能感受到。對甜、鹹兩種味道則稍顯遲鈍，前者（如蔗糖）能被感知的最低濃度為百分之五，後者（如食鹽）則需要百分之二的濃度。這也是為什麼儘管醫學專家忠告人們口味過重有害健康的原因，但人們烹調時仍愛添加較多食鹽或食糖的奧妙所在。

另外，年齡不同味覺也不一樣，所有的規律是隨著增齡而靈敏度下降。在人的一生中，兒童與青少年時期味蕾數量最多，分布最廣泛，以後多達2／3的味蕾逐漸萎縮，味覺功能下降便成必然。到了老年，味蕾數量降到低谷，如果又患有心腦血管病，引起舌頭微循環障礙，代謝減慢，味蕾萎縮加速，味覺更不敏感。至於糖尿病、萎縮性胃炎、維生素缺乏、內分泌失調、舌乳頭萎縮等患者，味覺也會受到影響。故老年人胃口滑坡既有生理上的原因，更是某些疾病作祟的結果，積極治療這些疾病，可望獲得一定程度的改善。

除了感覺五味外，人類的舌頭還能產生其他味感，如澀感、粉末感、燒灼感、油膩感、黏稠感等。不過，這幾種感覺並非單純依靠味蕾來獲得，而是藉助於嗅覺、觸覺來完成的。此外，溫度對味覺感受也會施加影響。一般來說，味覺感受器對味道的分辨力和敏銳程度，以10~40℃為好，30℃為最佳。由此提示我們，要讓飯菜保持最佳風味，不僅要把握好烹調溫度，還要抓住適宜的進餐溫度，過涼、過熱都不好。

體內健康的「窗口」

體表生病，如生瘡長癬，一看便知。如果內臟出了麻煩呢？也能「看」

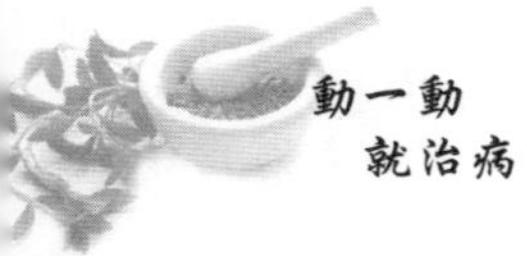

到嗎？答案是肯定的。因為造物主在人的體表「設置」有特殊「視窗」，只要你有一雙「慧眼」，就能從這些「視窗」看到疾病的苗頭。舌頭就是「視窗」之一，中醫大夫堪稱是利用這個「視窗」的行家裏手。中國古典醫籍《臨證驗舌法》早就指出：「內外雜證，無一不呈其形，著其色於舌。」換言之，舌象的變化（指舌頭的色澤、運動、舌苔等變化），能較為客觀地反映人體病變的部位、性質、深淺與進退。比如——

舌色過淡：血虛、陽虛或寒症的表現，提示你可能患上了營養障礙、貧血及某些內分泌疾病。

舌色太紅：陰虛及實熱的表徵，表明你的甲狀腺可能有問題，或者得了糖尿病。

舌頭胖嫩：舌邊有齒痕，多屬虛、寒症，可能患有甲狀腺機能低下或肢端肥大症。

舌面生芒刺：表明熱鬱內結，可能患上肺炎或猩紅熱。其他發燒的疾病，也有此舌象改變。

舌苔黃膩：屬熱，黃色越深熱越重。主要反映腸胃有積滯、消化道中腐敗有機物增多，如消化不良、胃炎、腸炎等。

伸舌時震顫：表明神經衰弱，或久病體虛，或得上了甲狀腺亢進。

活動不靈：常是腦血管病的先兆，如腦梗塞等。

舌頭上有裂紋：B 族維生素缺乏、慢性舌炎、營養不良等。

白色舌苔：出現在舌頭中間部分，預示著你的十二指腸出了故障；若出現在舌尖，意味著你可能已與胃炎結緣。

舌頭發乾，舌苔平滑：可能缺鐵，或患上了貧血病。

舌頭發黃：應疑及肝病臨身，提醒你該去醫院化驗肝功能了。

大家來做「舌頭操」

舌頭還是一個運動器官，每天有意識地讓舌頭做做運動，既可以提升大腦的活力，還能減輕甚至消除你的雙下巴，收到健腦、美容的雙重效益——這就是「舌頭操」的魅力。

研究表明，舌頭是大腦的先行器官，舌神經連接著大腦，當人體衰老

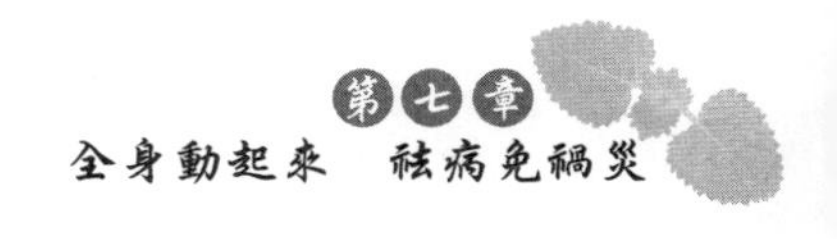

時，最先出現的信號往往就是舌頭僵硬。故經常運動舌頭可以間接對大腦進行刺激，防止大腦萎縮，達到強身健體的目的。中醫學將運動舌頭稱為「攪海」，除了運動大腦外，還能刺激涎腺分泌，滋潤腸胃，有助於改善脾胃功能，防止口苦與口臭。

「舌頭操」非常簡單，將舌頭在口腔裏以及牙齒內外、左右、上下來回運轉，然後將產生的唾液分多次嚥下即可。唾液裏含有多種人體必需的有機物、無機物、免疫球蛋白以及溶菌酶等，能起到殺菌、濕潤、清潔口腔和保護口腔黏膜的作用。具體操作方法有三種：

（1）端坐，凝神息慮，舌尖輕輕抵住上齶，來回擺動30次左右，待唾液增多時漱十餘次，再分三次嚥下。

（2）用舌尖舔內側齒齦，由上而下，緊貼上下牙齦轉圈，正反各30圈。

（3）用舌尖舔上唇頰側和下唇頰側30圈，或用舌尖舔內側齒齦左右擺動30次，待唾液增多時分三次嚥下。

如果是為了解決雙下巴問題，「舌頭操」則應這樣做——

（1）早晨洗臉後對著鏡子，舌頭伸出與縮進，各做10次，然後將舌頭伸出口腔外向左右各擺動五次。

（2）坐在椅子上，雙手十指張開放於膝蓋上，上半身稍微前傾。先由鼻孔吸氣，接著張嘴，舌頭伸出並且呼氣，同時睜大雙眼，平視前方，反覆操練3~5次。

（3）張嘴，舌頭伸出並縮進，同時用右手食指、中指與無名指的指尖在左下頷邊至咽喉處，上下搓擦30次。接著在舌頭伸出與縮進時，用左手三指的指尖，在右下頷邊至咽喉處上下搓擦30次。

（4）張嘴，舌頭輕輕地伸出，停留2~3秒鐘，反覆操練五次。然後頭部上仰，下巴伸展，嘴大張，伸出舌頭，停留2~3秒鐘，反覆操練五次。

用舌頭「看」世界

文學上有個術語叫做「通感」，指人的眼耳鼻舌等感覺器官是相通的，可以互相轉換。如耳朵能聽出重量，鼻子能嗅出色彩，眼睛能看到聲音……醫學上也能嗎？

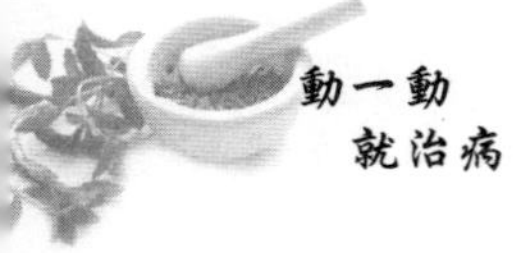

最近，一名叫保羅．巴赫教授的美國神經學家，根據自己大半生的潛心研究，提出了具有革命性的理念：人類各種感覺是相互可換的，比如舌頭也擁有眼睛的功能，人能用舌頭去「看」世界。

可能嗎？因為舌頭藏在嘴裏，對光不敏感，也沒有和視覺神經連在一起……但保羅及其助手的研究則表明，舌頭很可能是僅次於眼睛的、從外部世界接收視覺信息再傳遞到大腦的「第二把手」。奧妙在於人類的視覺不是靠眼睛，而是靠大腦形成的。人的眼睛、耳朵、鼻子和皮膚都是提供信息的輸入端。當大腦處理這些信息時，人便體驗到不同感覺，至於信息從哪個輸入端獲得並不重要。而舌頭是除了嘴唇之外，人體觸覺神經最多的部位，觸覺的辨別誤差比別的身體部位都要小。不斷分泌的唾液使它保持濕潤，具有穩定的電阻和良好的導電性。

當然，要讓舌頭發揮眼睛的功能，必須有一個轉換裝置。這個裝置已於近年在保羅的研究室裏誕生，名叫舌式「觸覺——視覺轉換系統」。一位自願受試者這樣描述了他的親身體驗：明顯地感覺到攜帶著信息的電流如同夏季的傾盆大雨源源而至，不斷刺激著他的舌頭，使之有點發癢。他覺得，這種儀器確實將它看到的物體成功地進行了轉換，變成了某種讓他能用舌頭感覺到的獨特感覺，使他能因此「看」出它們的輪廓及大小。但他無法用確切的詞來形容這種感覺。當他使用這種儀器幾個小時後，會忘掉嘴裏那股帶有電池酸味的電流刺激，忘記自己舌頭上擱著一個讓人不太舒服的新鮮玩意兒，讓他全心全意藉助舌頭去「看」世界。

最近，保羅正在著手研發迷你型無繩舌式「視覺——觸覺轉換儀」，將電極矩陣安置在類似牙托、可安裝在口腔裏的固定器上，微型攝像機和信號轉換收發系統則安在一副專用眼鏡上，全部儀器將急劇縮小，變成既易於隱藏，又易於攜帶的無繩「隨身看」。無疑，盲人將是這一重大發明的最大受益者。

另外，美國威斯康新大學的學者發明了一種稱為「舌頭顯示器」的裝置，可以向人傳送向左走或向右行等信息，表明「用舌頭走路」的時代已經在望了。

（蘭政文）

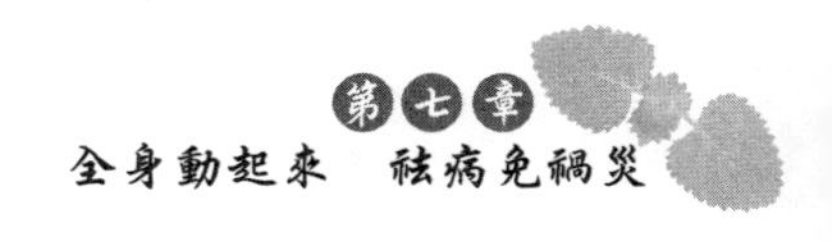

治癒耳鳴的奇蹟

最近，因氣候乾燥，加上工作比較忙，在上班的過程中，我的右耳突然聽不見聲音了。當時，我還準備忙完這陣子再去醫院看看。下班回到家裏，我突然想：何不用自己所掌握的太極拳知識和健身氣功知識來試一試。於是，我自己編創了一種治療方法——每天晚上睡覺時，面朝上平躺在床上，頭在枕頭上左右滾動369次，滾動時意念看著右耳朵裏的三塊小骨，反覆想像「耳朵正常」。這樣用了大約一周的時間，有一天晚上，先滾動完369次，然後我用雙手托住下巴往上推去，當推至兩耳根處時，覺得右耳裏面叭地一聲響，我的右耳聽見了！就這樣，我自己創造了一個自我治癒耳聾的奇蹟。

（霍世昌）

膻中開合治病法

心臟是人類的大血泵，生命的主宰，在人未問世前已夜以繼日地、不知疲倦地工作著。如果您能珍惜、保護它，它將伴隨著您愉快地度過一百個春秋，甚至更長的歲月。如果您不知疲勞地摧殘它，它將過早地停止工作，當它工作停止4分鐘左右，您的生命將會永遠地結束。

由於繁重的勞動，不良的生活習慣，無節制的飲食，憂鬱煩躁的情緒，以及事業中的激烈競爭，再加之缺少運動，年齡的增長……種種原因造成血管管腔狹窄、管壁出現斑塊、血栓等，使心臟不能承受繁重的工作，從而造成種種的心臟疾病。心血管病每年在世界上奪走1200萬人的生命，在中國，心血管疾病是首位的死亡原因。

筆者長期從事中醫治療工作，於80年代初開始將膻中開合導引術引入中醫內科治療領域，並與上海二醫大、二軍醫大等醫療單位共同進行了臨床實驗。研究結果證實「膻中開合導引術」對加速末梢微循環流速，增加回心血量，改善血液高凝狀態，增強心腦血供，改善外周血管阻力，增加血管彈

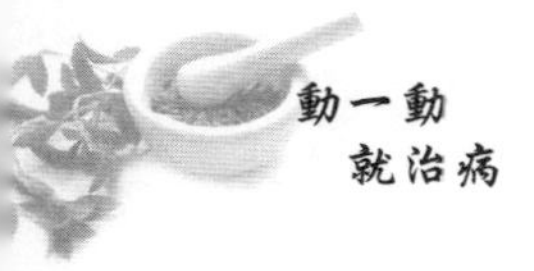

性，提高心泵功能，改善生命素質，防治心腦血管疾病有很可觀的價值。限於篇幅，這裏僅舉兩例患者自述來說明實效。

膻中開合治癒了我的多種疾病

我長期患高血壓、左心室肥大，後又增加了糖尿病。看到自己的身體一年比一年差，心裏隨之緊張起來，怎麼辦呢？正在這時，有人介紹膻中開合功能治心血管病，建議我去練，我就報名參加了劉文清大夫主持的培訓班，練膻中開合法。劉老師上課講得具體生動又符合科學，我每天堅持練習，練了一個月，就有了收穫，身體舒服了，精神也比以前好了。年底體檢時，奇蹟出現了，透視時未再發現左心室肥大。當時我不相信，請醫師再檢查一下，醫師復查後仍說正常，血壓為120／80mmHg，這也是多年不見的紀錄，眼底檢查也正常，糖尿病也好了。我現在感覺良好，精力充足，擔任的律師工作雖很繁重，每天要工作十小時以上，但也能堅持，我感到病確實好了。從1990年至今，我天天堅持鍛鍊，沒有中斷過。

心梗室壁瘤不翼而飛

十年前的12月27日對我來講是一個黑色的星期日，當時我53歲，患急性心肌梗塞，住進上海市第一人民醫院監護室，經四天的搶救病情得到了控制。一月後出院，診斷為廣泛性前間壁心肌梗塞。三個月後，經第一人民醫院診斷為心梗室壁瘤。

心梗室壁瘤是一個可怕的病症，隨時都有爆炸危險，只有心臟手術切除。我抱著試試看的心情，到劉大夫處診治，在劉大夫悉心指導下學習膻中開合功。

自從學習了膻中開合養生法，每練一次功後頭腦感到特別清醒，全身舒暢，在十個月的練功過程中，劉大夫不僅指導功法，並給予服藥和導引治療，使我的病情得到好轉。十個月後，經醫院複診，沒有發現室壁瘤。當時我十分高興，心梗室壁瘤這個世界公認非手術切除不能治癒的病症，終於被中國傳統的醫療氣功——膻中開合導引征服了。

膻中開合的方法

膻中穴位於兩乳之間，是心肺之氣彙聚發源之處，《靈樞・海論》稱之

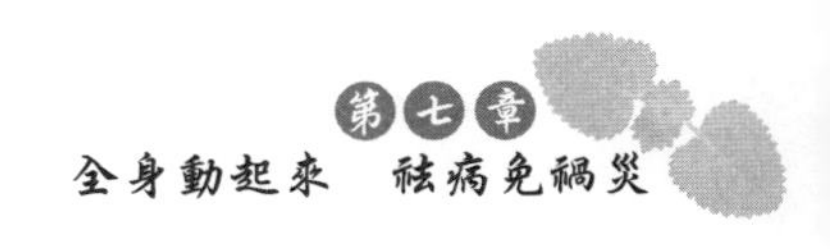

為氣之海。膻中氣血旺盛，既可養心肺，又可補腦，因此是強心健腦的要穴。膻中的升降開合鍛鍊動作十分簡單，但效果不可小看，可開通心氣、暢達淤滯，從而促使心肺功能恢復活力，全身氣血通暢。實踐表明對治療心腦血管疾病有十分顯著的效果。

膻中開合導引術是一套組合功法，由六個部分組成。形似馬王堆出土文物中描繪的導引療法。此療法是周天功與貫氣法的結晶，以調身為綱，達到調息、調心的目的。練功有素之人，一練此法就能體會出大小周天能自通的感覺，而且又能把練得的真氣佈施貫通周身，猶如沐一次溫泉浴，頓覺病若失。主功分三個小節段：第一小段轉肩膻中開合，第二小段水平膻中開合，第三小段垂直膻中開合，又分兩步進行。

（1）預備式

是古老的銅鐘式站樁養生法。相傳該方法有數千年歷史，是一種簡單有效，極易得氣的功法。當放鬆入靜時會產生微微的自發功，猶如鐘聲敲響著心靈之窗，產生輕微有節奏的自發功，振盪氣血，使紊亂的氣機得以歸經，受到損傷的細胞功能恢復有序，神經體液得到平衡調節。特別是功後微微出汗，使人神清氣爽，可使病邪從汗液中排出體外，由此而袪病強身。

練法：兩足平行與肩同寬，膝鬆而不彎，舒胸拔背，頭正身直，沉肩垂肘，雙臂向兩側分開，兩眼輕輕閉上，形似古廟裏的銅鐘。故名曰銅鐘式站樁功。

（2）開合操作

第一小段：轉肩開合

練法：接預備式，翻掌，轉腕，轉肩，同時屈膝半下蹲，雙手背相合於丹田前，十指用內勁外翹。

保持原姿勢，慢慢起立，同時將雙臂提至與肩平，手背仍相對。然後，掌心由外向內翻掌使掌心相對，兩臂慢慢拉開舒胸，掌心向前呈側平舉，手臂必須伸直，手指放鬆。

第二小段：水平開合

練法：接上式，兩臂相合，勞宮穴相對，同時屈膝半下蹲，兩臂呈前平

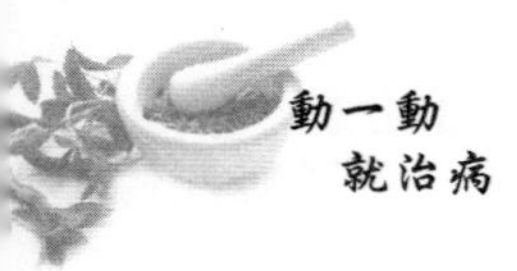

舉，兩臂距離同肩寬。然後兩臂慢慢拉開，掌心向前呈側平舉舒胸，同時慢慢起立。再兩臂相合，勞宮穴相對，同時屈膝半下蹲，雙臂呈前平舉，掌心相對，距離同肩寬。保持原姿勢，雙臂自然下落至身體兩側。

第三小段：垂直中開合之一

練法：接上式，兩臂慢慢相合，手背相對，十指放鬆垂直於地面，置於丹田前，同時屈膝半下蹲。保持原姿勢，提肩起立，當兩相對的手背提至膻中穴前，兩腿直立，然後兩臂上提經鼻前，兩臂微外展上提兩中指相對，掌心向下，然後經百會穴，再經玉枕等穴，兩手分別沿頸部慢慢落於膻中穴前，掌心向下。保持該姿勢，屈膝半下蹲，然後同時兩手輕輕下落至丹田前，雙手自然分開至體側，同時身體緩緩站直，雙手置於身體兩側。

第四小段：垂直開合之二

練法：兩手臂手背緊貼臀部的同時，屈膝半下蹲，手臂手指垂直於地面，提肩，慢慢站立的同時，兩手背經臀堂貼腰至腋下。此時手指垂直於地面，同時兩腿已直立，兩手背經腋前繞過後腦，同時翻掌過百會，再經面部至膻中穴前。此時兩腿直立，保持原姿勢屈膝半下蹲，同時兩手自然下落至丹田處。雙手輕輕自然分開至體側，同時軀體緩緩站直，兩手置於身體兩側，中指對褲縫。

（3）自我與退火

閉目，右手按在膻中穴，左手按在丹田處，將左右手的熱量經二個穴位傳導到胸腹部，此即為自我輸氣治病法。自我輸氣是該療法獨特的方法，練功所產生的能量，通過勞宮穴透散到患病之處進行自我治療。古人將這個養生過程稱之為「布氣療疾」。

退火練法：循經絡走向拍打。

從胸到手——從手到頭——從頭到足——從足到頭拍打。

古人云：「周身拍打百病消。輕拍生血，重拍活血。」退火練法循經絡的拍打有振盪氣血、疏經活絡之功，並能促進十二經絡的暢通，達到祛病延年的目的。每次循經絡走向輕拍、重拍各一周。拍打時必須連綿不斷，輕重均勻，切勿斷勁。拍打結束恢復原姿勢收功。

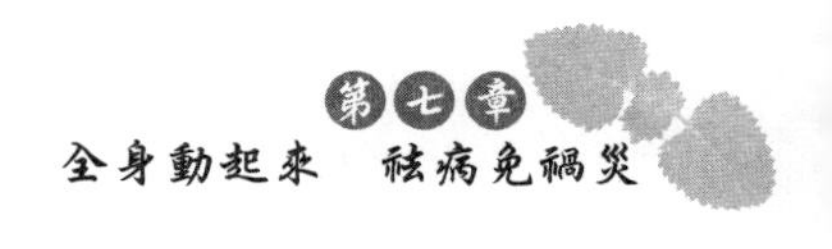

升降開合恢復生命張力

經過轉肩、水平、垂直膻中開合後，使心臟從各個不同方向得到內按摩。手指、足趾有節奏地用內勁、放鬆交替，促使微循環擴張，使心血管擴張，血流量增加，建立「側支循環」。在狹窄和陰塞的血管周圍，搭起無數條小「橋」，起到支援代償作用。本療法中肌肉骨骼的有節奏運動，膻中有節奏的升降開合，還能幫助胸廓和肺部的擴張，使呼吸自然加深，肺活量增加，加強血液中氧與二氧化碳的交換，幫助氣血運行，自然地加強和鍛鍊了呼吸系統與心血管系統的功能，增加了心臟的氧供、血供，起到了藥物不能替代的作用。

手指、足趾，是人體十二經絡的交匯處。本養生方法的鍛鍊能加強手指、足趾的微循環，促進和調節任督脈及十二經絡氣血通暢，達到內練「精、氣、神」，外練「筋、骨、皮」的作用。又可使自練的真氣充養五臟六腑，灌溉四肢百骸，導引全身，使周身氣血旺盛，達到袪病延年的目的。

摩腹：以臍為中心，雙手循順時針方向按摩，按摩36圈。

按摩膻中：右手勞宮穴對臍（丹田）處，左手拇指按在膻中穴，用一指禪的手法按揉36次，再換手按揉36次。

（劉文清）

運動健腦　永保活力

在歐洲有這樣一句諺語：「送牛奶的人，比喝牛奶的人聰明。」這句諺語，道破了經常運動對健腦有十分重要的意義。

背肌力量下降，防礙大腦智力

在現代生活中，飲食量和運動不足已經處於極度的不平衡狀態。運動不足引起脊骨肌肉力量下降，最終出現智力不佳。

近十幾年來，青少年的運動能力（長跑、握力、跳高、跳遠等方面）在逐年提高。與此相反，背肌力量卻急劇下降。

肌肉對大腦產生刺激，是提高大腦興奮的基本條件。支撐軀體的背肌力

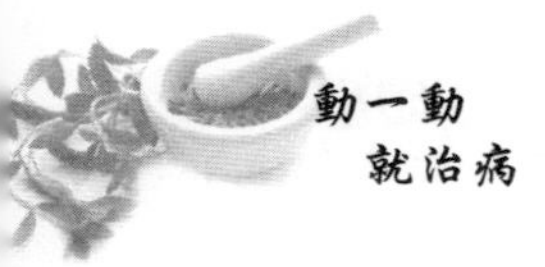

的下降，必然減少對大腦的刺激量，從而使大腦興奮減弱。而且還會引起氣力的衰弱和熱情的下降。

健腦食物雖為健腦基本要素，但是，僅這一點是不充分的，還必須增強運動。

呼吸運動健腦最有效

大腦是全身耗氧量最大的部位，呼吸法是充實、加強腦力與精力的關鍵。如果能熟練掌握呼吸法，並經常進行這種訓練，會使膈肌和腹肌得到很好的鍛鍊。這樣就能在瞬間把大量的血液送到體內各重要部位，提高神經和肌肉的功能。

健腦往往需要用力呼氣的呼吸，即深呼吸。比如在使用鍬鎬勞動時，在揮鋤扶犁幹農活時，在打棒球、籃球，以及打網球發球時，都不自覺地採用了用力呼氣的呼吸方式，即無意識的深呼吸。

所有的嬰兒都是深呼吸的實踐者。大聲哭叫，就產生了嬰兒式的強腹壓。經常出現的強腹壓，不僅有益於內臟的發育成長，而且還能促進腦和手腳的發育成長。

丹田呼吸是精力之源

在生命力衰退的現代生活中，很多人往往只限於胸內淺呼吸。為了避免成為缺氧的「酸性腦」人，我們應當採用丹田呼吸法。

丹田呼吸又分為吸氣型丹田呼吸和呼氣型丹田呼吸。

吸氣型丹田呼吸，是吸氣的同時形成強腹壓。

呼氣型丹田呼吸，呼氣時形成強腹壓。

由於丹田呼吸能形成強大的腹壓，使腹腔所有內臟器官的全部靜脈血以較大的力量回升心臟，並獲得動脈血。這樣，各內臟器官就可以保持極其旺盛的機能。

丹田呼吸可防止植物神經功能失調，而且具有調整體內各激素系統以及強化協調各內臟器官的功能，是永保充沛精力和健康軀體的不竭源泉。

運動健腦七大方略

（1）步行：俗論談：「足下生智，走動為徑。」如果能在林中、雨中散

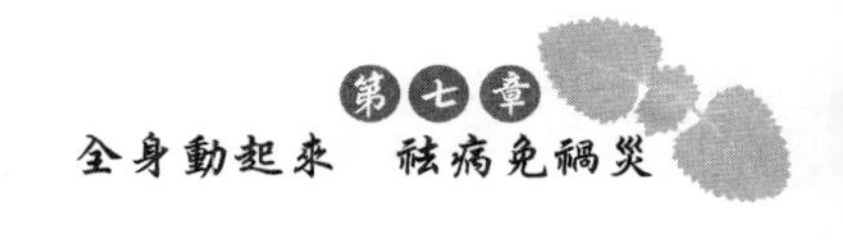

步，那對健腦更佳。殘陽照射和細雨初降時，可產生大量負氧離子，令人心曠神怡，有清醒頭腦之功效。

（2）打球：古希臘有句名言：「要健壯，跑步吧！要聰明，跑步吧！」由此引申，我們可以明確地提倡：要聰明，打球去！精細的手腳運動對大腦的開拓是無與倫比的。手腳的運動牽動激發了神經中樞的活力，人也就必然會靈活機敏。

（3）游泳：流暢舒展的游泳運動，追波逐浪的刺激，使人充滿歡愉的心情，能讓緊張的神經得到鬆弛，並使大腦的興奮與抑制交替而又協調統一，恢復充沛的精力和腦力。此時生產腎上腺與性腺激素的閥門洞開，生命活性物質大量分泌並流向全身，人就會感到情感和精力在全身生成、積聚……

（4）舞蹈：舞蹈中的節奏感最符合人體新陳代謝的節律，全身心得到一種良性刺激，使大腦皮層處於興奮狀態。愉快情緒的產生，激發了人腦的潛力。在美的感受中，滋潤了人的心靈，擴展了人的智慧。許多中老年人堅持跳舞並嘗到了甜頭，他們愈活愈年輕。

（5）懸垂：懸垂保持30秒鐘，脊椎就會伸直。脊椎伸直了，就可以消除脊椎骨歪斜所引起的傳感通路的障礙，使向大腦傳遞信息的中樞神經恢復正常，這樣頭腦就會清晰，令人精神面貌為之一振。

（6）倒立：一篇報導記載著一位被人們戲稱為「不倒翁」的七旬老人魏廉，在秦皇島創造了倒立71分12秒的奇蹟。站起來時，他不流汗，不喘氣，依舊談笑風生，令在場的人驚歎不已。

有關專家試驗證明，倒立可以治療神經衰弱、情緒憂鬱、意志消沉、心緒不寧等精神性疾病。倒立不僅可以減輕心臟往大腦送血的負擔，增加供血量，進而可使氧氣和營養遍布腦細胞中，使大腦靈活。倒立，每次做1~3分鐘就夠了。

但是，患有冠心病及高血壓的病人，切忌倒懸垂和倒立運動。

（7）笑能益腦：20年前，美國有一個作家患了脊椎病，醫生們預言他活的時間不會很長了。可這位作家並沒有因此而消沉，在藥物治療的同時，開始了樂觀的自我治療——每天閱讀幽默小說和看滑稽電視。一段時間後，他發現笑所引起的腹部有規律的收縮像鎮靜劑一樣，使自己能毫無痛苦地睡眠二個小時。幾年後，出現了奇蹟，這位作家竟完全康復了。（米陽）

反向平衡治頸椎病

反向平衡運動是通過反向鍛鍊來調節脊柱平衡，以預防和緩解頸椎由於過度前曲造成的慢性積累性勞損的一種行之有效的、簡便易行的保健方法。編輯、財會人員及其他長期低頭伏案工作的人員，堅持此鍛鍊方法，對於預防頸椎病會有奇效；患輕度頸椎病的人，堅持此鍛鍊方法，會有一定的緩解作用；較重患者用此法鍛鍊，配合按摩療法，會取得良好效果；臨床治癒後的患者，更要長期堅持用此法鍛鍊，必能起到鞏固療效，防止復發的作用。給你的工作、學習和生活帶來愉快。

仰頭擺動——解除疲勞，平衡脊柱

兩腿站立，雙手叉腰，頭向後伸至最大限度，擠壓頸椎兩側的肌群。然後頭向左右擺動，要活動兩側的胸鎖乳突肌，以改善該肌肉、肌腱的營養狀態，並能擴張血管加強肌細胞的新陳代謝，達到解除疲勞，調節脊柱平衡的作用。

注意：動作要緩慢而有節律，用力紮實而有深度。

聳肩仰頭——改善頸椎的失衡狀態

兩腿站立，雙手下垂，雙肩向上聳動的同時，頭後仰，做左右旋轉頸椎的動作。

多做此式可改善頸椎及相關組織的失衡狀態，改善局部的營養供應，並能緩解疲勞，預防勞損，達到延緩老化，加強功能的作用。

注意：聳肩和仰頭要協調同步，盡量放鬆。

甩手拍打肩背——改善肩背部的血液循環

兩腿站立，兩上肢放鬆，然後甩起左手拍打右側肩背，再甩起右手拍打左側肩背。經常做此式可改善肩背部的血液循環狀態，加速組織代謝，達到

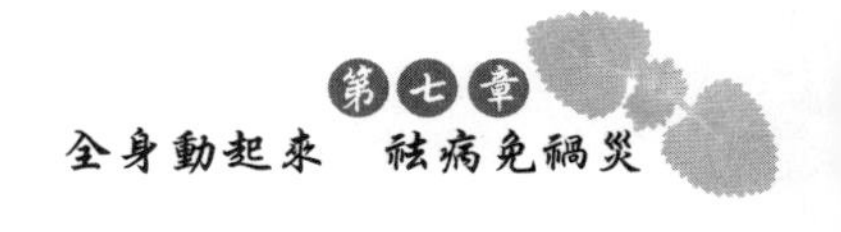

輕鬆、舒適、功能旺盛的目的。

注意：要先抖動起頸肩，帶動左右兩臂的擺動來拍打。　（謝玉秋）

金津玉液——口水治病方

唾液，俗稱「口水」，是由口腔中三大唾液腺和遍布口腔黏膜中為數眾多的口腔腺分泌的。唾液除了具有幫助消化和口腔殺菌作用外，還有許多很重要但鮮為人知的重要作用。

舌旁之水猶如金津玉液

中國古代的先哲們，早就認識到唾液是非常珍貴的活性物質，是人生之寶，有「瓊漿」、「玉泉」、「金津玉液」、「甘露」、「靈液」、「華池之水」、「玉池」等諸多美稱。古人所造的「活」字，三點水加一個「舌」字，有舌旁之水可以活人的含義。所謂舌旁之水，就是指唾液。從這裏也可看出唾液在生命中的意義是十分重要的。

中國古代最偉大的藥典《本草綱目》說：「人舌下有四竅，兩竅通心氣，兩竅通腎液。心氣流入舌下為神水，腎液流入舌下為靈液。」所以，唾液充足，口腔濕潤是腎精充盈、心氣旺盛、經脈通暢、水火相濟、身體康健的象徵。反之，若口中唾液不足，則說明心腎不交，腎水不能上達，津液乾少，真氣被耗。

古人認為，唾液分泌出來後重新嚥下可強身保健。還認為，口中唾液經叩齒、含虛鼓漱之後再嚥下，其養生保健作用更強，可煉液為精，故叩齒鼓漱等模擬咀嚼活動又被稱作「煉精」。它能更好地疏通經脈，使唾液如甘露之布散下降，無處不到，內至臟腑，外至肢節皮毛，從而充分發揮灌溉滋潤全身上下內外的作用。

所以，古人再三告誡人們不要輕易將唾液吐出，以免損傷正氣。隋代名醫陶弘景曾說過：「勿咳唾，失肥汁。」也就是說，將唾液隨意咳出，會丟失具有滋養作用的汁液。

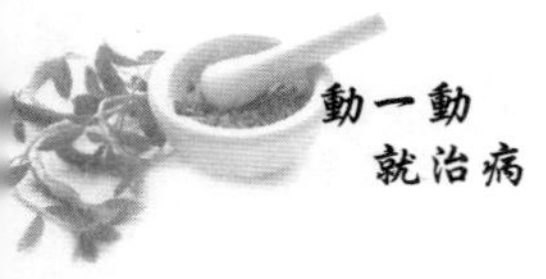

唾液中神奇的活性成分

本世紀40~50年代，日本科學家發現唾液中有一種叫做唾液腺素的物質，它有許多生物學功能，有助於骨、軟骨及牙齒等硬組織的發育，尤其是牙本質的發育；它能調節鈣的代謝、血液中的枸櫞酸和蛋白質的代謝；能促進皮膚、血管結締組織和彈力纖維的發育；還對眼、關節、肌肉等發生影響；在創傷治癒方面，能促進肉芽組織纖維化；它和其他內分泌器官之間有互相制約的關係，如腦下垂體前葉、甲狀腺、胰腺、腎上腺、甲狀旁腺等。人體若缺少唾液腺素，就容易引起慢性關節炎、關節變形、退行性變化等。研究發現，實驗性摘除動物腮腺、頜下腺時，可見到牙齒、骨、軟骨等硬組織發育不全，牙本質鈣化異常，細胞變性，釉質發育不全，如給予適當的唾液腺素，則上述情況可以改善。

近年來，從唾液中還提取出兩種重要的生長因數——表皮生長因數和神經生長因數。表皮生長因數能促進核酸和蛋白質的合成，能促進受傷處細胞增加，並以某種方式促進傷口周圍毛細血管的形成，加速傷口癒合。神經生長因數能促使神經纖維生長，而且對內分泌和免疫系統都有重要作用，它對人體器官的作用如同樂隊指揮一樣。

唾液的抗衰老作用

日本學者對唾液中的腮腺素進行過許多研究，發現有很好的抗老化作用。他們曾做過這樣的實驗，把唾液腺素連續不斷地注射到老齡的公狗與母狗體內，結果兩隻狗的皮毛都變得滑潤有光澤了，而且還交媾，生出一隻體壯的小狗。臨床觀察也發現，注射腮腺素後，能使人恢復疲勞，使皮膚、血管、軟骨的彈性增加，還能有效地治療老年變形性關節炎、更年期腰痛、老年性白內障以及內臟下垂和某些肌肉疾病，甚至可以使已彎曲的脊柱挺直。

人們絕不可輕視人體自身所蘊藏的延緩衰老的巨大潛力，和低估叩齒嚥津等養生方法的作用。

唾液是天然防癌劑

近年來，日本某大學的一個研究小組的研究結果表明，人類的唾液具有防癌作用。他們在實驗中發現，燒烤魚肉的焦化部分含有一種致癌物質，當

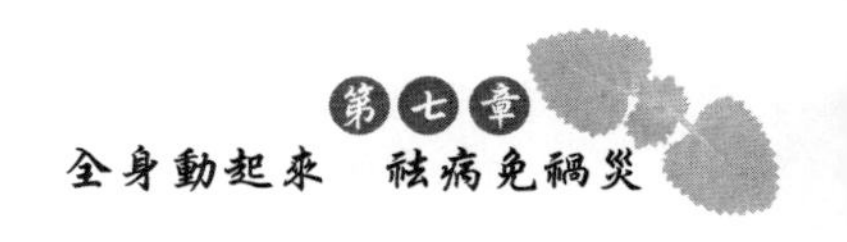

加入唾液後，在37℃的溫度下經過一晝夜的時間，致癌物質會受到明顯的抑制。所以進食時如果慢慢咀嚼，使唾液分泌增加，並與食物充分混合，不僅有助於消化，而且還能預防癌症。

另有實驗把亞硝基化合物、黃麴黴毒素等強致癌物分別放於試管內，加入唾液反覆振搖30秒鐘後，再做致癌試驗，結果發現致癌性下降了80%~100%；還有的人用農藥、食品添加劑等做試驗，也發現唾液可降低它們的癌症誘發性。

唾液能解毒療瘡，修復損傷

大家都可注意到這樣一些有趣的現象，有些動物，如貓、狗等，有舔傷口的本能；有時嬰兒患眼疾，在藥物不能奏效時，做母親的用舌頭去舔卻能奏效。或許大家還有這樣的體驗，皮膚被蚊蟲叮咬，或其他原因引起皮膚紅腫、疼癢，有時抹一些口水就可消除。這些都與唾液的治病療傷作用有關。

科學家曾觀察到這樣的事實，被鳥類啄食過的穀類會加快生長。他們還曾做過這樣一種實驗，將受傷的小鼠分成兩組，一組容許其舔傷口，一組則不能舔傷口，結果前組傷口的癒合速度為後組的二倍。還有的實驗發現，在大鼠胃內滴入表皮生長因數能促使實驗性胃潰瘍和十二指腸潰瘍的癒合。有的醫生也知道這樣的事實：細嚼慢嚥往往可以治癒多年的消化性潰瘍，這很可能與咀嚼時分泌大量的唾液，促使潰瘍癒合有關。

總之，唾液中含有溶菌酶、免疫球蛋白等許多抗菌成分，有殺菌解毒作用，故對皮膚感染、中毒及炎症有消腫止痛的功效。

當我們從多方面了解了唾液對人體的滋養作用後，就會不由得感到「舌旁之水能活人」這句古話一點兒也不誇張，會由衷的珍惜自己的唾液。

為了增加唾液分泌，我們建議大家在日常生活中多採用咀嚼養生法。

咀嚼生津法

用來咀嚼生津的食物，最好以植物的果實、種子為主，也包括一些根莖和花葉。通過咀嚼食物養生保健，既可定時嚼服，也可不拘時間當零食嚼服，開開心心地享受營養與甘泉。

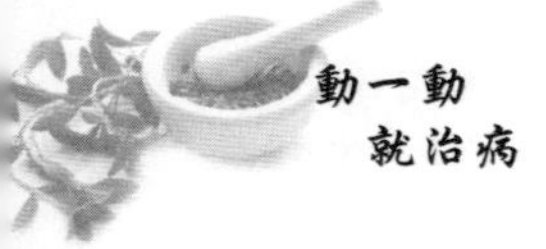

中國古代道家在練津化氣煉丹過程中，發現了許多富有保健作用的咀嚼生津佳品，如嚼食栗子補腎，嚼食芡實健脾，嚼食核桃仁補腦，嚼食大豆生精治療不育症，嚼食大棗補血，嚼乾荔枝補脾益肝、養心健肺，嚼服瓜子健腦療疾，嚼服杏仁，止咳平喘、潤燥通便，嚼服芝麻填髓補精、烏髮健腦，嚼服蘿蔔順氣消食等等。

希望朋友們在嚼食這些仙果當中，獲得人體金津玉液的滋養。　（華泉）

咀嚼養生又治病

用牙齒將食物嚼爛、磨碎，然後嚥下是我們每個人都會的一種生理活動，但如果模擬這種咀嚼食物的動作可以養生您相信嗎？

模擬咀嚼養生法是在中國古代有著獨特作用的養生保健法，即通過大腦皮層有意識地控制牙齒、舌、頰、咽等口腔器官進行有規律、有秩序地模仿嚼食過程的運動方式。模擬咀嚼養生法的主要口腔動作是叩齒、咬牙、攪舌、鼓漱和嚥津等，這種口腔運動，可以使口腔頜面部氣血旺盛、經脈通暢，強腎固齒、潔口防齲，健脾益胃、益智健腦，美容潤膚、明目聰耳。

具體來說，模擬咀嚼養生法對口苦、口乾、口膩、食欲不振、慢性胃炎、胃下垂、消化道潰瘍、慢性肝炎等症狀和疾病有改善作用，對慢性牙疾、口舌生瘡、咽喉疼痛等口腔疾病有防治作用，對於口眼歪斜、面頰腫痛、耳鳴、耳聾等疾患有輔助治療作用。

總之，模擬咀嚼養生法是發揮每個人本身所具備的生理功能，不受任何客觀條件的限制，隨時隨地可以進行的一種養生方法。模擬咀嚼養生法包括叩齒、攪舌、鼓漱、嚥津等四個方面的內容。其預備姿勢為自然坐著或站立，全身放鬆，身體正直，合目靜心，自然呼吸。方法如下：

叩齒，聲聲入耳寧心神

根據叩齒部位的不同，我們可將叩齒運動分為三種：

（1）叩全齒：隨著下頜的一升一降，使上下牙列的所有牙齒廣泛相叩。

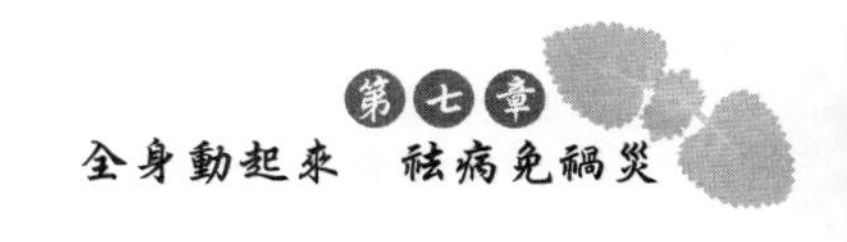

（2）叩門牙：即利用下頜的升降運動和微微的前後運動，著重使上下門牙相撞。

（3）叩後齒：這裏的後齒包括尖牙、雙尖牙和磨牙。下頜先向一側（左或右）移動，然後連續做下降運動，使該側的尖牙、雙尖牙和磨牙上下相叩，完成需要的次數後，再向另一側移動，進行同樣的叩齒。叩齒時口唇輕閉，也可微微開合。

一般叩全齒和叩門牙可做50下，叩後齒兩側各做100下，總共叩齒300下。

叩齒時，兩唇輕合，口腔放鬆，舌頭輕抵上齶或自然放平，運動下頜，使上下牙齒輕輕相撞，格格出聲。叩齒不要行之過急，不要叩之過響，宜緩慢輕柔，節律均勻，邊叩邊數，大約每分鐘叩80~100下為好。一般來說，叩全齒的力量本身較大，叩門牙的力量較弱。所以，為保證門牙得到鍛鍊，應注意加大叩門牙中的力量。而叩後齒時，尤其應注意尖牙的相叩。因為尖牙所承受的壓力大部分被轉移到牙周膜，不產生槓杆擴大現象。尖牙的根較鄰近各牙的根長，因此牙周面積最大，感受器多，能起到更好的刺激牙齒支持中樞神經的作用。

攪舌、鼓漱、嚥津，一樣也不能少

攪舌，口唇微合，上下牙列分開，舌體前伸彎曲，在口唇內，緊貼著牙列外轉圈。舌頭盡量伸長些，與牙齦保持較大的接觸面積，圈子盡量轉得大些，但用力要柔和自然。先順時針轉24圈，再逆時針轉24圈。轉動時如感舌體酸痛，可作短暫休息，再繼續做下去。若患有牙疼或黏膜潰瘍，可在患處多舔幾下。

鼓漱，叩齒、攪舌後，口中唾液會增多。接著緊閉口唇，鼓動兩腮，含漱津液，汩汩作響，共36次。鼓腮時，上下牙列均衡地相觸，並稍微用力咬合。鼓漱後，唾液分泌更加增多，漸至滿口。

嚥津，將滿口津液分3次嚥下。嚥下前先深吸一口氣，然後隨著呼氣，將一小口唾液徐徐嚥下，並體會引送津液至下丹田（臍下3寸處）或命門處的感覺，同時暫停呼吸，提縮肛門如忍大便狀。片刻之後，再吸一口氣，同時放

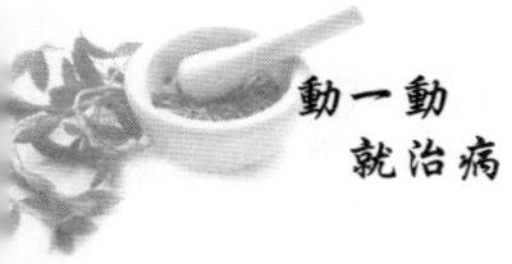

鬆肛門。如是動作一般需做三次。

注意事項，樣樣要落實

（1）模擬咀嚼養生法以每天早晨睡醒後，或每天晚上睡覺前進行為好，每日一次。古人一般都提倡午夜之後、中午之前進行，這段時間稱為六陽時，是陽氣上升之時，此時進行叩齒嚥津，效果更佳。

（2）模擬咀嚼養生法在上班途中、工作間隙、約會等人時，均可見縫插針地進行鍛鍊。

（3）模擬咀嚼養生法一般以站位或坐位為好，不要躺著進行。現代口腔醫學的研究發現，站立時唾液的流速最快，坐位其次，躺臥時流速最慢。

（4）口腔內牙齦或扁桃體有明顯感染時，唾液中會混有大量細菌，不宜多做叩齒嚥津。

天天飲玉泉　助君度百年

玉泉者，人之唾液也。有的人認為唾液無所謂，然歷代養生家卻給了它許多美稱：「玉泉」、「玉津」、「甘露」、「神水」、「長生酒」、「金津玉液」等等。養生家們對它為什麼如此厚愛呢？緣於唾液對人的健康長壽有著任何藥物都不能替代的價值。

一個真實的故事

某日上午，我與兩位老朋友去逛商場。來到一貨架前正待購物時，見女售貨員一手抱腹，一手動作遲緩地取貨，一副病痛的樣子。

我見她面色白中透黃，憑直感判斷她可能是腹部疼痛。於是，我以長者的口氣跟她說：「年輕人往往不注意飲食，要麼不吃早飯，要麼狼吞虎嚥，所以，肚子就會常鬧毛病。」她見我說話在理，便回道：「我就是常犯大伯所說的毛病。」我告訴她：「不要緊，有毛病改了就好。你現在按我的辦法嚼口水，嚥口水，疼痛就會緩解的。」

接著，我便教她叩齒、鼓漱多次，唾液隨之滿口，分三口緩緩地嚥下丹

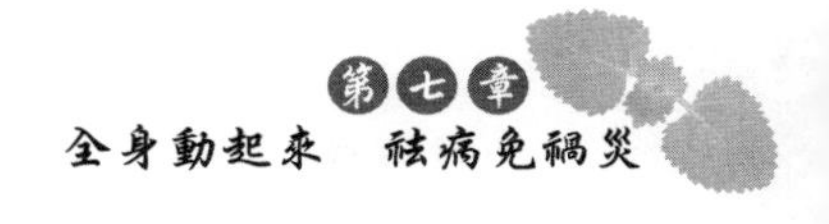

田。第一遍動作做完後，又做第二遍。不多一會兒，女售貨員腹部就不痛了，面色也緩緩地恢復了正常。她一再道謝。

上面所說的辦法，講的就是古人所宣導的唾液止疒疴法。大醫家陶弘景《真誥》稱：「若體內不寧，當反舌塞喉，漱津嚥液，無數遍，不一會，療即除，亦覺體內寬軟也。」

一個古人長壽的故事

三國時，曹操有一天召來老臣皇甫隆，兩人談論養生之道。

皇甫隆時年已經百餘歲，體力不衰，精力充沛，耳聰目明，面色和悅，被人們稱為「神仙」。

曹操說：「聞卿養生有術，若以為可傳，請寫出來加以密封，交吾一閱。」

皇甫隆邊寫邊說：「養生有道，道甚易知，但莫能行。」

曹操打開皇甫隆密封的手跡，只有一字：活。曹操哈哈大笑，自解道：「千口水，組成一個『活』字。要活，要長生，就要在千口水上做文章。」

因為曹操一語道明了這一養生之法，就是天天嚼口水，嚥口水。於是皇甫隆誇獎道：「丞相真乃是高人也。」他說，這個妙方是從178歲的道人蒯京那兒學來的，總結百年經驗是：「天天飲玉泉，助君度百年。」可是，曹操只知其道，而莫能行，故只活了65歲，未能達高壽。

玉泉確係健康長壽之寶

考察古今之人，凡長壽者，養生之法多矣。但他們有一個共同的特點，就是注重天天吞嚥唾液。

南朝梁人張元始，97歲時生兒子，活了116歲，一生注重飲食細嚼慢嚥，吞服唾液。

唐朝真人孫思邈，101歲。他在《千金方》一書中，用了很大篇幅，從實例到理論，暢述服食玉泉對養生的極端重要性，視唾液為「吾身之寶」。他本人就是常年堅持「終日不唾，常含而嚥之」。

被稱為呂真人的呂洞賓，據傳在百餘歲時鶴髮童顏，步履輕捷。他說：「夫欲養神，先須養氣；夫欲養氣，先須養腦；夫欲養腦，先須養精；夫欲

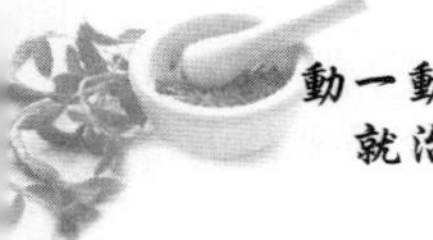

養精，先須養血；夫欲養血，先須養唾。」

清道光年間，生於河南省，活了160歲的吳雲青，有空隙就吞嚥唾液。別人坐下來談天說地，而獨他在一旁鼓漱吞嚥唾液。眾人排隊購物時，別人只管言談，而獨他吞嚥唾液。

湖北武當山上的李誠玉道姑，她106歲時似中青年婦女，仍來月經。她養生的一條重要經驗是常叩齒，吞嚥唾液。她還有句順口溜說：「白玉齒邊有玉泉，涓涓育我度長年。」

唾液妙道勝於服藥

根據科學家的分析化驗證實，唾液中含有勝過抗生素的麥格寧（癩蛤蟆身上的特有物質）和血漿中的各種成分，尤其是唾液腺激素、球蛋白、澱粉酶、溶菌酶生長激素等幾十種生物活性物質，以及豐富的鈣、鉀等離子，是比中西藥物更為優越的寶中之寶。其治療作用如下：

（1）止痛：腹部疼痛，吞嚥唾液，短時間便會緩解。

（2）止炎症：吞嚥唾液可以治療胃炎，塗抹唾液可以預防受傷皮膚發炎以及消除炎症。

（3）止氣滯：脾胃氣滯，灼燒、不舒，吞嚥唾液可以緩解症狀，助消化甚至消除氣滯。

（4）止搔癢：皮膚搔癢，或蚊蟲叮咬後，塗唾液，搔癢很快緩解。

（5）止疲勞：如覺疲勞乏力，鼓漱吞嚥唾液數遍，精神即刻為之一振，疲乏很快自消。

（6）止饑餓：在無食物可吃、饑餓難忍時，吞嚥唾液，即可緩解饑餓感。古今許多長期辟穀者，都是靠飲水和吞嚥唾液來維持生命的。

（7）止渴：望梅止渴，是人人皆知的道理；而吞嚥唾液，比望梅止渴效果更佳。

（8）止迷眼：若有風沙或小飛蟲入眼睛，速用唾液塗眼，便可很快驅除沙粒和小蟲。

（9）止口腔病：人的舌頭咬破後，為什麼不會發炎？大多數人的口腔很少有炎症，關鍵就在於唾液的作用。經常口含唾液，可以預防口腔疾病。

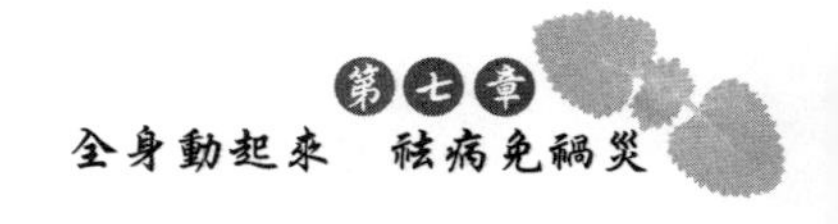

（10）美容：以唾液摩面，潤膚去皺。《三元延壽書》云：「口中唾液，能終日不唾，含而嚥之，令人精氣常留，面目有光。」

多生唾液，愛護唾液，珍惜唾液

欲要多生唾液，愛護唾液，珍惜唾液，方法很多。

（1）舌舔上膛法：古代大多數養生家都強調舌舔上膛。平時生活，亦皆可常常舌舔上腔，唾液便可涓涓而來，含而嚥之。

（2）叩齒法：因為人的牙齒數為36個，所以叩齒多要求叩齒36下，便會生出大量唾液。

（3）赤龍攪海法：「赤龍」指的是舌頭，「攪海」指的是舌頭在口腔中左旋、右旋，便生出大量唾液。

（4）練精法：這是古人的生津之法。晨醒未起，鼓漱數次，令唾液滿口，含而嚥之；再叩齒36或27遍，生津嚥之。如此者，乃名曰「練精」。

（5）一口神安法：每餐前，先坐定，叩齒36遍，集神細嚼，一口嚥下，則五臟先接，此為一口神安。食畢，以手摩面、摩腹，令唾液通流，又躊躇行千步。行畢，又以手摩腹數百遍，助食易消化，令人食欲增，無百病。

（6）細嚼慢嚥法：凡養生家都強調吃飯要細嚼慢嚥。細嚼與生命攸關，每餐嚼1500次為佳，每口飯嚼60次為佳。其目的是多生唾液，送食入腹。

（7）不唾法：唾液是人身上的寶中玉，絕不能隨便吐掉。養生家葛洪、孫思邈等都強調不唾地。古醫書云：「凡養性者，唾不致遠，遠則精氣俱損，久成肺病，手足重，皮毛粗澀，脊痛咳嗽。」所以，遠唾不如近唾，近唾不如不唾。

古代大養生家告誡我們：人身以滋淚、汗、血、精、唾液，其中淚、汗、血、精，皆出則不可回，唯唾液獨可回，回則生意又繼續矣。我們要想方設法多生唾液，愛護唾液，珍惜唾液，為我所用。（朱清澤）

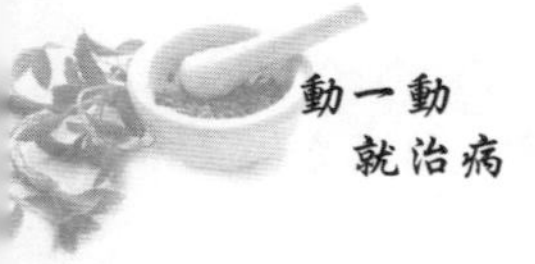

良好的生活習慣讓便秘走開

對付便秘最科學、也是最好的辦法應該從生活習慣入手。

飲食要均衡：一日三餐要定時定量，五穀類、乳製品、魚蛋肉類、蔬菜水果、油脂幾大類營養物質缺一不可。少吃精細、辛辣食物。

適當進食粗纖維：粗纖維大量存在於蔬菜、五穀雜糧和水果中，多攝取粗纖維，既可以增加營養，又有利於刺激腸胃蠕動，加速排便。

攝取充足的水分：每天要喝足8~10杯水，為身體補充足夠的水分。水不僅可以為身體補充能量，也可使腸道的水分能夠保持充足，潤腸軟便，幫助排出。

養成定時排便的好習慣：最好養成每日一次的排便習慣，每日晨起後，在室內稍做運動，空腹喝一杯涼開水或溫開水，然後去廁所排便（不管有沒有便意），以培養和保持排便的條件反射。早上可以通過鹽水或牛奶來幫助排便。科學的排便時間是每天或隔天一次。

有了便意不要等：大腸有很強的吸水功能，糞便停留在腸道中的時間越長，就會因為逐漸變硬而越不易排出。另外，大腦對於排便指令的長時間擱置，也會使大腦相應減少發出此項指令，時間久了，排便就會更加困難。

多做運動：堅持一定量的戶外活動和體育鍛鍊，如慢跑、散步、打太極拳等。這樣不僅能增強體質，保持體力和精力，而且還可以促進體內食物的消化，加速新陳代謝，增加食欲，使腸蠕動功能提高，使腹壁肌肉、膈肌、盆腔肌肉、提肛肌等排便肌群肌力增加，可以有效預防便秘發生。

顫耳法治耳鳴

耳鳴除由內耳部疾患引起症狀外，也有可能是冠心病突發的先兆。中老年人尤須特別警惕。但當耳鳴出現時，施行本文介紹的顫耳法，可立竿見影。約10分鐘便可緩解。

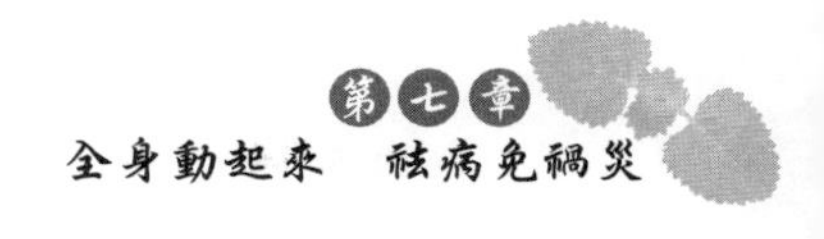

方法：站立或端坐，兩腳與肩同寬，兩眼輕閉，舌舐上齶，周身放鬆，心平氣和，面帶微笑，自然呼吸，將兩手食指分別按住左右耳屏以封閉耳道，其餘手指伸開，自然彎曲，並盡量放鬆，切勿僵直用力。用手腕迅速上下抖動的靈巧貫力，帶動小臂，傳送到指尖，使兩耳受到輕盈柔和的顫動。此時，耳內有嗡嗡嗡的聲響，持續抖動十分鐘（約為140下左右）。

由於顫耳法對耳部是一種良性刺激，能促進局部血液循環，疏通經絡，調節陰陽平衡，使耳鳴症狀很快得到緩解和消失。

耳鳴的病因複雜，且非一日之「寒」。儘管在耳鳴發作時施行顫耳法可獲奇效，但也是屬於暫時性緩解，不可能一勞永逸，還會有所反覆。若要鞏固療效，應每天堅持練2~3次。要練夠一個時期，至少兩三周，或者更長。同時，再加練傳統保健養生術中的「鳴天鼓」，或在早晚用搓熱的兩手按摩腎俞穴108下，只有進行綜合治療時，才會獲得滿意效果。

心臟養護也有術

我今年53歲，由於工作緊張，活動不夠，加之睡眠不足，經常出現心動過速，每分鐘90~100次，有時還有早搏現象。後來遇到一老中醫，他教給了我一套養護心臟的方法。他說，你只要堅持，必有效果。

按摩心臟：身體平臥床上，先用右手掌根在心臟右側輕揉100次，左手掌心在心臟左側和下側各輕揉100次；再用右手掌從右乳根部向上推到左側肩井穴30次，左手掌從左乳根部向上推到右側肩井穴30次；然後右手掌從右乳根部上方向下推到左腹下方30次，再用左手掌從左乳根部上方向下推到右腹下方30次。

按摩湧泉穴：坐在椅子上，先將右腳放在左腿上，以左手大拇指肚在湧泉穴來回搓揉100次，再用左手握住右腳趾左右上下搖晃50次；然後再將左腳放在右腿上，以同樣方法搓揉100次，搖晃50次。

按捏手指：用右手的大拇指、食指和中指，按捏左手的五指各300次，再

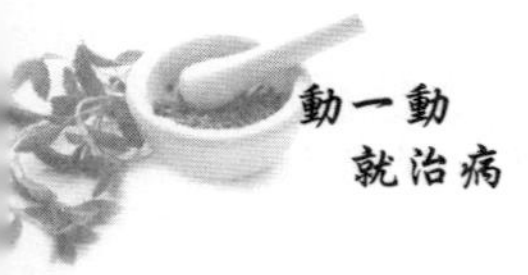

用左手以同樣方法按捏右手五指各300次；然後用右手拇指和食指按捏左手合穀穴50次，左手以同法按捏右手合穀穴50次。

顫抖運動：雙腳分開站立，與肩同寬，雙腿微屈，兩手下垂。上身隨雙腿一伸一屈有節奏地顫抖200次。

抓撓勞宮穴：雙腳分開站立，略寬於肩，上身稍向前傾，雙腿微屈。雙手一前一後地上下甩動100次，然後雙腳跟踮起，左手伸直，用右手手指抓撓左手勞宮穴（即握拳時中指指尖所指處）200次；左手以同樣方法抓撓右手勞宮穴200次。

捶打胸部：雙腳分開，略寬於肩，上身稍微前傾，雙腿微屈。雙手向前抓空100次，左右手甩臂，各自輪番向上捶打左右肩井穴，向下捶打後背各50次；然後左右手甩臂，各自向上捶打胸部（乳根上方），向下捶打後腰部各50次。

雙腳抬起，高於心臟：平坐在椅子上（或平臥在床上），雙腳放在沙發靠背上，使雙腳高於心臟。雙腳上下左右使勁擺動約10分鐘；再將兩個健身球握在手中，雙手輪流旋轉10分鐘。

轉舌運動：平臥在床上，雙手放在身體兩側，雙臂使勁往下按，腰部稍微上抬。舌頭使勁向前往下伸10次，以同樣方法舌頭往上伸10次；再將舌頭伸出，繞嘴唇左右上下轉動10次；再張開嘴，舌頭一伸一縮100次。

踮腳慢跑：慢跑時腳跟踮起，用腳尖走路500步，同時口中發出「虛、希、基、資、雌、思」的聲音；再雙手拍掌，由輕到重、由慢到快拍100次。

熱水泡腳：用熱水泡腳20分鐘，同時左右腳互相搓動。趁熱用雙手拇指肚按摩左右腳湧泉穴各100次，再用右手握左腳腳趾，轉動腳腕50次；再以同樣方法用左手握右腳腳趾，轉動腳腕50次。

我每天堅持按上法鍛鍊，再加上注意不生氣、不上火、不急躁，始終保持和諧、溫馨的氣氛，現在我的心跳已保持在每分鐘70次左右。　（周厚斌）

以動治病法

消除皺紋的妙法

沐浴法：首先用食指按住雙眼內眥，每秒鐘做強按壓1次，共按壓36次。然後用食指垂直按壓雙眼下部的承泣穴，每秒鐘做強按壓1次，共按壓36次。最後用食指按壓雙眼外眥，每秒鐘做強按壓1次，共按壓36次。完成以上三步後，用手掌按摩整個面部，形似洗臉，俗稱「乾沐浴」或「貓洗臉」。沐浴時，手法宜輕柔，時間在10分鐘以上。

塗抹法：每天洗臉後，先叩齒100次，再鼓漱100次，同時搓熱雙手，待津液滿口之後，用雙手中指沾上津液，在臉部反覆擦浴10分鐘。順序是：以臉部正中線為界，在上額、眼眶、臉頰左右兩側塗抹，最後回到臉部正中線，從髮際下行鼻柱至喉頭。該法對消除皺紋有特效，行之日久，可使您容光煥發。

灌注法：雙掌心搓熱，迅速罩於面部，似貼非貼，似離非離，進行近距離隔空按摩。做時應聚精會神，時間在十分鐘左右。其要點有三：一是不能完全緊貼面部，但也不能相去太遠；二是整個面部（包括有皺紋處）都要按摩到位，不可有半點缺失；三是按摩中應及時搓手，以加強鍛鍊效果。

清洗法：每次洗臉時，可先用清水塗抹面部，再按摩揉搓或者拍打十分鐘，以自覺臉部微微發熱或發麻為度。清水有滋潤肌膚的天然作用，是其他物質所難以替代的。關鍵是天天堅持。

舒展法：皺紋的產生往往與人的緊張心理有關。有些人常會想到自己老了，日積月累，便導致生理上的不良變化。因此，要想徹底消除皺紋，最簡單的方法就是時時給自己施加良性暗示。無論何時何地，都可意想「肌膚紅潤光滑，皺紋舒展消失」。顯而易見，隨時保持樂觀開朗的心境，對消除皺紋是有百益而無一害的。此法關鍵只在「堅持」二字。皺紋不是幾天就產生的；同樣，要消除皺紋，也離不開持之以恆的鍛鍊。

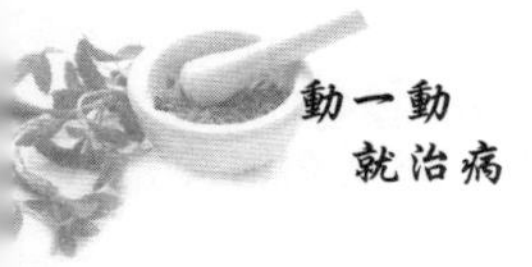

增強抗寒能力的妙法

顫抖法：無論是嚴寒還是酷暑，只要每天堅持顫抖半小時，便能迅速調整體溫，及時適應氣候的異常變化。顫抖的具體方法是：以膝關節為中心，上下自然抖動，振幅宜小，振速宜快。注意：全身除膝關節外，都應盡量放鬆，絕不可聳肩、憋氣等。

吐納法：每天清晨，選擇一個空氣清新的地方進行吐納訓練。用鼻緩緩吸氣，將自然界的清新之氣吸入體內；用口緩緩呼氣，將體內所有穢濁之氣排出體外。以上為一次，共吐納100次。如此鍛鍊有抗寒抗暑的雙向調節作用，對防治五臟疾病也極為有效。

浸泡法：足浴可以養生。民間有這樣的歌謠：「春天洗腳，升陽固本；夏天洗腳，暑濕可驅；秋天洗腳，肺潤腸濡；冬天洗腳，丹田溫灼。」所以，浸泡雙腳可以調整體溫。浸泡時，水溫可根據需要自行調整，時間為十分鐘。浸泡之後，如能立刻揉搓雙腳腳心，還有防治失眠、頭暈及強腎利心之功效。

振奮精神的妙法

焐貼法：當您頭昏腦脹時，不妨試試焐貼法。首先，雙手掌心用力搓熱搓燙。然後，十指迅速交叉置於後腦部位，閉目養神。一分鐘後，再搓手焐頭。可連續練習十分鐘。

注意：焐貼時，頭宜稍稍後仰，全身放鬆。

搖晃法：搖晃法是通過運動達到消除疲勞、振奮精神的目的。有三種搖晃法：一是以膝部為中心，先順後逆，各旋轉50次；二是以腰部為中心，先順後逆，各旋轉50次；三是以頸部為中心，先順後逆，各50次。注意：訓練時動作宜輕緩，並防止摔倒。

點揉法：用雙手食指點按左右兩側耳根下部的凹陷處10次，立刻產生大量唾液，精神也為之振奮。除振奮精神之外，該法對口腔及五臟疾病也有顯著療效。注意：穴位宜找準，不可太用力。

抓握法：雙手不停地握拳、伸掌，持續十分鐘。握拳時宜鬆，伸掌時宜

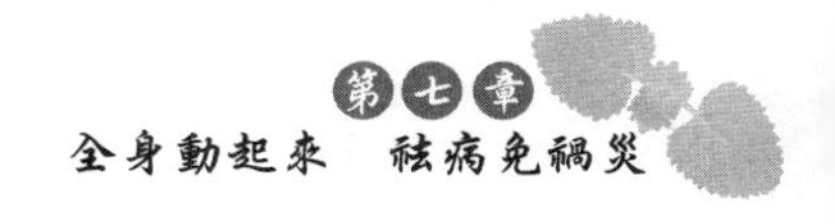

緊，同時上下肢必須舒展。俗話說：「十指連心，手掌連身。」抓握法能促進全身的血液循環，對心臟和大腦極有好處，可迅速改變頭昏腦脹的狀態。該法任何時候都可進行，極為方便。

調整法：有些日本商人在生意場上談判數小時毫無倦意，其奧秘最終被一加拿大記者所揭示。原來，他們一有倦意，就開始用一種特殊的呼吸技巧：用六秒鐘緩慢地深吸一口氣，然後閉氣六秒鐘，再緩慢均勻地呼出。如此周而復始，一直持續到睡意消失為止。此法效果強烈，但年老體弱者不可盲目嘗試閉氣，以免發生意外。

益壽抗衰妙法

彈撥法：俗話說：「人老腳先老。」反過來，要想使全身恢復青春，必須從腳趾開始鍛鍊。該法極為方便省時，具體方法是：選擇坐式或臥式，雙腳大趾與次趾輕柔靈巧地來回彈撥，共100次。開始時，多數人會感覺不太習慣，但絕不能就此放棄。只要堅持一個星期，自然效果顯著，而且欲罷不能。另外，也可採用雙腳交替進行彈撥的形式，而且次數也不必局限於100次。但彈撥時不能用拙勁。

撫捏法：人的耳部有上百個穴位，按摩耳朵可以疏通全身經絡，強壯五臟六腑。因此，按摩耳朵實質上就是進行全身按摩。這對於惜時如金的朋友來說，無疑是一個法簡效宏的養生之道。按摩時間可自定，一般雙耳以發熱、發紅為度，每天可反覆進行多次。

簡便療疾妙法

收提法：提肛運動古稱「撮提穀道」，可防治痔瘡、便血、脫肛等。具體方法是：收提肛門連同會陰部位，保持這一狀態三秒鐘，然後放鬆還原。可連續收提36次，但不要過於用力。該法無時間限制，效果顯著。

搓擦法：日本時下流行一種簡便易行的防治感冒的搓手操。醫學上將雙手拇指根部稱為大魚際，認為大魚際與呼吸器官聯繫密切。因此，經常搓擦大魚際，對預防感冒、增強體質大有好處，而且對咽痛、打噴嚏等感冒早期

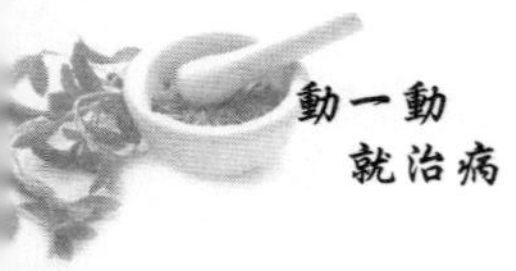

症狀一治即消。具體方法是：兩手對搓大魚際，直到搓熱為止。

每天都要清除疲勞

身體各部位的疲勞，是人們最常見的不適現象。在現代研究中，疲勞是一種「氧債」現象，即身體某部位組織缺氧，代謝中的酸性物質增多而發出的信號。它使人體組織細胞處於各種不良反應之中，如腫脹、僵硬、酸乏及運動不適等，長此以往，極易引發各種疾病。因此，現代養生學的首要任務，就是每天都要及時清除疲勞。

下面，從三個方面介紹一些快速清除疲勞的方法。

消除心腦疲勞

完成了一天的工作，即使並非很累，人們還是感到全身疲憊，心腦疲勞。其實，這時人的體能並沒有達到極限的消耗，這種情形並非肉體疲勞所致，而是精神上的疲勞所致。在這種情況下，無論人們怎樣休息，也不能消除疲勞感。此時，就有必要通過運動來刺激肌肉，保持精神的平衡。

神經疲勞時，人們常會駝背，這樣一來，人體的內臟就會受到擠壓，內臟的組織之間便會積累過多的疲勞物質。遇到此種情形，最好將身體後仰以擴張內臟，從而消除神經的緊張，使心情舒暢。這個動作的特點是：動作幅度較大，對肩部、胸部、背部、胳膊等肌肉組織都能起到刺激作用，並能很快消除上半身和大腦的疲勞。

以心理學角度來看，這個動作能給人以新鮮感。疲勞時，如果做人們已相當熟識的動作，如俯臥撐等，只能起到相反的副作用。

另外，從醫學角度講，伸展腰部和背部，還可促進腎上腺皮質激素的分泌。也就是說，不休息是不能促進此種激素分泌的。

淋巴按摩法，是最佳對抗疲勞的方法。此法需做30次，才會消除全身的疲勞感，還可促進胸部肌肉的發達，可達到強化胸大肌，增強肺臟、心臟、肝臟活力的效果。

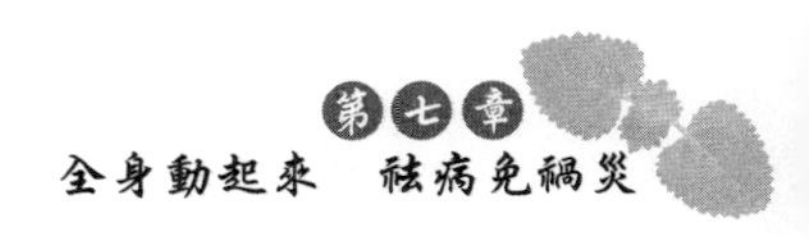

步驟一：放鬆頭部和肩部，仰臥在地板或床上，面對屋頂。

步驟二：雙手各拿一些較重的東西（如厚書等）面朝屋頂，垂直向上伸臂。

步驟三：展臂向兩側，伸直兩臂，靜止六秒鐘，然後回原處。注意：也可採用伸展全身的方法，這一方法是通過新鮮血液和淋巴液的流動，來消除人體從頸部到頭部的肌肉僵硬感，它同時還具有伸展容易彎曲的脊椎骨和腰部肌肉群的作用，以及緩解人體的緊張，使心臟得到適當的運動。總之，這種方法是促使淋巴液的加速流動來溶解酸性物質的。這個動作每次需做30秒。可以消除全身疲勞，解除身體壓迫感，強化腸胃功能，增強耐力。

也可採取另一步驟：①仰臥在地板或床上，雙手呈十字水準攤開；②雙腿併攏，向上抬起；③把腳尖放在頭部上端，靜止六秒鐘；④慢慢地把雙腿復歸原處。

消除肌肉疲勞

淋巴液源於動脈的毛細血管，促使淋巴液流動是靠心臟的泵力和壓力。細胞代謝產生的廢物溶解於淋巴液中，並經淋巴管和胸管注入到靜脈中，然後流到腎臟過濾排出。人們疲勞時常喜歡把腳墊高些，實際上便是無意中讓淋巴液順暢地流遍全身。

淋巴液流動不暢就會導致浮腫，所以，在洗澡或洗腿時採用淋巴按摩法，便能消除腳部和腿部的浮腫疼痛，同時還有解除疲倦的效果。每次需按摩五分鐘，便能消除大腿和腳部的疲勞，消除腳部的浮腫。方法是：坐下，彎曲雙腿，用手輕輕地從腳趾一直按摩到膝蓋4～5次。用淋巴按摩法從腳脖子往上按摩，要特別注意輕輕地按摩一下膝蓋後部的肌腱。

上肢感到酸痛，就請做一次胳膊淋巴按摩法吧。

如果胳膊痛得厲害，說明肌肉已硬化，此時最好多用淋巴按摩法按摩，只要一消除代謝物質，那麼胳膊的酸痛就會很快消除。方法是用手掌輕輕地按摩整個酸痛的胳膊，按順序先後按摩小臂、肘部、三角肌等。在按摩過程中用指尖尋找硬化部位，然後利用淋巴按摩法按摩。要特別注意用力按摩胳膊上發麻和呆板的地方，按摩肩部時，可運用前後搖動胳膊運動法。

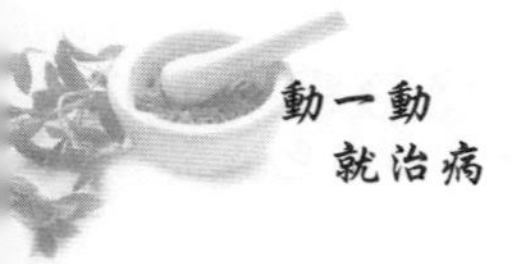

用手指橫著按摩較容易發現胳膊的僵化肌肉，使勁按摩完一個地方後，再輕輕用手掌撫揉一下，使淋巴順暢；肘部酸痛時，要以胳膊三角肌為中心進行按摩。

消除視覺疲勞

眼睛是人類使用最頻繁的器官。「喂！你的眼睛都熬紅啦，快休息吧。」「你的眼窩都發黑啦，注意點身體吧！」等等，這些警示都告訴人們，眼睛是人體疲勞的顯示器。實際上，我們大概都經歷過身體疲勞，眼睛也隨之疲勞，心情也順著焦躁起來的這種體驗。

人們在日常生活中，首先是用眼睛來獲取外界的大量資訊的。外界的事情，首先被映在視網膜中成像，然後經過視神經，通過第一中樞傳導到大腦的視覺中樞並產生記憶。當外界影像被送到記憶中樞後，人的眼睛才真正開始看見外界事物。在當代這一知識經濟時代，也是眼球的經濟時代，人的眼睛是很容易疲勞的。當眼睛乾澀、酸脹不適時，眺望一會兒遠方或眨眨眼睛，可緩解眼球的疲勞；但比之更為有效的是淋巴按摩法，能祛除停滯在眼睛四周的代謝廢物，還可預防眼睛充血。

以下動作需用30分鐘，既能消除眼睛的疲勞，還具有美容眼睛的作用，並可消除大腦疲勞，使頭腦清醒。

步驟：雙眼緊閉，用雙手的大拇指和食指按壓眉間，再用中指和無名指指腹按在眼皮上，然後在眼皮上移動。稍後用中指按摩眼睛下部，按摩兩側太陽穴。

還有一種指壓法也可消除眼睛疲勞，方法是將眼睛輕輕閉上，手盡量不要碰觸眼球部分，僅沿著眼睛的邊緣做指壓，從太陽穴、脖子後面、髮根，一直到耳朵部位為止。再從脖子開始，沿著肩膀、肩胛骨及脊椎的中間、腳的外側、膝蓋及足踝的中間、腳的大趾及第二趾的根部等部位，不斷的來回指壓，這樣可以完全消除眼睛及視覺的疲勞。（弘石）

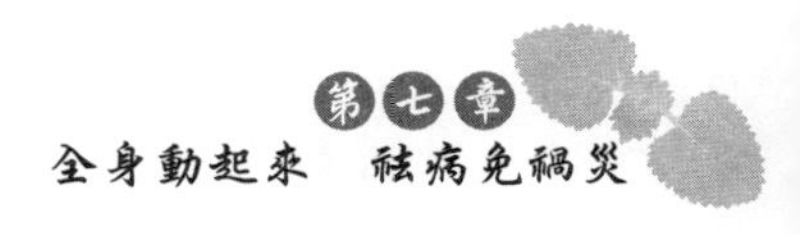

按摩棍按摩顯神通

一天，我看著棄下的拖布把（竹杆），突然產生奇想，何不將它為我所用。我馬上將杆子一頭鋸掉，留一米左右長（也可再短點），用砂紙將毛刺磨去，一根光滑的「按摩棍」就誕生了！我興奮地用它進行自我按摩，嘿，還真管用！特點是對後背部位，平時自己是無法按摩到的，而它完全可以。

我依次從頭、項、背、腰、臀、胸、體側、腹（手法要輕）、臂、腿、踝、足底，用棍橫、豎、斜將周身各個部位都按摩到，甚至腋窩都按摩到了。結束後出了一身汗，喝上一杯開水，自覺一身輕鬆。於是，我每天堅持按摩1~2次，很快便見了效果。我原來患有鼻炎（鼻腔內總發乾、生瘡纏綿不斷）；頸椎根部（大椎處）腫痛；因患過腰椎間盤突出而留下的後遺症——腰、臀、小腿外側、腿肚子時常作疼；由於受風寒而引起的後背、踝關節痛，這些毛病經過幾天的按摩都不疼了，睡眠也大大地改善了。我高興得不得了，「按摩棍」真是顯神通！

通過實踐，我體會到，用「按摩棍」幾乎全身所有的經絡及主要部位都可以按摩到，尤其是對後背的按摩，對治病強身有著至關重要的作用。按摩時站、坐均可，不擇場合，不花錢，老少皆宜，「棍」到病除，何樂而不為呢？手法可採用平摩（如同刮痧）、滾摩（棍子滾動起來，對皮膚刺激輕，還可鍛鍊手指和腕部的靈活性），每個部位可按摩15~30下。按摩時覺得疼的地方（這是病處），每天要重點按摩，幾天後就不疼了。按摩結束後，一定要喝杯開水，以促進新陳代謝，排除體內毒素。切不可在當風處操作，飽腹和餓腹時也不可按摩。此法對頭痛、高血壓、心臟病、胃病、肩周炎、關節炎、乳腺增生等疾病均有療效，對減肥也有一定作用。朋友們不妨試試，妙趣就在其中。

（叢貞）

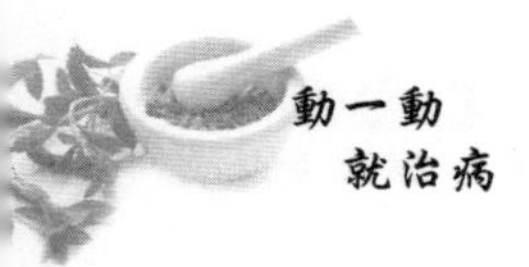

治前列腺有法可「醫」

甩手提肛，降服前列腺炎

我今年73歲，早在14年前，就患有前列腺炎。晚上小便4~5次，影響睡眠，有時還有尿道隱隱作痛現象。經泌尿科醫生檢查，前列腺肥大達到二級，醫生開了些藥，吃了半年之久，仍不見明顯效果。我又找醫生，醫生勸我住院動手術，我有些猶豫，未住醫院。

1985年春天，我在漢陽龜山進行早鍛鍊時，遇到一位老者傳授我一種「甩手提肛法」，用於防治前列腺病。具體做法是：兩腳站開與肩齊，兩手向前後甩動，同時提肛，並與呼吸配合，即兩手向後甩時，提肛吸氣，兩手向前移時，鬆肛呼氣。這樣兩手一後一前，肛門一收一放，吸呼一進一出，反覆動作。開始時每次做100個回合，逐步增加到300~400次，每天早晚各一次，配合服用前列腺病的藥物。一個多月後，病情開始好轉，尿次減少，特別是晚上，一般小便兩次，冬季2~3次。我堅持這樣做了半年以後，再到醫院去檢查，前列腺肥大已基本消失，小便暢通正常。從發病到現在的14年中，前列腺一直比較正常，沒有出現大的變化。這裏要注意幾點：

（1）病好以後，也要堅持每天做「甩手提肛法」，次數可以略減，但不能停頓。我曾因出門在外地，或因冬季寒冷不願早起，停止鍛鍊一個多月，尿頻又開始發生，恢復鍛鍊後又消失了。

（2）如果前列腺發炎，有尿痛現象，還要配合吃點尿通和消炎藥物，有利於病情的好轉。

（3）最好不要喝烈性酒或少喝酒，不吃辛辣食物。　（嚴縱）

自我按摩治療前列腺

兩年前發現自己患了前列腺疾病，主要症狀是：總想小便，小便次數增多，小便時感覺刺痛，總覺得沒解完，總要滴幾滴，每每滴濕褲襠，實在令人心煩。

看過幾回醫生，效果不理想。後來一位朋友教我進行自我按摩治療，經

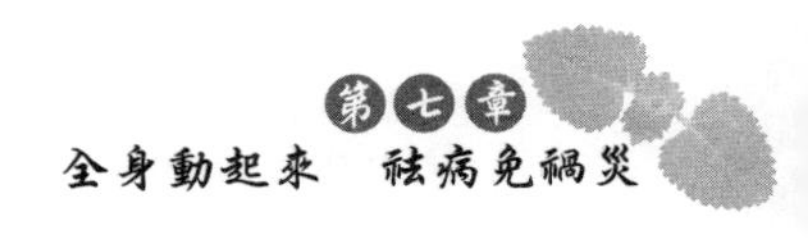

過半年實踐，上述症狀逐漸消失，一年後的今天已經完全康復了。

（1）叩揉脾、腎俞穴

脾俞、腎俞穴都在背部脊椎兩旁，雖知部位實難摸準，我是雙手握拳用拳峰在脊椎的兩旁從上而下，從下而上地來回按摩和輕叩。一般患前列腺疾病的人或輕或重都伴有腰痛，按摩之後輕叩腎俞穴也有一定作用。

（2）摩揉中脘穴

左手在下，右手在上，順時針摩揉36次，逐漸增至80餘次。

（3）揉按關元穴

揉按關元穴手法同揉中脘穴，此穴為人身保健要穴之一。單取此穴也有好處，若是冬季，應先將雙手互相搓熱再進行。

（4）擦揉睪丸

先擦後揉，擦是先用左手將睪丸放在掌上，右手在其上來回摩擦，由36次逐漸增至100次。然後左右手互換，動作同上。

揉是先左手抓住陰莖和睪丸，逆時針畫圓，由36次逐漸增至100次。然後換右手，用同樣方法順時針畫圓摩擦。

（5）按摩會陰穴

用右手食指和中指按摩50次，逐漸增至200次以上。如果右手累了，也可換左手操作。

上述按摩手法中的1、4、5是重點，每次不得少。每次操作都應達到一定次數。每天保證按摩一次，能堅持兩次更好，即早晨起床前和晚上睡覺時各一次。

（鄒志剛）

黑芝麻、核桃、花生治前列腺肥大

我1993年開始患前列腺肥大症，出現尿急、尿頻、尿不淨等症狀，很傷腦筋。曾多次到醫院治療，也用了不少藥，甚至是進口藥，都不能治好，只是暫時緩解一下。前年聽一位朋友講，每天吃一勺黑芝麻、一個核桃、3粒花生米，堅持時間長了，可以治前列腺肥大症。我想這些都是富有營養的好東西，即使治不好病也能增補營養，於是決定試一下。但我年歲大了，牙齒不

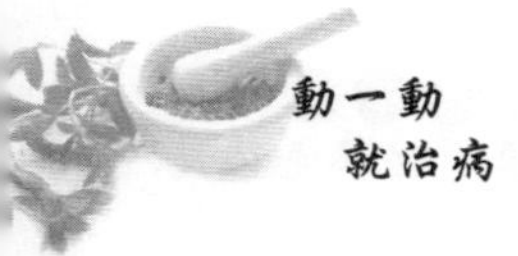

好，嚼不動這些東西。於是買500克黑芝麻，250克核桃仁，250克花生米，炒熟了混在一起，然後去粉碎。由於這些東西油性很大，放在粉碎機中容易滯住，於是又買了5000克糯米，炒熟了摻和進去，這樣容易加工成粉末了。

從前年9月開始，每天早餐時挖3勺「黑核花」粉末，再加一勺白糖，用開水沖成糊狀，隨早點喝下去。到現在已喝了兩年多，效果很好，不但前列腺病基本好了，而且白髮也變黑了許多，精神狀態也比以前好多了。兒子見我取得這樣好的效果，最近也喝起了「黑核花」。（李亦文）

自我護膝三法

十幾年前，我一直有一個夢想，那就是想方設法也要治好父親的病。父親那時患的是類風濕關節炎，到過北京、上海、濟南等地療養、住院、吃藥、打針、電療、貼膏藥、吃螞蟻、敷熱水袋，但收效都不大，甚至一天天的嚴重起來。看著父親越來越憔悴、越來越痛苦、越來越步履蹣跚的身影——嚴重時膝關節腫脹得像饅頭，連續40多天下不了床。我不禁暗暗下定決心，一定要找尋一個徹底治癒父親膝部疼痛的良方。當然，我還懷有一個私心，就是我以為那時我肯定也患上了關節炎，原因就是不管是盛夏還是嚴冬，隔幾十天，半夜裏膝部一陣陣鑽心的疼痛會把我從睡夢中驚醒。父親和我當時都身處中國的極寒之地——北部邊陲大興安嶺。大興安嶺原始森林，除了給予我們豪邁和大片大片的綠色之外，也使我和父親兩代人都患上了膝關節炎。

不過，隨著中國大地武術氣功熱以及傳統養生術的興起和挖掘，還真讓我找到了一些治療膝部關節炎的好方法。每找到一個方法，我都先在自己身上實踐，感覺不錯的，就堅持做一做。有一天，我突然發現自己的膝部一年多沒疼痛了，看來，我可以向父親推薦這些方法了。

方法一

（1）捂膝驅寒：我當時業餘時間主要練大成拳，於是，對大成拳的資料

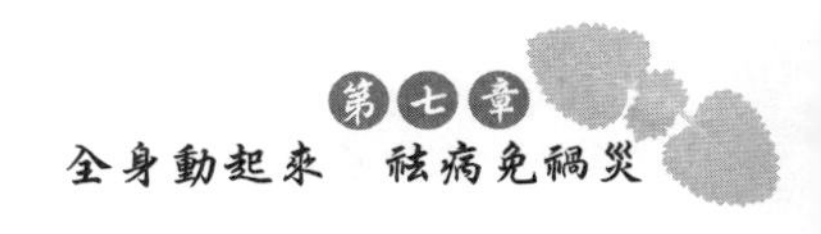

就比較關心。有一天我在一本武術雜誌上，看到大成拳站樁動作方法比較簡單，就在日常生活中有意識地擺出這個姿勢，感覺很管用。平時坐公車、讀書、開會、聊天或坐著看電視，都可以練這種驅寒式。

（2）基本姿勢：兩腳平行分開與肩同寬，兩腳自然平放，兩腳跟著地，腳尖自然抬起，腳脖子放鬆，大腿與小腿保持90°，身體自然挺拔，兩手心向下捂在膝蓋上面，兩手心勞宮穴的熱氣（生物電）傳入膝蓋內，就能驅逐膝蓋內的風寒濕邪從湧泉穴（腳心）慢慢排出體外。

（3）注意事項：①高血壓者手心不可向上，避免血壓隨之上升。②低血壓者手心不可向下，血壓隨之下降。

方法二

（1）雙膝環繞：這個方法歷史悠久，是中國武術界的前輩們練武前的準備動作。它的重點在於活動膝部，但同時帶動踝關節，直至腳掌、腳趾，以及胯、腰、腹部和肩、胸的晃動運轉，並隨動作和呼吸的變化牽動內臟的活動，堅持練習，自會使身體鬆柔，關節靈活。除了能防治膝關節疾病外，還有驅腎邪、滋腎清熱的功效。

（2）基本姿勢：兩腳開立與肩同寬，平行向前，屈膝半蹲，左右手掌各挾按在左右膝蓋上，如此可使勞宮向膝蓋貫氣，有助於對膝關節的調養和傷病的治療。

（3）具體步驟：①雙膝先從前向左、向後旋轉，然後再向右、向前旋轉，如此做8~12次；②雙膝從前向右、向後旋轉，再從後向左、向前旋轉，如此做8~12次；③雙膝先向外開，再向前、向裏旋轉，當旋至兩膝相並時，兩膝撐直再向外旋轉，如此做8~12次。④雙膝由內向前向外旋轉，再向後、向裏旋轉，如此做8~12次。以上動作剛開始做的時候，不要太快，可根據自己的習慣速度做旋轉。日久天長，旋轉的速度可越來越慢，這樣慢而勻的旋轉，效果可能會更好，會逐漸感覺膝關節裏微微發熱，非常舒服。

方法三

（1）膝跪足面：膝跪足面是我當時每天都練習的動作，剛開始我能每次膝跪足面一分鐘，後來能達到一次半個小時。我把這個姿勢介紹給我父親

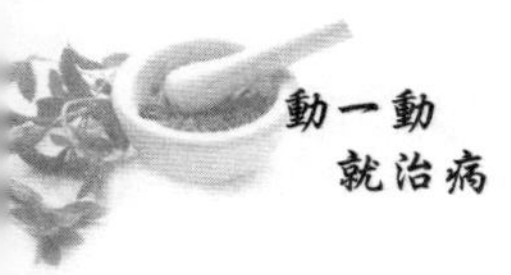

的時候，開始父親比較痛快的答應試試，但是，由於這個姿勢強度比較大，而且剛剛練十幾天，膝關節好像變得更痛了，父親就不想做這個動作了，還罵我說：「你這是折騰老爸！想要我的命！」我說：「您是想以後膝部永遠不疼了呢？還是讓它永遠疼下去呢？」父親說：「那當然是以後總不疼了才好。」我說：「既然這樣，您就堅持下去，我保證您的類風濕關節炎一定能除根！」父親後來果然咬著牙堅持做這個動作，最多時一天練一遍，每次膝跪足面40分鐘。

（2）基本姿勢：①兩手叉腰，兩腳併攏，身體中正直立。②臀縮緊，胯前靠；肩胛骨外撐把背撐圓，兩肩微內扣，含胸收腹（不能腆肚子），腰部放鬆，兩肘微前合；頭上頂，下頦內收；兩膝放鬆，腳腕放鬆，慢慢屈膝盡量向下跪，使上身與大腿成一斜直線——要慢慢往下跪，此姿勢就堅持下去，用意念將膝部鶴頂穴提一下，然後想像雙膝跪到腳面上去。③百會向前上方上頂，帶動身體慢慢直起，全身放鬆，恢復動作。做第三個動作時要慢，一定要用百會上頂把身體慢慢帶起，使身體力點由膝轉至足。

（3）動作要領：此式中心環節為動作2。做好這一動作，先要做好縮（或稱裹）臀、靠胯和使軀幹與大腿成一向前下方傾斜的直線，最後使膝部成為支撐全身重力之支點——要點是縮臀、靠胯，臀部和尾閭盡量往前靠，使軀幹與大腿成直線；臀在大腿根部不能彎曲，這樣就把整個身體的重力放在膝蓋上。此時要盡力堅持一段時間不動，累了也要再堅持一下，使氣蘊集於膝部，直到實在堅持不住了，再慢慢起來。在起的過程中，注意不要用腿往起拱，而要用百會穴往起領，把身子帶起來。膝蓋放鬆了，聚集到膝蓋的氣血如打開水閘似的一股熱流直衝腳上。跪的時間堅持得越長，腿就越酸痛得厲害，熱感就越明顯。如果跪的姿勢越低，把膝閉住了，氣下不去，起時便衝得越透徹，有的能衝到腳心或腳趾。這樣往下一衝，就把下面的經絡氣血通路衝通了，在衝通了經絡氣血通路之後，再做下跪的動作，氣血就堵塞不住了，跪著也能通過了。從養生的角度看，做此式一般跪到40°~50°就行了。此式對一般下肢的病，如關節炎、骨刺、靜脈炎、風濕治療效果比較好。

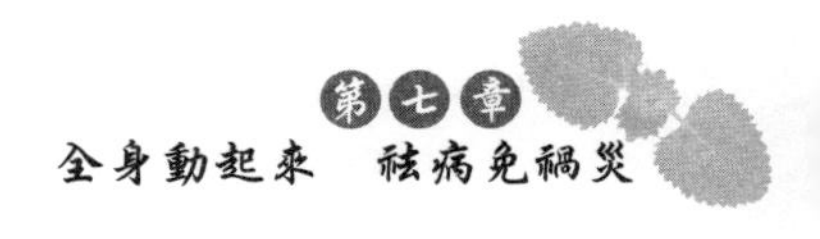

我記得當時我還向我父親推薦多吃生薑。我從一本雜誌上看到一則科普知識，即某國科學家宣布用生薑防止血液凝固的效果十分理想。這是因為生薑含有一種特殊物質與水楊酸很相似，並且不產生副作用。吃生薑的方法很簡單，每天吃不少於5克的生薑——把生薑洗淨切成片，不去皮，放點醋當菜吃或著平時放在嘴裏嚼著當零食吃。之後，我在隨後的日子裏離開家鄉到外面闖天下，也不知父親是否堅持吃生薑。不過，從1994年之後，父親的類風濕關節炎就痊癒了，能自己到山上採蘑菇了。退休回山東老家居住，每天騎自行車去趕集也不覺得累。（藍晟）

提肛療痔瘡

我二十幾歲時患便秘，並且有了痔瘡，是混合痔，每次解大便都很痛苦，能在20分鐘內解完就算是幸運的了，30分鐘以上是常事，因為時間長，又要用大力，所以就怕解大便。越怕越沒便意，總要隔上三、四天脹得沒法了才去，就像要完成一件苦的差事一樣，當然每次都還要失去一大攤鮮紅的血。結果是貧血、面色臘黃、皮膚無光澤，整日無精打采，令我苦惱萬分。

有一次，見到《中華養生保健》雜誌介紹「養生十六宜」，其中有「肛宜常提」，我想試試看，或許能治這個病。於是每日早晚各做提肛動作幾十次，方法是有意識地收縮和放鬆肛門括約肌。沒多久，大便容易解了，也不出血了，從此，走路時也提，睡在床上時也提，反正是一件輕而易舉的事，只要時時記住，不把它忘掉就可以了。為了不忘提肛，我還寫了「肛宜常提」四個字貼在牆上，便於時時提醒自己。功夫不負有心人，不知從什麼時候起，我也能像正常人一樣每天解一次大便了，痔瘡這個頑疾也在不知不覺中消失了。隨之而來的是，不貧血了，臉色紅潤了，肌膚豐滿有光澤了，人也有精神了。

為了使患有便秘及痔瘡的人能了解我的具體做法，不妨稍作詳細介紹：提肛是有意識地收縮肛門括約肌，但在收縮時，應有意識地往上提，同時必

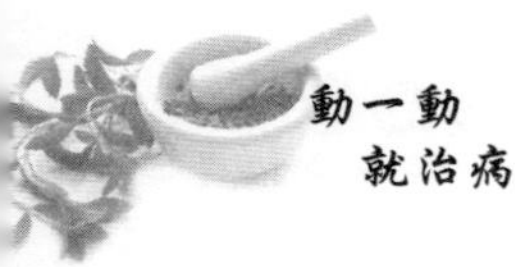

然是吸氣，肚臍內收，緊腰。放鬆肛門括約肌時，必然是呼氣，一切復原。提肛的時間可長可短，提後立即放鬆，也可提後停留一會兒再放鬆。大便難解時，提後即放，連續做，就能使大便很快解下來。如果已經幾天沒有解大便了，可以用提後稍停留一會兒的方法，待有了便意後，再用提後即放的方法。早上起床前，仰臥姿勢，一提一放，腹部亦隨之一收一鼓，最容易產生便意，屆時應立即起床去解，不應失去時機。每日如此，就會養成每晨解大便的好習慣了。走路時，坐著時，站著時，都可以提肛，一天裏做多少次都可以，做得多總比做得少要好，切忌一暴十寒，只要保持經常，便秘就會痊癒，痔瘡就會在不知不覺中逐步被吸收而消失。

《黃帝內經・素問》上說：「魄門亦為五腑使，水穀不得久藏。」肛門能調節五臟之氣的升降，以輸瀉糟粕。若肛門病變，臟氣失調，糟粕勢必難以輸瀉。明代名醫張景岳在《類經》中闡述道：「雖諸腑糟粕固由其瀉，而臟氣升降亦賴以調，故亦為五臟使。」提肛時，直腸與整個腹腔都有一張一縮的動，連膈肌也一上一下地運動，可謂是「牽一肛而動五臟」，能使臟氣通利，利於臟腑的生理協調。因而，即使沒有痔瘡，大便暢通的人，經常做做提肛動作，對加強消化吸收功能及祛病強身，也是有較好作用的。（魯聲）

七分鐘輕鬆治便秘

「沒有想到這個讓大腸順暢活動的體操，對治療便秘這麼有效。」在英國，許多人通過腸體操的鍛鍊很快治癒便秘。這個腸體操的發明者是漢斯布魯克氏，他曾經也是一個便秘患者，有一天，他在阿根廷看到了當地人跳著擰腰的民族舞蹈，猛然靈機一動，就模仿著這些舞蹈動作發明了這套腸體操。這套以鍛鍊腹肌和腹式呼吸為主要內容的腸部的運動，不管是在沙發上或是床上，不管是躺著還是坐著，只要有空閒時間，不論在何時何地，都可以馬上進行這個體操。很快，漢斯布魯克氏就治癒了自己的便秘，隨之，這套腸體操也風靡全英國。

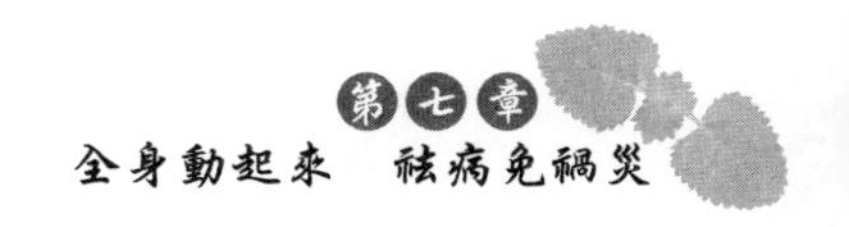

這套腸體操，不只對便秘的人有特別好的效果，對生活忙碌，希望能夠做一些簡單運動的上班族；因為便秘和啤酒肚而感到煩惱的人；目前正在用食物療法，想要讓身體更健壯的人；任何種類的消化不良的人；分娩後想要恢復體力的人；手術後想要恢復體力的人；由於脂肪過多變得肥胖，尤其是肚子大得嚇人的人等，都有很好的效果。

腸的體操之一：搖晃吊床——鍛鍊大腸的扭曲運動

（1）仰躺著，雙膝彎曲，腳底緊貼地板，腳跟盡量往臀部的方向靠近，雙腿張開約30釐米，兩手放在身體的兩旁。

（2）將臀部從地板上舉高約5釐米，用頭部、肩膀和雙腿來支撐身體的重量。

（3）把身體當作是搖床一樣，將臀部左右搖擺。運動中要忘了呼吸，左右搖擺10次之後，將臀部再慢慢放回地板上休息。重複同樣的動作六次。

多做搖晃吊床運動，對增強腸部的蠕動力量、增強直腸的排泄功能、提高腹肌的力量有較好的促進作用。

腸的體操之二：腹肌運動——讓腹部緊張與緩和的運動

（1）平躺在地板上，雙腿伸直，兩手的手掌貼住地板放於背後，緊縮下巴，抬頭。

（2）雙腿繃直同時抬高，雙腿離地板約30~45釐米的高度。用臀部與手支撐全身的平衡，注意不要讓膝蓋彎曲。

（3）同時將肩膀與雙腿放下，可是這個時候的膝蓋還是用力伸直的。

（4）肩膀及雙腿同時平放，讓腹部稍微休息。重複這個運動5次。

這是七個體操之中最重要的腹肌運動，如果每天堅持做這個運動，一定可以鍛鍊出非常結實的腹肌的。而腹肌的力量就是將糞便推擠到外面的力量。如果是減肥的人，這個運動會讓你的腰圍更加纖細。需要注意的是，有腰痛疾病的人最好不要做這個運動。

腸的體操之三：抽水機運動——讓腸內壁運動的運動

（1）將背部貼在地板上仰躺著，並且讓全身肌肉盡量放鬆。

（2）將雙手貼在腹部上集中精神進行輕微的振動，振動時不要移動肩膀

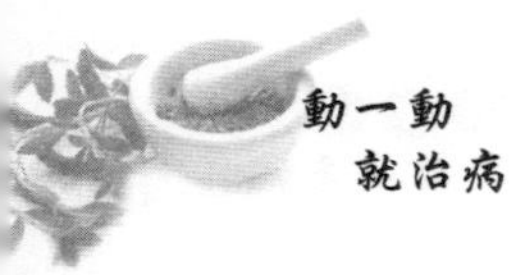

與肋骨，只振動腹部肌肉。在振動的同時，還要集中精神將下腹部的肌肉往上提。重複同樣的動作12次。在緊縮腹部肌肉的同時吸入少許的空氣，在放鬆的時候吐出。稍微休息一會，以後再做就動得稍快一點，相同的動作也是重複12次。

這個運動的主要目的，就是要增強大腸內壁的運動。弛緩性或痙攣性等便秘，都是由於腸的運動變得遲鈍所造成的便秘，所以只要恢復原有的蠕動就可以了。

還有，如果每天堅持這個運動的話，將糞便擠壓出體外所必須的腹肌力和支撐膈肌的力量也會隨之增強。因此，因為運動不足或壓力過重而引起便秘的人，可以先從這個運動開始試做。

由於這個運動不需要什麼體力就可以做，所以也可以先習慣了這個體操之後，再開始進行其他的體操，慢慢地先從簡單的運動再到困難的運動，這樣效果會更好一些。

腸的體操之四：壓迫側面運動——讓左右腹肌更結實

（1）雙腳站立與肩同寬，將雙手放置於腰上，腳尖稍微向外張開。

（2）緊縮下腹部，將左側的腳底抬起，體重加於腳尖處20次，並將上體往左側倒。這個時候要強力壓迫左側的腹肌，但胸部的肌肉仍然保持放鬆狀態。伸腿，伸直膝蓋不可彎曲，手不一定要放於腰上。

（3）在右側進行相同的動作20次。做此動作時不要急躁，要慢慢地做。

這個運動有鍛鍊支撐身體的左右腹肌之作用。傳統的強化腹肌運動，通常都是會左右不均衡。所以在這裏，我們先從左再往右加重重心，借著這樣的運動以強化兩邊的腹肌。此外，這個運動也會均衡一下將糞便擠壓出體外的腹肌力量。所以，這樣的刺激運動對強化肝臟、刺激肝臟活力有很大的益處。

腸的體操之五：縮進與恢復運動——強化膈肌

（1）雙手放置於地板上，雙膝並跪於地板上。在膝蓋下面放置坐墊或小枕頭會比較好做。

（2）輕輕地吐氣並緊縮腹部，這個時候要輕輕地把頭往下垂，讓身體成

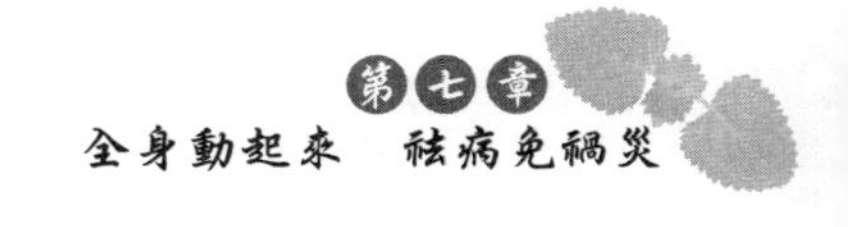

為弓的形狀。

（3）將頭上揚，恢復原來的姿勢。初學者大約做六次，習慣了之後可以一遍做到18次。剛開始時可以緩慢，再做就要加快速度。如果在大鏡子前一邊觀看腹部緊縮、放鬆的情形一邊做的話，會更有效果。

這個體操會運動到整個的腹肌，所以，如果每天都做這個運動的話，一定可以達到強化腹肌的目的。此外，由於這個體操需配合呼吸，所以還可以刺激支撐膈肌的力量。

這個運動對於背部姿勢不正確的人有矯正的作用，對腸內壁有很大的刺激，所以對刺激排便也有很好的效果。

腸的體操之六：腰部的迴轉運動——扭轉腰部並且使之纖細

（1）站在有靠背的椅子後面，雙腳與椅子腿的距離為50~60釐米，用手緊抓住椅背。

（2）盡情地搖晃臀部，將腰往左邊搖，接下來往右邊搖，持續這樣的運動30~40秒。這個時候，要注意緊縮小腹，不要搖動頭部，將手臂盡量伸直，重點是腳要用力貼住地板。剛開始可以慢慢做，等習慣之後再加快速度。

這個運動能幫助已經鬆弛的腹部再次緊縮，從而使腹肌更強壯，幫助排便的力量也會更強。此外，這個運動也會讓脊柱的運動變得活潑，會增強腰部肌肉運動的效果。這樣，就可以鍛鍊出一個強壯的下半身。

腸的體操之七：腹式呼吸運動——腹壓漸漸地開始改變

（1）雙腳站立與肩同寬，雙手伸開放置於肋骨下方。

（2）用鼻子將空氣深深吸入胸腔，並且用雙手輕輕將胸肋部向上推，這時要縮緊小腹。

（3）一邊吐氣一邊將胸肋部輕輕往下推，等空氣完全吐完了之後，再讓胸部與腹部靜靜休息一會兒。同樣的動作重複4~6次。經常做這樣的運動，會鍛鍊出能夠順暢地排便的腹壓。腹式呼吸法還有讓心情放鬆的效果。所以，為了徹底解決便秘的問題，首先就是要把心情放輕鬆，然後通過鍛鍊才是最重要的。

這節體操最基本的姿勢就是站立，如果躺在床上做也很有效。（林景芬）

國家圖書館出版品預行編目資料

動一動就治病：一部簡易有效的養生寶典／王雷，楊煥瑞，石子奇主編. -- 一版. -- 臺北市：大地, 2011. 02

面：　公分. --（經典書架：16）

ISBN 978-986-6451-25-6（平裝）

1. 運動健康　2. 運動療法

411.71　　100001005

動一動就治病

經典書架 016

主　　編	王雷、楊煥瑞、石子奇
創 辦 人	姚宜瑛
發 行 人	吳錫清
出 版 者	大地出版社
社　　址	114台北市內湖區瑞光路358巷38弄36號4樓之2
劃撥帳號	50031946（戶名　大地出版社有限公司）
電　　話	02-26277749
傳　　真	02-26270895
E - mail	vastplai@ms45.hinet.net
網　　址	www.vasplain.com.tw
美術設計	普林特斯資訊股份有限公司
印 刷 者	普林特斯資訊股份有限公司
一版一刷	2011年2月

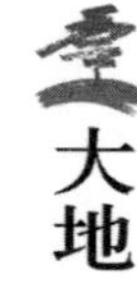

定　　價：300元